Endoscopia Gastrointestinal Prática
Fundamentos

6ª edição

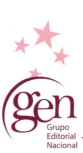

O GEN | Grupo Editorial Nacional reúne as editoras Guanabara Koogan, Santos, Roca, AC Farmacêutica, Forense, Método, LTC, E.P.U. e Forense Universitária, que publicam nas áreas científica, técnica e profissional.

Essas empresas, respeitadas no mercado editorial, construíram catálogos inigualáveis, com obras que têm sido decisivas na formação acadêmica e no aperfeiçoamento de várias gerações de profissionais e de estudantes de Administração, Direito, Enfermagem, Engenharia, Fisioterapia, Medicina, Odontologia, Educação Física e muitas outras ciências, tendo se tornado sinônimo de seriedade e respeito.

Nossa missão é prover o melhor conteúdo científico e distribuí-lo de maneira flexível e conveniente, a preços justos, gerando benefícios e servindo a autores, docentes, livreiros, funcionários, colaboradores e acionistas.

Nosso comportamento ético incondicional e nossa responsabilidade social e ambiental são reforçados pela natureza educacional de nossa atividade, sem comprometer o crescimento contínuo e a rentabilidade do grupo.

Endoscopia Gastrointestinal Prática
Fundamentos

6ª edição

Peter B. Cotton
MD FRCP FRCS
with the assistance of Robert H Hawes and colleagues
Digestive Disease Center
Medical University of South Carolina
Charleston, South Carolina, USA

Christopher B. Williams
BM FRCP, FRCS
with the assistance of Brian P Saunders and colleagues
Wolfston Unit for Endoscopy
St Mark's Hospital for Colorectal and Intestinal Disorders
Harrow, London, UK

Com a colaboração de

Robert H. Hawes
MD
Digestive Disease Center
Medical University of South Carolina
Charleston, South Carolina, USA

Brian P. Saunders
MD
Wolfston Unit for Endoscopy
St Mark's Hospital for Colorectal and Intestinal Disorders
Harrow, London, UK

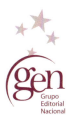 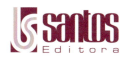

Título em Inglês:	Practical Gastrointestinal Endoscopy: The Fundamentals – Sixth edition
Título em Português:	Endoscopia Gastrointestinal Prática – Fundamentos
Autores:	Peter B. Cotton
	Christopher B. Williams
Revisão de Texto:	Renata Ayumi Aoto
	Elvira Castaron
Revisão Científica:	Dr. Everson Artifon
	Professor Livre-docente da Universidade de São Paulo (USP)
Tradução:	Dr. Bernardo Blay Wagon
Diagramação:	Rodrigo S. dos Santos
Capa:	Gilberto R. Salomão

Traduzido de
PRACTICAL GASTROINTESTINAL ENDOSCOPY: THE FUNDAMENTALS, SIXTH EDITION
Copyright © 2008 by Peter B Cotton, Christopher B Williams, Robert H Hawes and Brian P Saunders
Copyright © 1980, 1982, 1990, 1996, 2003 by Blackwell Publishing Ltd
All Rights Reserved. Authorized translation from the English language edition published by Blackwell Publishing Limited. Responsibility for the accuracy of the translation rests solely with Livraria Santos Editora and is not the responsibility of Blackwell Publishing Limited. No part of this book may be reproduced in any form without the written permission of the original copyright holder, Blackwell Publishing Limited.

Esta edição é uma publicação por acordo com a Blackwell Publishing Limited, Oxford.
Traduzida pela Livraria Santos Editora da versão original na língua inglesa. A responsabilidade pela exatidão da tradução é somente da Livraria Santos Editora, não tendo a Blackwell Publishing Limited nenhuma responsabilidade.
ISBN 978-1-4051-5902-9

Copyright © 2013 by
LIVRARIA SANTOS EDITORA LTDA.
Uma editora integrante do GEN | Grupo Editorial Nacional

Todos os direitos reservados à Livraria Santos Editora Com. Imp. Ltda. Nenhuma parte desta publicação poderá ser reproduzida sem a permissão prévia do Editor.

CIP-BRASIL. CATALOGAÇÃO-NA-FONTE
SINDICATO NACIONAL DOS EDITORES DE LIVROS, RJ

C89e

Cotton, Peter B.
    Endoscopia gastrointestinal prática: fundamentos / Peter B Cotton, Christopher B Williams; with the assistance of Robert H Hawes, Brian P Saunders; [tradução Bernardo Blay Wagon]. - São Paulo: Santos, 2013.
    232p. : il.; 24 cm

    Tradução de: Practical gastrointestinal endoscopy: the fundamentals, 6th ed
    Inclui bibliografia e índice
    ISBN 978-85-7288-944-5

    1. Endoscopia. 2. Sistema gastrointestinal - Doenças - Diagnóstico. 3. Gastroenterologia. I. Williams, Christopher B. (Christopher Beverley). II. Hawes, Robert H. III. Saunders, Brian P. IV. Título.

11-5675.   CDD: 616.3307545
               CDU: 616-072.1

Rua Dona Brígida, 701 | Vila Mariana
Tel.: 11 5080-0770 | Fax: 11 5080-0789
04111-081 | São Paulo | SP
www.grupogen.com.br

Sumário

Prefácio da Sexta Edição, vii

Agradecimentos, viii

1 A Equipe e a Unidade de Endoscopia, 1
Equipe, 1
Instalações, 1
Gestão e comportamento, 3
Documentos, 4
Informações, 5

2 Equipamento de Endoscopia, 7
Endoscópios, 7
Acessórios de endoscópios, 11
Equipamentos auxiliares, 12
Unidades de eletrocirurgia, 12
Lasers e coagulação com plasma de argônio, 13
Manutenção do equipamento, 14
Controle de infecção, 15
Limpeza e desinfecção, 16

3 Cuidados com os Pacientes, Riscos e Segurança, 22
Avaliação de pacientes, 22
Educação dos pacientes e consentimento, 26
Preparo antes do procedimento, 31
Monitoramento, 31
Medicamentos e sedação, 32
Recuperação e alta, 34
Manejo de eventos adversos, 35

4 Endoscopia do Trato Superior: Técnicas Diagnósticas, 37
Posicionamento do paciente, 37
Manipulação do endoscópio, 38
Passagem do endoscópio, 39
Investigação diagnóstica de rotina, 42
Problemas durante a endoscopia, 49
Reconhecimento de lesões, 50
Coleta de amostras, 55
Endoscopia diagnóstica em situações especiais, 58

5 Endoscopia Terapêutica do Trato Superior, 61
Estenoses benignas do esôfago, 61
Acalasia, 65
Conduta paliativa no câncer de esôfago, 66
Estenoses gástricas e duodenais, 70
Pólipos e tumores gástricos e duodenais, 70
Corpo estranho, 70
Sangramento agudo, 74
Nutrição enteral, 80

6 Colonoscopia e Sigmoidoscopia Flexível, 87
História, 87
Indicações e limitações, 88
Consentimento informado, 93
Contraindicações e risco de infecção, 94
Preparo do paciente, 95
Medicamentos, 105
Equipamento – presente e futuro, 111
Anatomia, 116
Inserção, 120
Manejo com "uma mão", com "duas mãos" ou "em dupla"?, 123
Sigmoidoscopia – manobras de precisão, 128
Anatomia endoscópica do sigmoide e cólon descendente, 131
Sigmoidoscopia – as curvaturas, 133
Sigmoidoscopia – as alças, 134
Doença diverticular, 143
Cólon descendente, 144
Flexura esplênica, 145
Cólon transverso, 152
Flexura hepática, 155
Cólon ascendente e região ileocecal, 158
Exame do cólon, 164
Estomas, 172
Colonoscopia pediátrica, 172
Colonoscopia perioperatória, 173

7 Colonoscopia Terapêutica, 176
Equipamento, 176
Polipectomia, 182
Outros procedimentos terapêuticos, 202

8 Fontes de Referência e *Links*, 208
Web sites, 208
Livros de endoscopia, 208
Principais jornais e publicações de endoscopia/com ênfase clínica, 209

Índice, 211

Prefácio da Sexta Edição

A investigação e o manejo de pacientes com distúrbios digestivos sofreram grandes mudanças nos anos 1960 com a introdução de endoscópios flexíveis e transmissão da luz por fibra óptica. Muitas possibilidades diagnósticas se tornaram evidentes com a melhor visualização, maior controle do endoscópio e possibilidade de obtenção de biópsias. Novos progressos como o vídeo endoscópico e a proliferação de novas aplicações terapêuticas colocaram a endoscopia em evidência na gastroenterologia e desencadearam sua expansão no mundo todo.

A expansão continua em diversas formas. Em resumo, a endoscopia passou a desempenhar papel clínico e alguns endoscopistas mais destemidos expandiram os horizontes terapêuticos com técnicas como Ressecção Mucosa Endoscópica (EMR e ESD), Fundoplicatura e procedimentos transgástricos. A associação entre endoscopia e computação resultará em ferramentas mágicas, como a simulação digital destinada ao aprendizado e avaliação de resultados.

O sucesso da endoscopia se deve ao fato de ter se tornado um negócio realmente sério, requerendo atenção cuidadosa a vários detalhes. É obrigação de todos nós nos esforçarmos para oferecer serviços da melhor qualidade possível a quem realmente necessita.

Vinte e cinco anos resumidos em apenas um livro, com tudo que os endoscopistas precisavam aprender, o popular *Endoscopia Gastrointestinal Prática*. Após quatro edições decidimos separar aspectos mais complexos, tais como colangiopacreatografia retrógrada endoscópica (CPRE), ultrassom endoscópico (EUS) e gestão de uma unidade de endoscopia. Estas áreas serão abordadas em uma série de *e-books* "Advanced Endoscopy E-books", disponíveis nas versões impressa e *on-line* (www.gstrohep.com).

O objetivo deste livro é oferecer orientações sobre os fundamentos da endoscopia prática, com atenção aos principais procedimentos (trato superior, cólons e aplicações terapêuticas) e maior concentração em fatos úteis nos primeiros anos de experiência prática.

Temos o prazer de contar com dois importantes coautores: Robert Hawes e Brian Saunders, cujo conhecimento vem da prática diária.

Peter B. Cotton
Christopher B. Williams

Agradecimentos

Peter Cotton dedica os esforços de Marion e família e agradece os conselhos e auxílio de diversos colegas e amigos pela revisão e melhoria de algumas partes do texto. Os agradecimentos incluem Bhin Pham, Mark Delegge, John Vargo, Marcello Vela, Alistair Cowen, Di Jones e Phyllis Malpas.

Christopher Williams agradece também a paciência da Dra. Christina Williams e o *feedback* de colegas no St. Mark's Hospital, Londres, notadamente seu sucessor Dr. Brian Saunders – responsável por reestruturar e dar nova vida ao Departamento de Colonoscopia e a Atividade de Treinamento na 'Wolfson Unit for Endoscopy' (www.wolfsonendoscopy.org.uk).

1

A Equipe e a Unidade de Endoscopia

A maioria dos endoscopistas, em especial os iniciantes, se dedica, principalmente, a procedimentos individuais, com pouca preocupação quanto à infraestrutura necessária para eficiência e segurança da atividade. A endoscopia se tornou uma indústria bem sofisticada. Muitos de nós trabalhamos em grandes unidades, com várias salas de procedimentos repletas de equipamentos eletrônicos, com áreas adicionais de preparo, recuperação, relatório, contando com a colaboração de equipes de enfermeiras treinadas e habilitadas e equipe de apoio. Cada vez mais as unidades relembram salas de cirurgia, mas com toque mais humanizado. Os endoscopistas também estão aprendendo (com dificuldade) alguns pontos obrigatórios da prática cirúrgica, tais como agendamento, desinfecção, segurança na anestesia e sedação.

Endoscopia é uma atividade em equipe que necessita da colaboração de muitas pessoas envolvidas com diferentes formações. É necessário dar valor a instalações apropriadas e apoio de equipe especializada, visando manter a ordem e o conforto para os pacientes, bem como a segurança, para atingir melhores resultados.

Equipe

Enfermeiras especializadas, com treinamento em endoscopia, desempenham importantes funções:
- Preparo de pacientes para o procedimento, do ponto de vista físico e mental.
- Organização do material e equipamento necessário para o procedimento.
- Auxílio ao endoscopista durante o procedimento.
- Monitoração da segurança, sedação e recuperação dos pacientes.
- Manutenção, limpeza e desinfecção do equipamento.
- Responsabilidade pelo controle de qualidade.

Colaboram também técnicos e auxiliares de enfermagem. Unidades maiores necessitam ainda de outros profissionais na equipe, responsáveis pela recepção de pacientes, relatórios, controles de materiais e equipamentos.

Instalações

As unidades de endoscopia modernas possuem áreas específicas para diferentes funções, como um hotel ou um aeroporto (ou grande mansão de estilo Vitoriano) que devem ter uma área agradável para o público ("andar superior") e a área funcional propriamente dita ("andar de baixo"). Do ponto de vista dos pacientes, a unidade de endoscopia possui áreas de recepção, preparo, procedimento, recuperação e alta. Como suporte a estas áreas existem ainda o agendamento, a limpeza, o preparo, a manutenção e o depósito de equipamento e materiais, e ainda o relatório, o arquivo e a gestão.

Sala de procedimento

As salas de procedimento endoscópico devem seguir certas condições:
- Devem ser bem organizadas, não causando intimidação. A maioria dos pacientes não está sedada ao adentrar na sala de procedimento; assim, é bom que a sala lembre um ambiente parecido a uma cozinha moderna e não uma sala de cirurgia.
- Devem ser grandes o suficiente permitindo que a maca possa ser movimentada e rodada sobre seu próprio eixo, acomodar todo o equipamento, materiais e equipe (além da equipe de emergência), e também compactar o suficiente para ser eficiente.
- Devem contar com um *layout* específico de distribuição de espaços individualizados para equipe médica e enfermagem em separado (Fig. 1.1), com cabos, fios e tubulação não visíveis.

Cada sala deve ter:
- Oxigênio e aspiração (duas vias).
- Foco de luz (para atividades de enfermagem) pouco ofuscante para paciente e endoscopista.
- Monitores de vídeo (para imagem da endoscopia e equipamentos de monitoramento) posicionados de maneira eficiente para endoscopista e assistentes, permitindo a visualização do paciente, caso se interessem em assistir.
- Espaço para acessórios e pia grande para materiais utilizados.

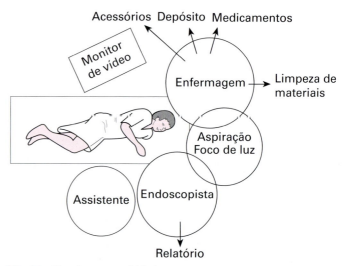

Fig. 1.1 Planejamento: atividades.

- Espaço destinado ao depósito de equipamento de uso diário.
- Sistema de comunicação com o balcão de enfermagem e sala de emergência.
- Sistema de dispensação de materiais perigosos.

Outra áreas

Outras áreas vizinhas ao procedimento incluem:
- Recepção e sala de espera para pacientes e acompanhantes.
- Área de preparo (para a checagem de parâmetros de segurança, assinatura de termos de consentimento, troca de roupa, medicação endovenosa [acesso IV].
- Sala de recuperação ou baias separadas da área de preparo para que pacientes em admissão não sejam confundidos ou misturados com pacientes que estejam saindo ou sendo dispensados (por razões óbvias), embora adjacentes, permitindo maior eficiência da enfermagem.
- Salas de acompanhamento pós-procedimento e alta. Sala especial para consultas e casos delicados que requerem mais atenção e cuidados.

Área das equipes

A unidade de endoscopia também deve contar com áreas de suporte fora do alcance de pacientes, que incluem:
- Estação de trabalho: necessária em unidades onde existem três ou mais salas de endoscopia, com uma enfermeira orientando o dia de trabalho.
- Áreas de depósito de equipamento e materiais que incluem carrinho de emergência.
- Depósito de medicamentos.
- Sala de relatórios.
- Escritório.
- Guarda-volumes para a equipe.
- Área de descanso e repouso da equipe.

Gestão e comportamento

Organizações mais complexas necessitam de gestão e liderança eficiente. Isso só é possível com a colaboração de um diretor médico-endoscopista e uma enfermeira-chefe ou enfermeira de endoscopia responsável pela gestão. Grandes unidades comportam até um gestor. Tais profissionais devem ter habilidades especiais no contato com pessoas (médicos, equipe e pacientes), equipamentos complexos e sofisticados, e recursos financeiros. Devem manter boa relação interpessoal no ambiente de trabalho, com diferentes departamentos de um hospital (ex: radiologia, patologia, esterilização, infecção hospitalar, anestesia, bioengenharia) bem como com representantes, fabricantes e vendedores. Devem ter conhecimentos sobre assuntos regulatórios locais, regionais e nacionais, com interação na prática endoscópica.

O endoscopista deve adotar o princípio do trabalho em equipe e perceber que manter uma atmosfera amigável e de respeito mútuo é essencial para a eficiência, satisfação no trabalho, estabilidade da equipe e melhores resultados para os pacientes.

É importante lembrar que os objetivos de eficiência não devem ultrapassar certos limites face a ação humanitária da medicina. Os pacientes não devem ser tratados como mercadorias no processo da endoscopia. Tratar pacientes (e acompanhantes) com respeito e cortesia é fundamental. Considerar sempre que os pacientes escutam, mesmo que aparentemente sedados; portanto, nunca comentar sobre assuntos não relevantes durante o procedimento ou na presença dos pacientes. Não comer ou beber em áreas destinadas a pacientes. Música ambiente pode ser do agrado de pacientes e equipe.

Documentos

Informações para os pacientes (instruções, panfletos, mapas) serão discutidos no capítulo 3 (ver *Educação dos pacientes e consentimento*).

As práticas da unidade (incluindo regulamentações em acordo com conselhos regionais e entidades de classe, hospitais e outras organizações) são conhecidas e encontram-se disponíveis em manuais de procedimentos para Unidades de Endoscopia (Fig. 1.2), de fácil acesso, atualizados e disponíveis para consulta.

Documentos de uso diário incluem detalhes sobre a equipe, utilização de salas, processos de desinfecção e assepsia, uso de materiais e acessórios, e outros problemas, bem como relatórios de procedimentos.

Relatórios de procedimento

Em geral são feitos dois relatórios por procedimento – um da enfermagem e outro do endoscopista.

Relatório da enfermagem

O relatório da enfermagem representa o fluxo de procedimento, checagem de parâmetros como sinais vitais, sedação, analgesia, medicamentos, monitoramento de sinais vitais, reação do paciente, equipamentos, acessórios e exames de imagem. Inclui cópias e instruções de alta para os pacientes.

Relatório do endoscopista

O relatório do endoscopista inclui dados do paciente, indicação do procedimento (motivo), riscos associados ao procedimen-

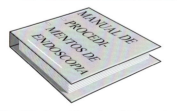

Fig. 1.2 As práticas da unidade endoscópica podem ser encontradas em um manual de procedimentos.

to, riscos específicos, sedação e analgesia, diagnósticos e doenças preexistentes e concomitantes, biópsias anteriores, tratamentos prévios, conclusões, acompanhamento e intercorrências (complicações). Os endoscopistas podem utilizar diversas formas de relatórios: escrever à mão, formulários impressos, ditado e banco de dados eletrônicos.

Unidade de endoscopia digital

Claro que toda documentação (enfermagem, gestão e endoscopia) pode ser digitalizada e incorporada a um sistema integrado de gestão. Tais sistemas reduzem o uso de papel, melhoram o controle de qualidade e aumentam a eficiência.

Informações

Unidades de endoscopia devem oferecer informações para pacientes, equipe e médicos. A equipe necessita de livros técnicos, atlas, publicações, periódicos e revistas especializadas atualizadas. E cada vez mais estes materiais encontram-se disponíveis *online*; portanto, o acesso à *Internet* deve ser obrigatório. Muitas entidades e organizações produzem vídeos educativos e institucionais, CD-ROMs e DVDs. No futuro tudo estará integrado ao sistema utilizado pela equipe de endoscopia.

Unidades de ensino e treinamento podem adotar simuladores digitais, cada vez mais valiosos como ferramenta de treinamento (e credenciamento). Cada vez mais pacientes se interessam por materiais instrutivos. Mais detalhes no capítulo 8.

Leitura adicional

American Gastroenterological Association. AGA Standards for office-based gastrointestinal endoscopy services. *Gastroenterology* 2001; **121**: 440–43.

American Society for Gastrointestinal Endoscopy. Establishment of gastrointestinal areas. *Gastrointest Endosc* 1999; **50**: 910–12.

Cotton PB, Barkun A, Hawes RH, Ginsberg G (eds) *Efficiency in Endoscopy. Gastrointestinal Endoscopy Clinics of North America*, Vol. 14(4) (series ed. Lightdale CJ). Philadelphia: WB Saunders, 2004.

Frakes JT (ed.) *Ambulatory Endoscopy Centers. Gastrointestinal Endoscopy Clinics of North America*, Vol. 12(2) (series ed. Lightdale CJ). Philadelphia: WB Saunders, 2002.

Petersen B, Ott B. Design and management of gastrointestinal endoscopy units. In: *Advanced Digestive Endoscopy e-book/annual; Endoscopic Practice and Safety*. Blackwell Publications, www.gastroHep.com.

Quine MA, Bell GD, McCloy RF, Charlton JE, Devlin HB, Hopkins A. Prospective audit of upper gastrointestinal endoscopy in two regions of England; safety and staffing, and sedation methods. *Gut* 1995; 462–67.

Shephard M, Mason J (eds) *Practical Endoscopy*. London: Chapman & Hall, 1997.

Sivak MV, Manoy R, Rich ME. The endoscopy unit. In: Sivak MV (ed.) *Gastroenterologic Endoscopy*, Vols 1 and 2, Philadelphia: WB Saunders, 2000.

Zuccaro G Jr, Vargo JJ (eds) *Sedation and Management in Gastrointestinal Endoscopy. Gastrointestinal Endoscopy Clinics of North America*, Vol. 14(2) (series ed. Lightdale CJ). Philadelphia: WB Saunders, 2004.

Equipamento de Endoscopia

Endoscópios

Existem diversos endoscópios para diferentes utilizações, embora todos possuam recursos comuns. Todos têm uma cabeça de controle com válvulas (botões) para insuflar ar e promover sucção, uma haste flexível (tubo de inserção) que conduz a luz e os cabos, e a seção flexível na ponta. Um cabo umbilical ou universal (também denominado guia ou tubo conector) conectando o endoscópio a fonte de luz e a unidade processadora, entrada de ar e sucção (Fig. 2.1)

A imagem é capturada e transmitida eletronicamente (*chip* CCD – do inglês *charge coupled device* [dispositivo de carga acoplada]) e exibida em monitor de vídeo. Células individuais de imagem (*pixels*) no *chip* CCD respondem apenas a determinados graus de luminosidade. A distribuição de cores depende de dois métodos. Os CCDs coloridos (*color* CCD) utilizam uma série de filtros de cores (Fig. 2.2). Já os "CCDs monocromáticos" (na verdade denominados "sistema CCD sequencial") utilizam uma roda de filtro de cores que oscila iluminando todos os *pixels* com um feixe de luz de cores primárias (Fig. 2.3). Este tipo de *chip* pode ser reduzido ou fornecer maior resolução, o que encarece o sistema com recursos de processamento de imagem mais sofisticados. A iluminação é fornecida por uma fonte externa de alta densidade, através de um ou mais tubos de fibra.

Controle da ponta

A extremidade flexível distal (10 cm aproximadamente) e a ponta do endoscópio são totalmente flexíveis, em geral em dois planos, atingindo 180º ou mais de curvatura. O controle depende da tração nos cabos na ponta logo abaixo da haste protetora, ao longo da extensão do instrumento até os dois controles de angulação (movimentando para cima e para baixo, para a direita e para a esquerda) na cabeça de controle (Fig. 2.4). Os controles incorporam um sistema que reduz atrito para que a ponta possa ser fixada temporariamente em qualquer posição desejada. A haste do instrumento é estável ao torque, e assim a rotação aplicada na cabeça é transmitida à ponta enquanto a haste permanece relativamente reta.

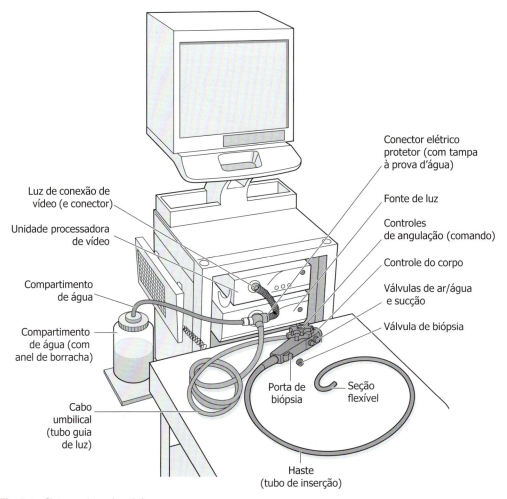

Fig. 2.1 Sistema do endoscópio.

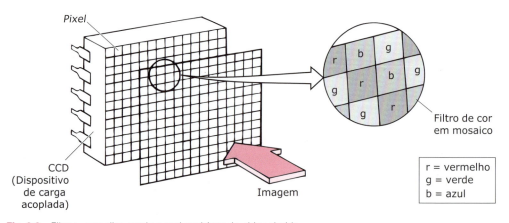

Fig. 2.2 Filtros vermelho, verde e azul estáticos do *chip* colorido.

Capítulo 2 – Equipamento de Endoscopia

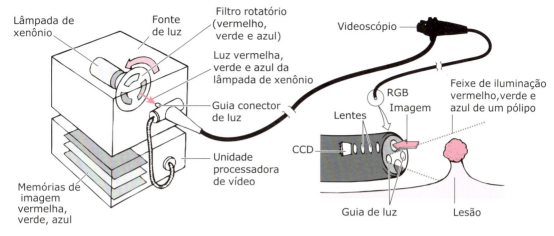

Fig. 2.3 Sequência de iluminação colorida.

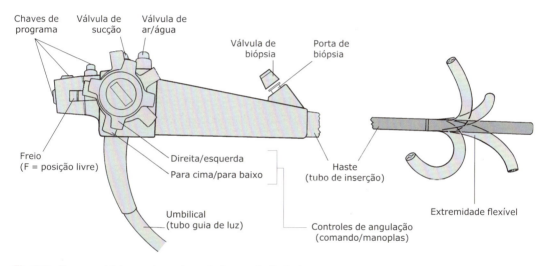

Fig. 2.4 Esquema básico – cabeça de controle e seção flexível.

Válvulas e canais de instrumentos

A estrutura interna dos endoscópios é complexa (Fig. 2.5). A haste incorpora canais de biópsia e sucção que se estendem da "porta de biópsia" à ponta do instrumento. Os canais têm em geral 3 mm de diâmetro, variando de 1 a 5 mm, dependendo da função do endoscópio (por exemplo, para uso neonatal ou grandes procedimentos terapêuticos). Em alguns instrumentos, especialmente com a visão lateral, a ponta dos canais incorpora um elevador flexível da ponta (Fig. 2.7), que permite controle direcional da pinça e outros acessórios independente da ponta do instrumento. Este elevador é controlado por outro nivelador através da ponta

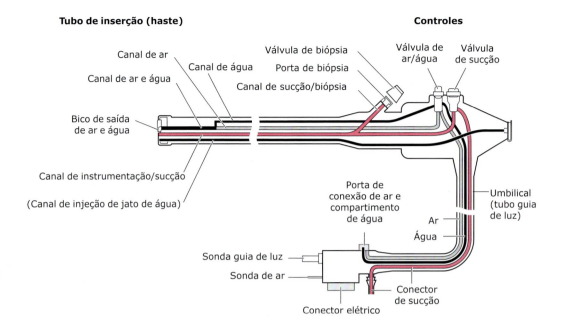

Fig. 2.5 Estrutura interna da ponta do endoscópio.

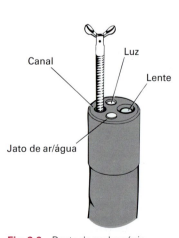

Fig. 2.6 Ponta do endoscópio.

do dedo polegar. O canal de biópsia/sucção também é utilizado para aspirar secreções: conecta-se uma bomba de aspiração externa através de um cabo universal, próximo à fonte de luz, e a sucção é direcionada ao canal dentro do instrumento, pressionando-se a válvula de sucção. Outro pequeno canal permite a passagem de ar para distender o órgão examinado. O ar é fornecido por uma bomba na fonte de luz e é controlado por outra válvula. Para a colonoscopia, o sistema de insuflação de ar pode ser modificado para CO_2, em vez do ar ambiente. Demonstrou-se que o dióxido de carbono reduz a distensão abdominal e a dor pós-colonoscopia. O sistema de ar também pressuriza o compartimento de água, fazendo com que um jato de água possa ser espirrado na lente distal para limpá-la.

Variação de instrumentos

A unidade de endoscopia deve contar com diversos endoscópios para utilizações específicas. Eles diferem quanto ao tamanho, comprimento, rigidez, número de canais e orientação da lente distal. A maioria das endoscopias é realizada com instrumentos de visão direta, através de uma lente grande-angular (de até 130°) (Fig. 2.6). Entretanto, existem situações em que é preferível a visão lateral, em particular para a colangiopancreatografia retrógrada endoscópica (CPRE) (Fig. 2.7).

O diâmetro de um endoscópio situa-se entre a habilidade da engenharia e a tolerância à dor dos pacientes. A haste deve conter e proteger diversos cabos, fios e tubos que são mais fortes e mais eficientes quando são mais calibrosos (Fig. 2.5). Um colonoscópio pode atingir 15 mm de diâmetro, mas este tamanho só é aceitável para endoscopia digestiva alta quando da utilização de instrumentos em procedimento terapêutico.

A endoscopia disgestiva alta é realizada com instrumentos de 8-11 mm de diâmetro. Existem endoscópios menores mais bem tolerados pelos pacientes e outros específicos para crianças. Alguns podem ser passados pelo nariz, em vez de pela boca. Entretanto, instrumentos menores invariavelmente apresentam problemas de durabilidade, qualidade de imagem, manuseabilidade, tamanho da biópsia e menores possibilidades terapêuticas.

Várias empresas fabricam todos os tipos de endoscópios com preços semelhantes. Entrentanto, fonte de luz e processadores de diferentes empresas não são intercambiáveis; portanto, a maioria das unidades de endoscopia dispõe de equipamentos de um único fabricante por maior conveniência. Os endoscópios são delicados; assim, quebra ou falhas são inevitáveis. Manutenção cuidadosa, suporte, reparos e *back-up*, bem como parceria com empresas eficientes, são necessários para manter a unidade de endoscopia operante em condições ideais. A qualidade do suporte é crucial na escolha do fabricante.

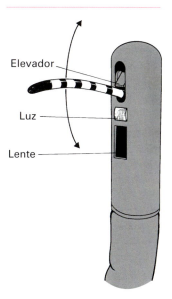

Fig. 2.7 Visualização lateral com elevador flexível.

Acessórios de endoscópios

Muitos dispositivos podem ser passados pelo canal de biópsia/sucção do endoscópio para fins de diagnóstico e terapia.

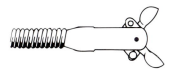

Fig. 2.8 Abertura da pinça de biópsia.

- *Pinça de biópsia* é um par de pinças cortantes (Fig. 2.8), com cabo de metal em espiral, um fio de tração e a manopla de controle (Fig. 2.9). O diâmetro máximo é limitado pelo tamanho do canal, e o comprimento das pinças pelo raio de curvatura através do qual deve passar na ponta do instrumento. Ao colher biópsias de uma lesão que só pode ser alcançada tangencialmente (ex.: a parede do esôfago), a pinça com espícula pode ser útil; entretanto, apresenta perigo para a própria equipe, podendo causar lesões perfurantes.
- *Escovas para Citologia* possuem uma manga de cobertura plástica para proteger o espécime durante a retirada (Fig. 2.10).
- *Agulhas de injeção* são muito úteis e às vezes também podem ser usadas para a aspiração de células.
- *Dispositivos de limpeza*: a maioria dos instrumentos possui um canal de jato de limpeza para manter a lente limpa.

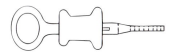

Fig. 2.9 Manopla de controle de pinça.

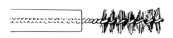

Fig. 2.10 Escova de citologia com manga externa.

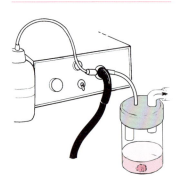

Fig. 2.11 Mangueira de sucção para coletar espécimes materiais de biópsia.

Líquidos também podem ser injetados sob pressão nos canais do instrumento com uma seringa grande ou uma bomba de infusão, com bico adequado inserido na porta de biópsia. Para melhor precisão na visualização, pode ser passado um cateter pelo canal para limpar áreas específicas de interesse no procedimento ou evidenciar um detalhe da mucosa através de corantes (usando um cateter com bico).

Equipamentos auxiliares

- *Sifão de sucção* (encaixado temporariamente na linha de sucção) pode ser usado para coletar amostras de secreção intestinal e bile para microbiologia, bioquímica e citologia (Fig. 2.11, ver também Fig. 7.27).
- *Protetores (bucal)*, usados para proteger os dentes do paciente e o endoscópio. Alguns possuem presilhas para mantê-los no lugar e conectar ao oxigênio.
- *"Overtube"*, flexível de plástico que cobre a haste do endoscópio e atua como conduíte para entubações repetidas ou para facilitar procedimentos terapêuticos, tais como retirada de corpo estranho e hemostasia (Fig. 2.12).
- *Pontas (cap)* de vários formatos e tamanhos podem ser acopladas à ponta do endoscópio, facilitando diversos procedimentos, como divulsões, ressecções de mucosa, dissecação, exérese, etc.
- *Carrinhos/Maca*. A endoscopia é realizada geralmente na maca padrão que deve ter trilhos laterais e controle de altura. Abaixar a cabeceira da maca pode ser útil em situações de emergência.
- *Documentação da imagem*. A videoscopia captura as imagens digitalmente, permitindo edição, armazenamento, transmissão e impressão. Sequências filmadas podem ser gravadas em fita ou digitalmente.

Unidades de eletrocirurgia

Unidades de eletrocirurgia podem ser usadas, se necessário, para terapia endoscópica, mas circuitos integrados e "inteligentes" têm vantagens quanto à segurança e facilidade de utilização. Tais unidades devem ter mecanismos de teste e sistemas de aviso e adver-

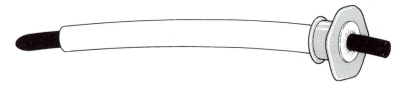

Fig. 2.12 Tubo com protetor (*overtube*) sobre um tubo de borracha para lavagem.

tência ou corte em caso de conexões erradas ou se a placa não estiver em perfeito contato com o paciente. A maioria das unidades tem circuitos separados para "corte" e "coagulação", que geralmente podem ser combinados, conforme opção. Para endoscópios flexíveis são usadas posições de baixa potência (geralmente 15-50W). Entretanto, a opção "auto-cut" tem se tornado cada vez mais popular. Aqui se usa uma potência de corte aparentemente elevada, mas com bom controle do aquecimento do tecido e corte, pois o sistema ajusta automaticamente a potência de acordo com a resistência inicial do tecido e a resistência progressiva durante a coagulação e dissecação.

O tipo de corrente não é importante em comparação à potência produzida, e outros fatores físicos, tais como pressão do eletrodo ou espessura da alça de polipectomia e sua força de compressão, são mais importantes. Potências maiores (potência elevada) de corrente de coagulação oferecem características de corte satisfatórias, enquanto unidades com potência não diretamente determinada em watts podem ser consideradas como "potência de corte maior que a potência de coagulação" na mesma situação. A diferença do tipo de corrente usada é, portanto, ilusória. Em caso de dúvida, a corrente pura de coagulação isolada é considerada pela maioria dos endoscopistas mais especializados como mais segura e previsível, permitindo o efeito "não adesivo" e máxima hemostasia.

Lasers e coagulação com plasma de argônio

O *laser* (principalmente *laser* de argônio e *laser* neodymiun-YAG) foi introduzido na endoscopia para o tratamento de úlceras sangrantes e ablação de tumores, pois havia o desejo de utilizar técnica menos invasiva sem contato direto com a lesão. Entretanto, tornou-se evidente que os mesmos efeitos podem ser atingidos com dispositivos mais simples e que a pressão (coaptação) pode na realidade auxiliar na hemostasia.

Coagulação com plasma de argônio (CPA) é fácil de usar e tão eficaz quanto o *laser* para a maioria das utilizações dos endoscópios. A CPA eletrocoagula sem contato com tecido, usando a condutividade do gás argônio – fenômeno semelhante àquele observado com luzes neon. O argônio conduzido por um cateter (Fig. 2.13a) – e energizado pela unidade eletrocirúrgica inteligente e placa do paciente-ioniza produzindo um arco local de plasma, como um raio miniatura (Fig. 2.13b). O efeito térmico é superficial (no máximo 2 a 3 mm, a não ser que se aplique corrente no mesmo local por muitos segundos), pois a coagulação tecidual aumenta a resistência e faz com que o arco de plasma siga ou salte para qualquer direção. Entretanto, a ação da CPA isolada pode ser muito superficial para eliminar uma lesão grande, necessitando removê-la por partes, com a CPA para eletrocoagulação da base.

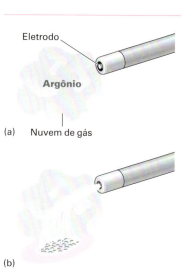

Fig. 2.13 Coagulação com plasma de argônio (CPA).

Manutenção do equipamento

Endoscópios são ferramentas caras e complexas. Devem ser armazenados com cuidado e pendurados na vertical em armários onde exista boa circulação de ar. Deve-se tomar cuidado ao transportar estes instrumentos, pois a óptica pode ser facilmente danificada caso haja choques contra o solo ou uma superfície dura. Deve-se guardar o cabeçote, a ponta e o umbilical (Fig. 2.14).

A vida útil de um endoscópio é determinada pela qualidade da manutenção promovida. Acessórios complexos (ex.: equipamentos de eletrocirurgia) devem ser sempre checados e guardados com todo o cuidado. A colaboração dos departamentos de engenharia ou bioengenharia do hospital é obrigatória. Todos os reparos e manutenções devem ser documentados de maneira correta para futura utilização.

Bloqueio de canais

O bloqueio do canal de ar/água (ou sucção) é um dos problemas mais comuns nos endoscópios. Existem dispositivos específicos de lavagem de canais que permitem limpar separadamente os canais de ar e água, devendo ser sempre usados quando ocorrer entupimentos ou bloqueios. Deve-se checar os diversos sistemas e conexões (umbilical, compartimento de água, tubo, etc.), incluin-

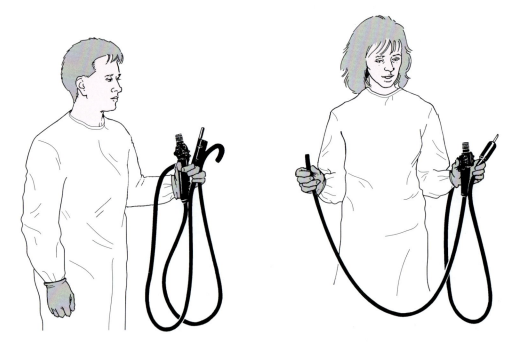

Fig. 2.14 Transportar endoscópios com muito cuidado, evitando bater a óptica do cabeçote e a ponta.

do a firmeza e a presença de anéis de borracha. Também é possível limpar os diferentes canais usando o dispositivo de limpeza do fabricante ou uma seringa ou ponta de uma micropipeta, ou um introdutor de plástico mole adequado. É possível injetar água em qualquer canal, gerando mais força do que aplicando ar, uma vez que a água não é comprimida. Lembre-se que uma pequena seringa (1-5 ml) gera mais pressão que uma seringa grande, enquanto uma grande (50 ml) gera mais sucção. O ar ou conexões de sucção no umbilical ou tubo de água no compartimento de água podem ser injetados até que a água saia pela ponta do instrumento. Deve-se tomar cuidado cobrindo ou rebaixando as válvulas de controle mais importantes quando da injeção. Outro método de eliminação de obstruções no canal de sucção é a remoção da válvula e aplicação de sucção diretamente na porta.

Controle de infecção

Existe risco de transmissão de infecção na unidade de endoscopia entre os pacientes, dos pacientes para a equipe e da equipe para os pacientes. Precauções universais devem ser adotadas. Isso significa que é necessário considerar que todos os pacientes podem estar infectados, mesmo que não hajam evidências fortes. Especialistas no controle de infecções e fabricantes de equipamentos devem ser parceiros no combate ou minimização do risco de infecção, devendo ser convidados a participar ativamente do desenvolvimento de políticas e monitoramento da unidade através de processos de controle de qualidade e eficiência. Políticas de controle de infecção devem ser empregadas e compreendidas por todos os membros da equipe de endoscopia.

Proteção da equipe

A equipe deve ser imunizada contra hepatite; é obrigatório checar a possibilidade de tuberculose em determinadas unidades. Respingos de líquidos ou fluídos representam risco para a equipe em contato com pacientes e instrumentos. Aventais, luvas e proteção ocular devem ser usados sempre (Fig. 2.15).

Outras medidas para reduzir o risco de infecção incluem:
- Lavagem frequente das mãos.
- Uso de toalhas de papel descartáveis para os acessórios contaminados.
- Colocar os instrumentos utilizados e contaminados diretamente na pia ou área designada (nunca em superfícies limpas).
- Cobrir lesões de pele expostas com plásticos e bandagens à prova d'água.
- Remoção apropriada de resíduos, agulhas e seringas utilizadas.
- Manutenção geral e boas práticas de higiene na unidade são obrigatórias para todos os membros da equipe.

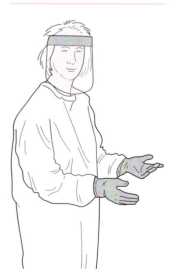

Fig. 2.15 Aventais, luvas e proteção ocular devem ser sempre usados.

Limpeza e desinfecção

Existem três níveis de desinfecção:

1 *Esterilização* necessária para acessórios reutilizáveis de grande importância que são introduzidos em cavidades do organismo ou na vasculatura, ou que penetrem membranas mucosas, por exemplo, pinças de biópsia, agulhas de escleroterapia, esfinctoréctomos, materiais descartáveis e pré-esterilizados.

2 *Desinfecção de alto nível* necessária para acessórios de importância média que entram em contato com membranas mucosas, por exemplo, endoscópios e dilatadores esofagianos.

3 *Desinfecção leve* (basicamente passar um pano) adequada para acessórios de pouca importância que podem entrar em contato com a pele intacta, por exemplo, câmeras e móveis da unidade de endoscopia.

As diretrizes e orientações de processos de limpeza e desinfecção variam para cada país, devendo ser determinadas para cada unidade de endoscopia (e documentadas no manual de procedimentos), após consulta com especialistas no controle de infecção e sociedades de especialidade ou consultores especializados em moléstias infecciosas. Também é importante seguir as instruções especificadas para cada instrumento, conforme o fabricante. Os endoscopistas devem estar cientes dos princípios do exercício da medicina e são responsáveis, do ponto de vista legal, por qualquer evento adverso.

Todos as entidades de especialidade sugerem desinfecção avançada para endoscópios e outros equipamentos logo após a utilização.

Outra questão importante é por quanto tempo os equipamentos e instrumentos desinfetados permanecem ideais para utilização. As diretrizes e orientações variam de 3 a 24 horas, mas na realidade dependem de diversos fatores. Endoscópios que retêm umidade, sofrem rapidamente colonização através da água de enxágue. Deve-se tomar medidas de limpeza e assiduidade, incluindo processos de secagem, e adotar gabinetes desenhados para secagem, disponíveis no mercado. A política local deve seguir as recomendações nacionais de monitoramento de micro-organismos. Devido ao aumento do risco de infecção, duodenoscópios devem ser sempre processados rapidamente e em curtos períodos antes da CPRE.

A limpeza formal e os procedimentos de desinfecção devem acontecer em todas as áreas designadas. Deve haver uma área definida como limpa e outra suja, superfícies de trabalho múltiplas, pias duplas para a lavagem de mãos, reprocessamento de endoscópios (máquina de lavagem) e limpeza de ultrassom. Um gabinete contra vapores também pode ser utilizado e posicionado da maneira correta.

Limpeza mecânica

A primeira tarefa realmente importante no processo de desinfecção é a limpeza do endoscópio e de todos seus canais, removendo sangue, secreções e resíduos ou material debridado. O processo de desinfecção não pode penetrar material orgânico.

Deve ser feita uma limpeza inicial logo após a retirada do endoscópio do paciente:

1 Limpar com pano úmido com detergente enzimático.
2 Aspirar a água e o detergente enzimático do canal de biópsia/sucção, alternando com ar, até que a solução encontre-se visivelmente limpa.
3 Injetar o canal ar/água com o dispositivo do fabricante fechando o botão ar/água enquanto se oclui o compartimento de água anexo na fonte de luz, mantendo a ponta do endoscópio sob a água. Este procedimento deve ser continuado até se observar borbulhas intensas.
4 Prender a tampa de proteção das conexões elétricas e transferir o endoscópio (em embalagem protetora para evitar contaminação) para a área de limpeza.
5 Remover todas as tampas e válvulas de biópsias.
6 Testar o endoscópio quanto a vazamentos, principalmente na seção curva, pressurizando com o dispositivo de teste de vazamento e imergindo o instrumento na água. Angular a seção de curvatura nas quatro direções, enquanto o instrumento se encontra sob pressão para identificar vazamentos na borracha distal que se tornam óbvios apenas quando distentidos. Assegurar que toda a pressão foi removida antes de desconectar o dispositivo de teste de vazamento.
7 Imergir todo o instrumento em água morna e detergente neutro. Lavar por fora do instrumento vigorosamente com um pano macio.
8 Escovar a porção distal com uma escova de dentes macia, com atenção especial à saída do jato de ar/água e qualquer ponte/elevador.
9 Limpar a abertura do canal de biópsia e porta de sucção usando a escova de limpeza para portas fornecidas. Passar uma escova limpa adequada para a limpeza de canais do instrumento, bem como de acordo com o tamanho dos canais, e através do canal de sucção até que imerja limpo (no mínimo, três vezes), limpando a própria escova toda vez antes de reinseri-la. Passar a escova de limpeza da abertura do canal de sucção na outra direção.
10 Colocar o endoscópio no reprocessador para completar a limpeza e desinfecção (ou continuar manualmente).
11 Limpar todos os instrumentos e acessórios completa e cuidadosamente, incluindo as válvulas de ar/água e sucção, garrafas de água e as escovas de limpeza.

Limpeza manual

Após escovar:

1 Fixar os adaptadores de limpeza do fabricante aos canais de biópsia, ar/água e sucção. Certificar se os instrumentos se encontram imersos no líquido detergente.
2 Lavar cada canal com o líquido detergente, certificando-se que ele imerge da porção distal de cada canal.
3 Deixar em contato com a superfície pelo tempo determinado pelo fabricante do produto detergente utilizado.
4 Remover o líquido detergente dos canais.
5 Lavar cada canal com água limpa para enxaguar o líquido detergente.
6 Enxaguar o exterior do endoscópio.
7 Confirmar se todo o ar foi expelido dos canais.

Desinfecção manual

Mergulhar o instrumento e acessórios (por exemplo, válvulas) no desinfetante escolhido pelo tempo de contato recomendado.

Desinfetantes

Glutaraldeído é conhecido como o agente mais popular. Destrói vírus e bactérias em poucos minutos, não é corrosivo (para endoscópios) e tem baixa tensão superficial, o que auxilia na penetração. O tempo de contato necessário para a desinfecção varia de acordo com o tipo de glutaraldeído utilizado e a temperatura. As orientações e diretrizes variam entre os países, mas 20 minutos é o tempo recomendado. A imersão mais prolongada pode ser recomendada em casos de suspeita ou confirmação de doenças micobacteriana. Glutaraldeído não gera risco de sensibilização, mas pode causar dermatite grave, sinusite ou asma aos membros da equipe expostos ao produto. O risco aumenta com o maior nível de exposição e tempo de duração. É obrigatório o uso de luvas de látex ou borracha nitrila, óculos e/ou máscaras de proteção contra respingos. Reprocessadores de sistema fechado, ventiladores e proteção contra vapores são importantes. Os reprocessadores devem ser autodesinfectados. A concentração de desinfetante deve ser monitorada.

Acido peracético, cloreto dióxido, Sterox e outros agentes também foram usados para a desinfecção de endoscópios.

Abastecimento com água estéril (talvez sejam necessários filtros especiais) ajuda a reduzir o risco de infecções nosocomiais, como *Pseudomonas*.

Enxágue, secagem e armazenamento

Após a desinfecção, os reprocessadores enxáguam os instrumentos interna e externamente, removendo traços do desinfetante, usando o irrigador para todos os canais. Os canais de ar, água e sucção (e canais de lavagem, e elevação de pinça, se necessário) são perfundidos com álcool a 70% e secados com ar sob pressão antes do armazenamento. Isso deve ser realizado para todos os endoscópios processados manualmente ou submetidos a processamento automatizado (alguns reprocessadores apresentam essa função como parte do ciclo). Bactérias se multiplicam em ambiente úmido, e a importância da secagem dos instrumentos após a desinfecção não deve ser menosprezada. Os instrumentos devem ser pendurados na vertical em um armário bem ventilado.

Acessórios

Dispositivos para diagnóstico ou procedimento terapêutico (ex.: pinças para biópsia) são acessórios muito importantes e devem estar sempre esterelizados. Atualmente muitos são descartáveis. Para acessórios reutilizados, como garrafas de água, é possível usar autoclave ou esterilização a gás.

Controle de qualidade

Deve-se anotar os processos de desinfecção utilizados para cada endoscópio, incluindo quem foi o responsável pela limpeza e de que forma esta foi realizada. Anotações de endoscópios utilizados para determinados pacientes também podem ser documentados. A verificação bacteriológica frequente de dispositivos de desinfecção automáticos para endoscópios deve ser recomendada. Isso permite a detecção precoce de organismos contaminantes graves, como *Pseudomonas* e micobactéria atípica. A pesquisa rotineira também permite a detecção precoce de outros danos internos aos canais, de outra forma não identificada, erros de protocólon de reprocessamento, bem como problemas de contaminação da água e do ambiente. A pesquisa em duodenoscópios é especialmente recomendada devido ao maior potencial clínico de infecções graves na CPRE.

O espectro de doenças relacionadas a príons pode ser verificado em pacientes portadores de sintomas neurológicos degenerativos. Como as proteínas dos prions não são inativadas pelo calor ou por métodos atuais de desinfecção, acessórios descartáveis e endoscópio *back-up* devem ser utilizados para pacientes suspeitos. Tecido linfoide representa risco especial; portanto, diversas unidades de endoscopia não recomendam nos dias atuais biópsias ileais de rotina, principalmente de placas de Peyer, com medo de possível contaminação com prions nos canais dos instrumentos.

Lembre-se que embora a maior parte da limpeza, desinfecção e manutenção é realizada pela equipe, o endoscopista é responsável por certificar que seu equipamento encontra-se seguro para ser utilizado. Endoscopistas devem saber como completar e fechar todo o processo de controle de infecção, especialmente em situações de emergência, quando enfermeiras de endoscopia podem não estar presentes ou disponíveis no momento.

Leitura adicional

Alvarado CJ, Mark R. APIC guidelines for infection prevention and control in flexible endoscopy. *Am J Infect Control* 2000; 28: 138–55.

Alvarado CJ, Reichelderfer M. APIC guideline for infection prevention and control in flexible endoscopy. *Am J Infect Control* 2000; 28: 138–55.

American Society for Testing and Materials. *F1518–00 Standard Practice for Cleaning and Disinfection of Flexible Fibreoptic and Video Endoscopes Used in the Examination of the Hollow Viscera.* West Conshohocken, PA: ASTM, 2000.

Association of PeriOperative Registered Nurses. Recommended practices for cleaning and processing endoscopes and endoscope accessories. *AORN J* 2003; 77: 434–38, 441–42.

Cowen A, Jones D, Wardle E. *Infection Control in Endoscopy*, 2nd edn. Sydney: Gastroenterological Society of Australia, 2003.

European Society of Gastrointestinal Endoscopy and European Society of Gastrointestinal Endoscopy Nurses and Associates. *Protocols for Reprocessing Endoscopy Accessories*, 1999. http://www.esge.com/downloads/pdfs/guidelines/reprocesing_endo_acc.pdf

European Society of Gastrointestinal Endoscopy and European Society of Gastrointestinal Endoscopy Nurses and Associates. Technical note on cleaning and disinfection. *Endoscopy* 2003; 35: 869–77. http://www.esge.com/downloads/pdfs/guidelines/technical_note_on_cleaning_and_disinfection.pdf

Guidelines For Decontamination of Equipment for Gastrointestinal Endoscopy: BSG Working Party Report 2003 (Updated 2005). The Report of a Working Party of the British Society of Gastroenterology Endoscopy Committee. http://www.bsg.org.uk/pdf_word_docs/disinfection06.doc

Kimmey MB, Al-Kawas FH, Burnett DA. Electrocautery use in patients with implanted cardiac devices. *Gastrointest Endosc* 1994; 40: 794–95.

Kimmey MB, Al-Kawas FH, Gannan RM *et·al.* Technology status evaluation: disposable endoscopic accessories. *Gastrointest Endosc* 1995; 42: 618–19 (and 1993; 39: 878–80).

Mackay WG, Leanord AT, Williams CL. Water, water everywhere nor any a sterile drop to rinse your endoscope. *J Hosp Infect* 2002; 51: 256–61.

Nelson DB, Jarvis WR, Rutala WA *et al.* Multi-society guideline for reprocessing flexible gastrointestinal endoscopes. *Infect Control Hosp Epidemiol* 2003; 24: 532–37 or *Gastrointest Endosc* 2003; 58: 1–8.

Pang J, Perry P, Ross A *et al.* Bacteria-free rinse water for endoscope disinfection. *Gastrointest Endosc* 2002; 56: 402–406.

Rateb, G, Sabbagh, L, Rainoldi, J *et al.* Reprocessing of endoscopes: results of an OMED-OMGE survey. *Can J Gastroenterol* 2005; WCOG abstracts. DR.1054. http://www.pulsus.com/WCOG/abs/DR.1054.htm

Rutala WA, Weber DJ. Creutzfeldt–Jakob disease. Recommendations for disinfection and sterilization. *Clin Infect Dis* 2001; **32**: 1348–56.

WGO-OMGE/OMED. *Practice guideline. Endoscope disinfection*, 2006. http://www.worldgastroenterology.org/globalguidelines/guide14/guideline14.htm

Willis C. Bacteria-free endoscopy rinse water—a realistic aim? *Epidemiol Infect* 2006; **134**: 279–84.

Working Party Report. Rinse water for heat labile endoscopy equipment. *J Hosp Infect* 2002; **51**: 7–16.

3

Cuidados com os Pacientes, Riscos e Segurança

Endoscopistas habilidosos conseguem alcançar qualquer porção do trato digestório e apêndices, como a árvore biliar e o pâncreas, no procedimento de endoscopia. É possível colher espécimes de todas estas áreas e tratar diversas patologias. Muitos pacientes se beneficiam da endoscopia. Entretanto, em alguns casos, pode ser um procedimento nada recompensador, resultando em complicações graves. E também existem riscos para os membros da equipe. O objetivo então é maximizar benefícios e minimizar riscos. Precisamos de endoscopistas competentes lidando com casos que contam com indicações precisas e pacientes realmente preparados para o procedimento, bem informados e contando com precauções de segurança, trabalhar com assistentes bem treinados e equipamentos adequados. Os princípios básicos são semelhantes para todas as áreas da endoscopia gastrointestinal (GI), reconhecendo que existem circunstâncias especiais em que os riscos são maiores e incluindo procedimentos terapêuticos ou de emergência.

Avaliação de pacientes

A endoscopia é em geral parte de uma avaliação ampla conduzida por gastroenterologistas ou especialistas do aparelho digestório. Na maioria das vezes, a conduta é eletiva, realizada em consultórios ou em ambulatório de hospitais, embora também seja necessária em situações de emergência, terapia intensiva, sala de cirurgia, etc. Muitas vezes a prática de endoscopia é livre e aberta, em que a avaliação inicial do paciente é realizada por qualquer médico e o acompanhamento conduzido por especialistas. Em todas estas situações, é de responsabilidade do endoscopista assegurar que riscos e benefícios sejam avaliados para cada caso, para cada paciente, visando a correta tomada de decisão no procedimento e as devidas orientações.

As seções a seguir se referem principalmente à endoscopia do trato superior. Questões a respeito da colonoscopia serão abordadas nos capítulos 6 e 7.

Quais as indicações do procedimento?

A endoscopia do trato superior é a principal ferramenta de avaliação do esôfago, estômago e duodeno. Pode ser usada por diversas razões e os objetivos são:

1 Diagnóstico na presença de sintomas sugestivos (dispepsia, azia, disfagia, anorexia, perda de peso, hematêmese, anemia).

2 Esclarecimento acerca do estado atual de doenças desconhecidas (ex.: varizes esofagianas, esôfago de Barrett).
3 Coleta de amostras (ex.: biópsia duodenal decorrente de má absorção).
4 Triagem de doenças malignas e pré-malignas em pacientes com risco aumentado de neoplasias (ex.: polipose adenomatosa familial).
5 Terapia (hemostasia, dilatação, polipectomia, remoção de corpo estranho, colocação de sonda enteral, gastrostomia).

É possível combinar diversas indicações conforme esta numeração: 1 e 5, por exemplo (no sangramento agudo), ou 2 e 5 (para o tratamento de varizes esofagianas).

Diretrizes de utilização apropriada da endoscopia encontram-se publicadas pelas sociedades de endoscopia. A indicação correta em cada circunstância depende dos benefícios, alternativas e possíveis riscos envolvidos no procedimento.

Quais são os riscos? Eventos não planejados e complicações

A maioria dos procedimentos endoscópicos do trato superior acontece como planejado, embora existam exceções. Estas podem ser denominadas "eventos não planejados" e incluem problemas técnicos (quando não é possível atingir a área desejada) e insucesso clínico (não há benefícios com o tratamento). Aqui a atenção é voltada a eventos adversos. Alguns são relativamente comuns, por exemplo, sangramentos que interrompem espontaneamente sem a necessidade de transfusão.

O termo "complicação" tem, infelizmente, conotações médico-legais, devendo se restringir a eventos não planejados de determinada gravidade ou nível. Há quinze anos, um grupo interessado nos resultados da colangiopancreatografia retrógrada endoscópica (CPRE) propôs uma definição muito empregada desde então.
A *complicação* é:
- Um evento não planejado.
- Uma ocorrência relacionada ao procedimento.
- Requer que o paciente seja internado em hospital, ou permaneça mais tempo do que o planejado, ou precise se submeter a outras intervenções.

Isso significa que não contamos com estatísticas de complicações para quaisquer desvios durante o procedimento e que não parece evidente em relação a determinados pacientes, ou não requerem internação não desejada. Menores desvios devem ser registrados para que se possam aplicar processos de melhoria de qualidade.

Níveis de gravidade de complicações

As complicações podem ser desde pequenas a realmente fatais; portanto, é necessário avaliar sua gravidade. Costuma-se classificar as complicações conforme os "danos" causados ao paciente:

- *Leve* - eventos que necessitam de internação de um a três dias.
- *Moderada* - internação por quatro a nove dias.
- *Grave* - internação por mais de dez dias, necessidade de cirurgia ou terapia intensiva.
- *Fatal* - morte atribuída ao procedimento.

Momento do evento adverso

Eventos não planejados podem ocorrer antes da introdução do endoscópio (ex.: reação a antibióticos ou outras medicações pré-procedimento), durante o procedimento (ex.: arritmia, hipóxia), imediatamente após o procedimento (ex.: dor devido à perfuração), ou após dias ou semanas do procedimento (ex.: sangramento retardado ou pneumonia aspirativa). A atenção aos eventos que ocorrem após a saída do paciente do centro ou unidade de endoscopia é realmente um desafio. Algumas unidades e centros estabeleceram um esquema de acompanhamento através de ligações telefônicas para os pacientes que se submeteram à endoscopia. O banco de dados de complicações da endoscopia deve incluir todas as ocorrências, permitindo prevenção de intercorrências futuras.

A ocorrência de determinados eventos é esperada. Após três semanas do procedimento, pode ocorrer sangramento na base de pólipos pós-polipectomia. No entanto, em outros eventos não, como o infarto do miocárdio. É dado o limite de três dias para "eventos indiretos" relacionados à endoscopia, ou seja, eventos em órgãos não tratados ou manipulados pelo procedimento (ex.: distúrbios cardiopulmonares).

Taxa de complicações

Existem diversas maneiras de coletar dados, mas faltam estudos mais abrangentes, o que torna difícil a avaliação da prática baseada em estatísticas precisas abordando riscos envolvidos na endoscopia; que varia conforme a população de pacientes e outros fatores. Entretanto, pesquisas sugerem que a chance de uma complicação grave (como perfuração ou evento cardiopulmonar grave), devido à endoscopia do trato superior de rotina, é < menor que 1 em 1.000 casos. Os riscos são maiores em idosos e doentes graves, e durante procedimentos terapêuticos e de emergência. Falta de experiência, excesso de sedação e de confiança são fatores importantes.

Eventos adversos específicos

- **Hipóxia** deve ser detectada precocemente pela enfermagem através da oximetria de pulso e tratada rapidamente.
- **Aspiração pulmonar** é provavelmente mais comum do que diagnosticada. O risco é maior em pacientes que apresentam retenção alimentar e resíduos (ex.: acalasia, estenose pilórica) e sangramento ativo.
- **Sangramentos** podem acontecer durante ou após a endoscopia, a partir de lesões existentes (ex.: varizes) ou como resultado de manipulação durante a endoscopia (ex.: biópsia, polipectomia),

ou ocasionalmente devido à ânsia de vômito causada por uma acevação na síndrome de Mallory-Weiss. O risco de sangramento é maior em pacientes portadores de coagulopatias e pacientes recebendo agentes anticoagulantes ou antiplaquetários.
- ***Perfuração*** é a complicação mais temida na endoscopia do trato superior. É rara, ocorre com mais frequência no pescoço e os idosos são os mais acometidos, talvez pela presença do divertículo de Zenker. O risco pode ser reduzido através da inserção delicada do endoscópio sob visão direta. Perfuração além da cartilagem cricofaríngea é um evento muito raro em pacientes não submetidos a técnicas terapêuticas, tais como dilatações, polipectomia ou ressecção da mucosa. As perfurações na colonoscopia serão discutidas no capítulo 7.
- ***Arritmias cardíacas*** são muito raras. Necessitam de diagnóstico rápido e tratamento especializado.
- ***Problemas no acesso IV (Endovenoso).*** Muitos pacientes apresentam desconforto no local da infusão EV. Trombos locais não são raros ou perigosos, mas a evidência de aumento da inflamação local deve ser tratada imediatamente.
- ***Infecção***. Pacientes com infecções ativas apresentam risco aos membros da equipe e a outros pacientes. Endoscópios e acessórios são meios de transmissão de infecção entre pacientes (ex.: *Helicobacter pylori*, salmonela, hepatite, micobactéria). O risco deve ser eliminado empregando medidas de limpeza e de desinfecção frequentes. A endoscopia pode provocar bacteremia, especialmente durante procedimentos terapêuticos, como a dilatação. Pode ser então perigosa para pacientes imunocomprometidos e, em alguns casos, de portadores de próteses ou de doença valvular cardíaca. A endocardite induzida por endoscopia é uma situação muito rara, e a antibioticoterapia profilática está indicada em alguns casos (veja a seguir).

Avaliação e redução de riscos específicos

Determinadas doenças e medicamentos aumentam o risco nos procedimentos endoscópicos. É possível utilizar uma lista de checagem, assegurando de que todas as questões sejam abordadas. Parte das informações deve ser colhida assim que o procedimento for agendado, para orientações alguns dias antes do procedimento (ex.: ajuste de dose de anticoagulantes, interrupção de uso de aspira, etc.). Outros aspectos devem ser abordados no momento da entrada do paciente na área de procedimento:
- ***Doenças cardíaca e pulmonar***. Pacientes com história recente de infarto do miocárdio, angina instável ou instabilidade hemodinâmica têm riscos para qualquer intervenção. Assim, deve-se obter o consentimento de especialistas, cardiologistas, etc. A endoscopia pode ser realizada em pacientes portadores de

marca-passos e desfibriladores artificiais implantados, embora estes devam ser desativados caso se utilize a diatermia.
Supervisão de anestesiologista é essencial nestes casos e em portadores de insuficiência respiratória.

- **Distúrbios de coagulação.** Pacientes que apresentam sangramento ou distúrbios de coagulação devem ser compensados antes da endoscopia (particularmente no caso de biópsia ou polipectomia). Os anticoagulantes podem ser interrompidos e, se necessário, do ponto de vista clínico, substituídos por heparina no período do procedimento e recuperação imediata. Algumas drogas antiplaquetárias também devem ser interrompidas. Existe pouca evidência de que a aspirina e anti-inflamatórios não hormonais aumentem o risco de eventos adversos. É habitual, no entanto, perguntar sobre o uso destes medicamentos e recomendar que sejam interrompidos ao menos uma semana antes do procedimento endoscópico.
- **Sedação.** Pacientes ansiosos e tensos que apresentaram problemas anteriores na sedação podem apresentar riscos na endoscopia. No caso de dúvida, considerar o uso de anestesia.
- **Endocardite.** O risco de desenvolvimento de endocardite após procedimento de endoscopia do trato superior é pequeno, e não há evidências de que a profilaxia com antibióticos seja benéfica. Entretanto, a maioria dos especialistas recomenda profilaxia, principalmente para os pacientes com risco de endocardite (ex.: válvulas artificiais, endocardite prévia comprovada, prótese de válvulas recente e *shunt* pulmonar sistêmico) e quando pode provocar bacteremia (ex.: dilatação esofagiana). Organizações internacionais fazem recomendações (Tabela 3.1). A American Heart Association determinou recentemente que a profilaxia não é necessária para procedimentos GI. As entidades de GI promoveram a revisão das diretrizes. As políticas e procedimentos locais devem ser observados e registrados na unidade ou centro de endoscopia no manual de procedimentos.
- **Gestação.** Em geral, a endoscopia é um procedimento seguro durante a gestação. Mesmo assim, deve ser realizada mediante indicação precisa e após consulta com obstetra. Caso seja possível, deve-se adiar a endoscopia para o segundo semestre.

A classificação da American Society of Anesthesiologists (ASA) é usada em muitos centros de endoscopia para descrever categorias nas quais os pacientes estão ou não em condições de se submeter aos procedimentos endoscópicos e sedação (Tabela 3.2). Muitos recomendam anestesia para pacientes ASA 3 ou mais.

Educação dos pacientes e consentimento

Os pacientes devem ser informados sobre os motivos e indicações do procedimento, suas recomendações, os benefícios espera-

Tabela 3.1 Profilaxia antibiótica: política empregada pela Medical University of South Carolina. Baseado em diretrizes anteriores da American Heart Association e American Society for Gastrointestinal Endoscopy (veja p. 26). A conduta caso a caso é importante em lesões cardíacas (doença reumática valvular cardíaca, valvulopatia adquirida, prolapso de válvula mitral com insuficiência, cardiomiopatia hipertrófica, malformações congênitas) em pacientes que se submetem a escleroterapia ou dilatação esofagiana. Determinadas situações especiais justificam outras condutas e abordagens. A decisão final e a responsabilidade são do endoscopista.

Endoscopias	Situação do paciente	Medicação atual	Alternativa em caso de alergia
Todos	Prótese de válvula Endocardite prévia *Shunt* pulmonar sistêmico Enxerto vascular < 1 ano	Ampicilina 1g + gentamicina 1.5 mg / kg IV (80-120mg) + amoxacilina 500 g VO 6 horas após procedimento	Vancomicina 1g em 1h + gentamicina 1.5mg/kg IV (max 8-0 mg) ou teicoplanin 400mg EV
Todos	Imunocomprometidos (neutrófilos< 1000), ou transplante	Cefotaxima 2g EV	Clindamicina 900mg IV e aztreonam 1g EV
Tratamento de varizes	Cirrose com ascite	Ofloxacina 200mg IV em 1h seguido de 200mg 12 em 12 horas	-
Gastronomia	Todos os pacientes	Cefazolin 1g EV	Vancomicina 1g em 1h

Tabela 3.2 ASA (American Society of Anesthesiologists). Classificação - classes e risco anestésico.

Classificação	Descrição	Exemplo
Classe I	Paciente saudável	
Classe II	Doença sistêmica não grave - não há limitações funcionais	Hipertensão e diabetes controlados
Classe III	Doença sistêmica grave - existe limitação funcional bem definida	Diabetes descompensado, angina estável, infarto do miocárdio
Classe IV	Doença sistêmica grave com sintomas agudos e instáveis	Infarto do miocárdio recente, doença cardíaca congestiva, insuficiência renal, asma ativa descompensada
Classe V	Doença sistema grave com risco de morte	

dos, os riscos associados, suas limitações e alternativas. Devem ter completo conhecimento de como ocorrerá o procedimento e ter a oportunidade de fazer perguntas.

Folhetos e impressos podem facilitar a informação e instrução dos pacientes, devendo ser fornecidos antes do procedimento, para que possam ser analisados (os folhetos) com cuidado.

Existem panfletos e impressos das sociedades especializadas e *websites* de centros especializados (ex.: www.ddc.musc.edu) (Fig. 3.1.) Para adaptação e cópia para uso local, alguns centros utilizam

Endoscopia do trato superior

A endoscopia do trato superior é um exame que permite ao médico observar a camada interna do trato digestório superior. Este inclui o esôfago (tubo alimentar), o estômago e a primeira parte do intestino fino (duodeno).

É a melhor forma de identificar edemas (inflamação), úlceras ou tumores do sistema digestório superior.

Pode ser utilizada para o tratamento de algumas doenças do trato digestório superior. Proliferações (pólipos) e objetos deglutidos podem ser removidos. Áreas muito estreitas podem ser dilatadas. Sangramentos podem ser interrompidos.

O que é um endoscópio?

Endoscópio é um tubo longo, estreito e flexível que contém uma pequena luz e uma câmera na ponta. Esta câmera captura imagens do sistema digestório superior, as quais são mostradas no monitor. O endoscopista e a enfermeira conseguem analisar melhor o esôfago, o estômago e o duodeno no monitor. As imagens podem ser gravadas e impressas.

Qual o melhor preparo para o exame?

Não ingerir alimentos ou líquidos antes do exame. O estômago deve estar vazio.

Informar:

- Se você tem alergias, problemas cardíacos ou pulmonares.
- Se desconfia ou está grávida.
- Se você se submeteu a uma endoscopia anterior e teve algum problema com medicamentos ou corantes utilizados.
- Se você usa antibióticos antes de tratamento dentário.

Se toma medicamentos anticoagulantes (ex.: heparina ou cumadin) ou medicamentos que contenham aspirina, informe seu médico. Em geral, você deve interromper o uso destes medicamentos alguns dias antes. Há casos em que pode-se continuar usando.

Se você é diabético, informe-se se deve ou não tomar insulina antes do exame.

Se você também toma medicamentos para controlar a pressão e o coração, pode-se utilizá-los na manhã do exame, como de costume.

Se você toma medicamentos pela manhã, beba apenas a quantidade suficiente de água para ajudar a engolir os comprimidos.

Não tomar antiácidos.

Traga todas as receitas e informe sobre os medicamentos sem necessidade de prescrição.

Traga seus exames e radiografias anteriores relacionados ao problema.

Compareça com um acompanhante adulto para levá-lo de volta pra casa após o exame. Os medicamentos utilizados durante o procedimento devem ter efeito prolongado durante algumas horas. Portanto, não é recomendado dirigir. Se pretende usar outro tipo de transporte, como público, táxi, ônibus, etc., também é necessário o acompanhante.

Caso compareça sozinho, seu exame será reagendado.

Fig. 3.1 Panfleto da MUSC para informações e instruções aos pacientes.

O que acontecerá durante minha endoscopia do trato superior?

1. Ao chegar, o médico informará sobre o exame em conversa franca e aberta, respondendo as suas perguntas. Você deve estar ciente por que está se submetendo a uma endoscopia do trato superior e precisa compreender as opções de tratamento e possíveis riscos.

2. Você será vestido com uma camisola ou roupão de uso hospitalar. É necessário tirar os óculos, lentes de contato e dentadura. Será estabelecido um acesso IV em uma veia, para a coleta de amostras de sangue para exames. Pode haver necessidade de antibióticos por via endovenosa.

3. Você deve assinar o termo de consentimento dando permissão ao médico a realizar o exame.

4. Você será levado à sala de procedimentos em uma maca. A enfermeira será responsável por posicioná-lo de maneira correta, sempre de lado e ajudando que você permaneça confortável. Será usado um *spray* na garganta para adormecê-lo. Este medicamento pode ser de sabor desagradável e impede a tosse durante o procedimento. O sabor desagradável desaparecerá rapidamente. Será usado um protetor plástico na em sua boca para evitar mordidas durante o exame.

5. Serão colocados um aparelho de pressão no braço ou perna e um pequeno clipe na ponta de um dos dedos, permitindo monitoramento da pressão e frequência cardíaca durante o exame.

6. Caso seja necessária a sedação, você receberá medicamentos endovenosos (EV). Quando estiver relaxado e dormindo, o médico colocará o endoscópio fino e flexível, através do protetor bucal, dentro de sua boca. O endoscópio tem uma pequena câmera na ponta que permite que o médico veja o interior de seu esôfago.

7. O médico solicitará que você engula, e o endoscópio será delicadamente inserido mais para dentro, para baixo de seu esôfago, no mesmo trajeto que os alimentos seguem quando se alimenta. Você sentirá um leve desconforto e vontade de vomitar, mas não sentirá dor. O endoscópio não interfere na respiração.

8. O médico guiará o endoscópio por todo o estômago e intestino delgado. Isso permite ver o revestimento interno do sistema digestório superior, podendo tratar qualquer problema diagnosticado.

9. Quando o exame termina, o médico remove o endoscópio lentamente. A endoscopia demora aproximadamente de 10 a 20 minutos.

O que acontece depois?

1. Você será levado à área de recuperação. Pressão e frequência cardíaca serão checadas durante o repouso. E você acordará entre 10 minutos e uma hora, no caso de sedação.

2. Após remover o acesso EV, a enfermeira dará instruções por escrito para os cuidados em casa. Caso haja alguma pergunta, sinta-se à vontade para fazê-la. O médico falará do exame antes de você ir embora.

3. Mesmo que se sinta disposto e bem acordado, seus reflexos estarão lentos. NÃO é permitido sair sem um acompanhante adulto que possa levá-lo de volta para casa, pois você não pode dirigir.

4. Caso esteja em tratamento durante o exame, você deverá ser observado durante a noite de internação em hospital.

Fig. 3.1 (cont.)

5. Caso sejam colhidas biópsias na endoscopia, os resultados serão enviados a você e ao médico que tomará a conduta em seu < acompanhamento, dando continuidade ao tratamento.

O que acontece nas próximas 24 horas...

Você deve manter repouso relativo até o dia seguinte.

Após o exame você pode se sentir um pouco flatulento. Isso é normal e desaparece depois de algumas horas.

Sua garganta pode ficar um pouco irritada por alguns dias.

É possível retomar a alimentação normal ou dieta e medicamentos após o procedimento.

Não dirija, opere máquinas ou assine documentos, nem tome decisões importantes.

Não tome álcool ou remédios para dormir ou para ansiedade.

Quais são os riscos?

A endoscopia do trato superior é geralmente simples, embora existam riscos, principalmente quando se está em tratamento durante o exame.

É possível sentir um pequeno inchaço no local de acesso IV que pode durar algumas semanas. Caso apresente um vermelhão, dor e edema na mão ou braço, há mais de dois dias, entre em contato com o médico.

Os medicamentos podem causar efeitos colaterais. Você pode apresentar náusea, vômitos, urticária, boca seca ou vermelhão na face e pescoço.

Problemas graves acontecem em menos de 1 a cada 500 casos e envolvem dificuldades cardiopulmonares, sangramentos, ou perfuração do sistema digestório. Caso um destes problemas aconteça você permanecerá internado no hospital e talvez seja necessário cirurgia.

O médico discutirá estes riscos.

Ligue para seu médico caso você...

- Apresente dor intensa
- Vomite
- Vomite ou elimine sangue nas fezes
- Apresente calafrios e febre acima de 38°C

Em caso de problemas, ligue para o especialista, mesmo após o horário comercial, ou ligue ao médico de plantão.

Estas informações são instruções e educação de conteúdo limitado e não substituem profissionais da área de saúde.

Fig. 3.1 (cont.)

videocassete e Internet. Os pacientes devem ter a oportunidade de poder fazer perguntas sobre a endoscopia antes mesmo de confirmar se compreenderam ou concordam com o procedimento, para então poder assinar o termo de consentimento. Este termo é o documento que confirma que o paciente compreende e aceita o que foi proposto, incluindo possíveis riscos.

A simplicidade e segurança da endoscopia do trato superior faz com que os endoscopistas acelerem o processo de consentimento ou deleguem o mesmo a terceiros. Isso não é uma boa conduta e pode gerar riscos médico-legais.

Preparo antes do procedimento

Antes da endoscopia, o paciente deve ser preparado interrompendo a ingestão via oral por aproximadamente seis horas (jejum desde a noite anterior) e usar uma camisola leve do hospital. Alguns parâmetros devem ser checados visando otimizar as questões de segurança do procedimento, incluindo avaliação de sinais vitais e condição cardiopulmonar, com atenção a detalhes em relação a possíveis riscos. Deve-se estabelecer o acesso EV, de preferência no braço ou na mão direita. Óculos e prótese dental devem ser retirados e guardados em local seguro. A atuação da enfermagem pode ser útil no ajuste de medicamentos de uso crônico na noite anterior ao procedimento (ex.: insulina e anti-hipertensivos).

O preparo para a colonoscopia será abordado no capítulo 6.

Monitoramento

Embora a responsabilidade geral do procedimento seja do endoscopista, a enfermeira de endoscopia é responsável pela segurança e conforto do paciente. A supervisão da enfermagem deve ser complementada com dispositivos de monitoramento, como pulso, pressão e saturação de oxigênio. O suporte de oxigênio é utilizado frequentemente em muitas unidades e centros de endoscopia, embora alguns argumentem poder mascarar a hiperventilação, que é melhor detectada pelo monitoramento do dióxido de carbono (capnografia). O monitoramento eletrocardiográfico pode ser utilizado em pacientes cardiopatas e procedimentos mais longos. Drogas e equipamentos de emergência devem estar disponíveis e ao alcance de endoscopistas que devem saber como utilizá-los, além de conhecer e treinar manobras de ressuscitação e suporte à vida.

Sedação e outros medicamentos são administrados pelo endoscopista ou pela enfermagem. A enfermagem deve registrar todo o procedimento em detalhes, tais como sinais vitais, dados de monitoramento e reação do paciente.

Medicamentos e sedação

A sedação varia no mundo todo. Em muitos países, a maior parte das endoscopias de trato superior (diagnóstico) é realizada sem sedação, usando anestesia farígea. Embora a não utilização de sedação tenha vantagens em termos de segurança e recuperação mais rápida (ex.: pacientes podem dirigir de volta pra casa após receberem alta), muitos pacientes em países desenvolvidos recebem sedação/analgesia em graus variáveis. O capítulo 7 inclui discussões sobre sedação, mais especificamente na colonoscopia.

A sedação consciente é empregada para tornar o procedimento desconfortável em ato mais tolerável para os pacientes, mantendo-se a capacidade de ventilação, vias aéreas livres e reação a estímulos físicos e comandos verbais. Endoscopistas que administram sedação consciente devem estar familiarizados com técnicas e dosagens de sedação. Muitos centros de endoscopia obrigam treinamento específico em sedação consciente para o credenciamento de médicos. O treinamento é desenvolvido por anestesistas. Em contraste à sedação consciente, a sedação profunda não permite que o paciente seja despertado com facilidade e causa perda parcial ou total do controle de reflexos, inclusive a capacidade de manter as vias aéreas permeáveis. Esse nível de sedação requer supervisão do anestesista.

Sedação/analgésicos (Tabela 3.3)

Ansiolíticos

Benzodiazepínicos são administrados frequentemente por injeção IV lenta. Midazolam (Versed®)tem ação rápida, curta dura-

Tabela 3.3 Medicamentos utilizados. Para sedação pode-se usar 25-50% de aumento da dose inicial administrada a cada 2-10 minutos. As doses devem ser ajustadas conforme a idade e peso do paciente, e medicamentos utilizados.

Sedação/analgésicos	Dose IV inicial	Início	Duração do efeito
Midazolam	0,5-2 mg	1-5 min	1-2 h
Diazepam	1-5 mg	1-5 min	2-6 h
Meperidina	25-50 mg	2-5 min	2-4 h
Fentanil	50-100 mg	1 min	20-60 min
Difenidramina	10-50 mg	1-10 min	2-6 h
Droperidol	1-5 mg	5-10 min	2-4 h
Antídotos			
Flumazenil (para benzodiazepínicos)	0,1-0,2 mg	30-60 seg	30-60 min
Naloxane (para opióides)	0,2-0,4 mg (EV e IM)	1-2 min	45 min

ção, e excelentes propriedades amnésicas, sendo a escolha ideal. Administra-se uma dose inicial de 0,5-2,0 mg, com aumento de 0,5-1/0 mg a cada 2-10 minutos, até o máximo de aproximadamente 5 mg. As doses são determinadas pela idade e peso do paciente, história de medicamentos e reação. Diazepam (Valium® ou Diazemuls®) também podem ser usados.

Narcóticos

Analgésicos narcóticos são administrados associados a benzodiazepínicos, embora a associação aumente o risco de depressão respiratória. Meperidina é administrada em dose inicial de 25-50 mg, com aumento de 25 mg, até o máximo de 100 mg. Fentanil (Sublimaze®) é o analgésico opióide mais potente, com ação rápida e *clearance*, e baixa incidência de náuseas quando comparado a Meperidina. É útil para pacientes que não toleram Meperidina, mas apresentam maior risco de depressão respiratória.

Antídotos

Meperidina pode ser revertida com naloxone por via intramuscular (IM) ou endovenosa (EV). Benzodiazepínicos são revertidos com uso de flumazenil, administrados por injeção lenta EV. Ambos antídotos apresentam meia-vida mais curta do que os medicamentos que antagonizam.

Anestesia

Embora a maioria dos procedimentos padrões de endoscopia do trato superior seja realizada com sedação administrada pelo próprio endoscopista (ou sem sedação), existem circunstâncias em que a presença de um anestesiologista é obrigatória. Exemplos incluem crianças e pacientes de risco para comprometimento cardiopulmonar. Propofol (Diprivan®) é um agente anestésico de curta ação, muito útil e tido como o ideal para procedimentos de endoscopia. Possui pequeno efeito amnésico e nenhum efeito analgésico e por isso é usado em associação a opiáceos de curta duração e benzodiazepínico. Na maioria dos centros de endoscopia, em vários países, essa droga pode ser administrada apenas por anestesiologistas.

Diversas práticas anestésicas e de sedação foram testadas e utilizadas, tais como o óxido nitroso e a acupuntura.

Outros medicamentos

Anestesia faríngea (*spray*) é usada em muitas unidades e centros de endoscopia para suprimir o reflexo de vômito durante a endoscopia. O paciente não deve dizer "A" quando se aplica o **spray**, para não expor a laringe ao anestésico, que pode inibir o reflexo de tosse. Alguns endoscopistas evitam a anestesia local concomitante à sedação, acreditando que podem aumentar o risco de aspiração.

A contração intestinal pode ser suprimida com injeção endovenosa de **glucagon** (aumento de 0,25 mg a 2 mg) ou butilbrometo de **hioscina** (Buscopan®) 20-40 mg nos países onde é disponível.

Emulsões à base de silicone – tomar antes do procedimento por injeção direta no canal de trabalho do aparelho, evita a formação de bolhas. Devem ser utilizadas para melhorar a visibilidade endoscópica.

Gestação e aleitamento

Embora seja uma área pouco estudada, há preferência pela meperidina isolada para sedação durante o procedimento na gestação. Midazolam, embora categoria D pela US Food and Drug Administration, pode ser usado em pequenas doses em associação a meperidina, caso necessário. Se for necessária a sedação profunda, esta deve ser realizada por anestesiologista.

Concentrações de sedativos e analgésicos variam no leite materno após serem administrados durante a endoscopia. Em geral, o aleitamento pode ser continuado após a administração de fentanil, o qual é preferível em vez da meperidina, durante a lactação. Os recém-nascidos não devem ser amamentados por no mínimo quatro horas após a administração de Midazolam à mãe.

Recuperação e alta

Após a remoção do endoscópio, a enfermagem deve checar as condições do paciente e transferi-lo para a área de recuperação. O monitoramento deve ser continuado até que o paciente acorde completamente, em torno de 20 a 30 minutos após a sedação padrão. Períodos mais longos de observação são necessários após a sedação profunda ou anestesia geral.

O paciente poderá beber água ou alguma bebida após a sedação, assim que o efeito da anestesia faríngea tenha passado. Quando receber alta, o paciente deve ser vestido e enviado à área de orientação para informações sobre seu exame, implicações e planejamento quanto a resultados. Caso tenha usado sedação intravascular, é necessária a presença do acompanhante, devido à possibilidade de amnésia. O paciente não deve dirigir, tomar decisões ou operar máquinas pesadas.

Instruções de alta devem ser dadas por escrito, incluindo detalhes sobre:
- Retorno da alimentação normal e atividades.
- Medicamentos que devem ser usados, interrompidos e reiniciados.
- Consultas futuras.
- Resultados de biópsias.
- Sintomas posteriores e como contatar a equipe médica em caso de dor intensa, distensão, febre, vômitos ou fezes com sangue.

Alguns centros de endoscopia imprimem material de orientação para os pacientes. Outros centros são automatizados e integrados eletronicamente, fornecendo relatórios completos, resultados, etc.

Manejo de eventos adversos

Atenção cuidadosa a todos os procedimentos de segurança e precauções ajuda no bom andamento dos procedimentos de endoscopia. Mesmo assim, eventos não planejados ocorrem nas melhores condições e ambientes, e é natural que endoscopistas e a equipe se sintam mal quando não sai como o planejado, principalmente em casos graves ou com risco de morte.

O importante é estar preparado para lidar com tais situações adversas. Pacientes bem informados sabem que pode haver riscos. Isso é parte da comunicação e do processo de consentimento; portanto, é importante abordar as complicações neste momento. Exemplo: "Parece que temos uma perfuração. Dicutimos esta possibilidade remota antes do procedimento, mas, desculpe, realmente ocorreu. Creio que devemos tomar a seguinte conduta".

O estresse é compreensível, mas é preciso que seja simpático e profissional, mostrando que não houve descuido e sim um infortúnio. Nunca tente encobrir os fatos. Registre a ocorrência e comunique a todos os membros da equipe - familiares, médicos que farão o acompanhamento e eventuais supervisores.

Aja rápido. Agir tardiamente em complicações pode ser perigoso do ponto de vista médico-legal. Peça radiografias e exames de laboratório, consulte especialistas e opinião da cirurgia (cirurgião que entende de endoscopia) caso seja necessária uma intervenção cirúrgica. Às vezes é preciso oferecer transporte para um centro maior ou hospital, encaminhar a colegas e manter o contato, mostrando continuidade e interesse. Pacientes e seus familiares não gostam de se sentirem abandonados.

Leitura adicional

Orientações para indicações, sedação, riscos e redução de risco podem ser encontradas em: www.asge.org, www.bsg.org, www.gastrohep.com, e muitas outras fontes.

American Society for Gastrointestinal Endoscopy. Quality safeguards for ambulatory gastrointestinal endoscopy. *Gastrointest Endosc* 1994; 40: 799–800.

Axon ATR (ed.) *Infection in Endoscopy. Gastrointestinal Endoscopy Clinics of North America*, Vol. 3(3) (series ed. Sivak MV). Philadelphia: WB Saunders, 1993.

Bell GD. Premedication, preparation and surveillance. *Endoscopy* 2002; 34: 2–12.

Cooper GS. Indications and contraindications for upper gastrointestinal endoscopy. In: *Gastrointestinal Endoscopy Clinics of North America*, Vol. 4 (series ed. Sivak MV). Philadelphia: WB Saunders, 1994, pp. 439–54.

Cowen A. Infection and endoscopy: patient to patient transmission. In: Axon ATR (ed.) *Infection in Endoscopy. Gastrointestinal Endoscopy Clinics of North America*, Vol. 3(3) (series ed. Sivak MV). Philadelphia: WB Saunders, 1993, pp. 483–96.

Dajani AS, Bison AL, Chung KL *et al.* Prevention of bacterial endocarditis: recommendations by the American Heart Association. *JAMA* 1990; 264: 2919.

Endocarditis Working Party of the British Society for Antimicrobial Chemotherapy. Antibiotic prophylaxis of infective endocarditis. *Lancet* 1990; 335: 88.

Meyer GW. Antibiotic prophylaxis for gastrointestinal procedures: who needs it? *Gastrointest Endosc* 1994; 40: 645–46.

Plumeri PA. Informed consent for upper gastrointestinal endoscopy. In: *Gastrointestinal Endoscopy Clinics of North America*, Vol. 4 (series ed. Sivak MV). Philadelphia: WB Saunders, 1994; pp. 455–61.

Quine MA, Bell GD, McCloy RF, Charlton JE, Devlin HB, Hopkins A. Prospective audit of upper gastrointestinal endoscopy in two regions of England; safety, staffing, and sedation methods. *Gut* 1995; 462–67.

Royal College of Anaesthetists. *Implementing and Ensuring Safe Sedation Practice for Healthcare Procedures in Adults.* UK Academy of Medical Royal Colleges and their faculties. Report of an Intercollegiate Working Party chaired by the Royal College of Anaesthetists, 2002. www.rcoa.ac.uk

Rutala WA, Weber DJ. Creutzfeldt–Jakob disease: recommendations for disinfection and sterilization. *Clin Infect Dis* 2001; 32: 1348–56.

Endoscopia do Trato Superior: Técnicas Diagnósticas

Os detalhes do preparo do paciente são foram descritos no capítulo 3, acompanhados de tópicos sobre as principais indicações e riscos. Endoscopistas e pacientes devem estar cientes de que o procedimento somente terá sucesso e valerá a pena quando realizado com habilidade, equipamentos adequados e excelência na assistência.

Posicionamento do paciente

O paciente é submetido ao exame em uma maca, deitado sobre seu lado esquerdo e com o acesso venoso colocado preferencialmente no braço direito. A altura da maca deve ser ajustada para o maior conforto do endoscopista. A cabeça do paciente deve ficar apoiada sobre um pequeno travesseiro firme, permanecendo em posição neutra confortável (Fig. 4.1).

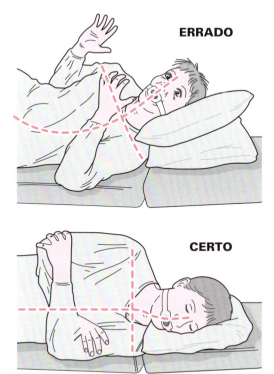

Fig. 4.1 Preparo do paciente em posição correta para a endoscopia gastrointestinal do trato superior.

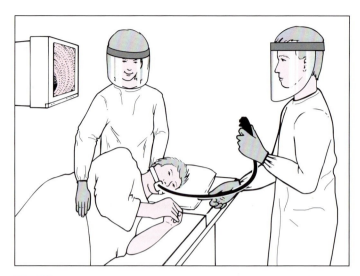

Fig. 4.2 Posição firme, em pé, com instrumento bem posicionado e mantido com delicadeza.

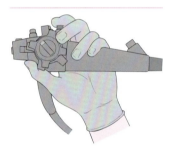

Fig. 4.3 O polegar repousa sobre o controle de angulação para cima/para baixo, dedo indicador na válvula ar/água, e o dedo médio pode atuar como auxiliar.

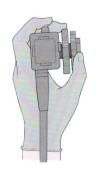

Fig. 4.4 O polegar alcança do outro lado o controle esquerda/direita.

Os dispositivos de monitoramento são conectados e administra-se oxigênio através de cateter nasal. Coloca-se um protetor ou mordedor bucal.

Manipulação do endoscópio

O endoscopista deve permanecer de pé, em posição confortável, voltado para o paciente. Sustenta-se o instrumento fazendo com que ele assuma uma leve curvatura em direção à boca do paciente (Fig 4.2).

A cabeça de controle do endoscópio deve ser colocada na palma da mão esquerda, mantida entre os dedos anular e mínimo e a base do polegar, com a ponta deste repousando sobre o controle para cima/para baixo (Fig. 4.3). Esta posição de pegada deixa livre o primeiro dedo que consegue assim ativar os botões ar/água e sucção. O dedo indicador ajuda o polegar como auxiliar ou "alavanca" durante movimentos maiores ou mais importantes do controle para cima/para baixo. Algumas pessoas também conseguem manejar o controle esquerda/direita com o polegar esquerdo (Fig. 4.4). Torcendo-se o corpo do controle é possível aplicar torque à haste estendida, o que é importante para o controle da endoscopia.

A mão direita é usada para avançar e recuar o instrumento, para aplicar torque de rotação e controlar acessórios, como pinças de biópsia.

Passagem do endoscópio

Escolha um endoscópio de visão direta, padrão e verifique se está em perfeitas condições. Realize o ajuste da cor branca (white balance) (se necessário), lubrifique a ponta distal e verifique as funções mais importantes:
- Angulação da ponta.
- Ar e água.
- Sucção.
- Qualidade de imagem.

Certifique-se de que o paciente se encontra posicionado estável e confortável e se a auxiliar de enfermagem está pronta. Quando sedados, os pacientes podem assumir determinadas posições em que a deglutição pode estar comprometida, tornando o procedimento um grande desafio. O paciente deve estar voltado para frente, com o pescoço levemente fletido. A maioria dos endoscopistas passa o endoscópio por visão direta. No entanto, algumas vezes é necessário inserir o endoscópio às cegas, ou guiando com os dedos.

Inserção com visão direta

A inserção com visão direta é o melhor método e a maneira padrão:
1 Mantenha a cabeça do endoscópio bem posicionada na mão esquerda e a haste na mão direita, na marca de 30 cm.
2 *Ensaie movimentos dos controles para cima/para baixo* assegurando-se de que a ponta se move na direção correta do eixo

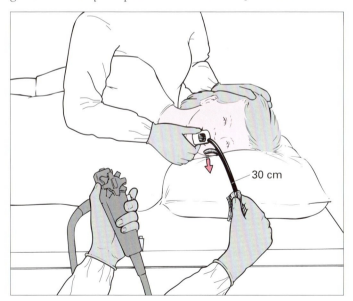

Fig. 4.5 O endoscopista ensaia a angulação da ponta no eixo correto antes da inserção.

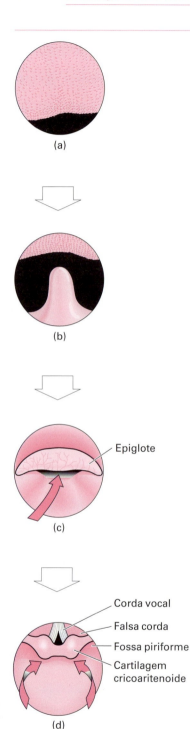

Fig. 4.6 Esquema sequencial da introdução do endoscópio: segue-se sobre a língua(a) e depois pela úvula(b) e epiglote(c), até ultrapassar a cartilagem cricoaritenoide.

longitudinal, seguindo pela faringe (Fig. 4.5). Ajuste o controle de angulação lateral ou torça a haste de maneira correta, fazendo com que o endoscópio siga pela linha média.

3 *Passe a ponta do endoscópio através do protetor bucal e sobre a língua*, olhando inicialmente para o paciente, não para o monitor.

4 *Angule levemente a ponta para cima* (com seu polegar esquerdo no controle de angulação) à medida que ele passa sobre a língua.

5 *Agora olhe no monitor*. Devido à curvatura realizada pelo endoscópio a visão da imagem é invertida. Observe a superfície áspera e pálida da língua na horizontal, na porção superior da visão (anterior) e mantenha a interface dela com a porção da superfície vermelha do palato no centro da visão, angulando da maneira correta, enquanto progride avançando sobre a curvatura da língua.

6 *Permaneça na linha mediana* observando a "rafe mediana" da língua ou a convexidade de sua parte média (Fig. 4.6a), fazendo a correção necessária torcendo-se a haste. Em geral a úvula é vista rapidamente de passagem, projetada para cima, na parte inferior da visão. (Fig. 4.6b).

7 *Avance devagar*. A epiglote e a cartilagem cricoaritenoide com as "falsas" cordas vocais sobre ela (e as cordas vocais 2 - 3 cm adiante) são visíveis na porção superior da visão (Fig. 4.6c).

8 A primeira parte do esôfago, ou porção faríngea, encontra-se em contração tônica e, portanto, é observada apenas de passagem durante a deglutição. Para atingi-la, angule para baixo (posteriormente), para que a ponta passe debaixo da curva da cartilagem cricoaritenoide, preferencialmente para um lado ou outro da linha média, já que a protuberância da cartilagem contra a coluna vertebral na linha média torna isso difícil (Fig. 4.6d). Em seguida, empurre a ponta para dentro.

9 *Existe geralmente um "red-out"* (sensação de sucesso na passagem) assim que a ponta toca o esfíncter cricofaríngeo. Insufle ar, mantenha pressão delicada para dentro, peça para o paciente engolir, e o instrumento deve escorregar no esôfago em segundos. Se necessário, peça novamente para o paciente engolir e empurre delicadamente com a abertura do esfíncter.

10 *Continue observando atentamente*, assegurando suave deslizamento sobre a mucosa à medida que o instrumento pode passar às cegas para o esôfago superior, região onde pode haver um divertículo.

11 Durante este procedimento:
- *seja delicado*, sinta deslizando o endoscópio para dentro;
- coordene delicadamente a pressão para dentro, com as tentativas de engolir do paciente;
- *estimule o paciente*, ex.: "engula; engula novamente; muito bem; agora respire fundo". Estes comandos devem partir do

próprio endoscopista. Outras vozes podem confundir o paciente, sugerindo insegurança e gerando sensação de pânico.
12 Em caso perder a visão, se deparar com uma língua volumosa que rebate o endoscópio ou se os dentes podem ser vistos, recue e inicie novamente.
13 *Seja delicado*, o uso de força é perigoso e desnecessário.

Inserção às cegas

Essa técnica (que remonta aos tempos quando a maioria dos gastroscópios eram de visão lateral, e ainda utilizados nas colangiopancreatografia retrógrada endoscópica [CPRE]) representa uma variação do método de visão direta, sendo realizado principalmente com sensibilidade e pela cuidadosa observação do paciente, em vez de olhar a imagem do endoscópio no monitor. O assistente posiciona o pescoço do paciente um pouco flexionado e o endoscopista passa a ponta do instrumento através do protetor bucal sobre a língua e para o fundo da boca, usando o polegar esquerdo nos controles. A ponta é então rebatida para cima para promover uma curvatura para a linha média sobre a porção posterior da língua e para a linha média da faringe. A ponta é avançada discretamente e angulada levemente para baixo e o polegar é removido do controle da ponta. Deve-se manter pressão discreta e constante para a frente, e o paciente deve ser solicitado a engolir à medida que a marca de 20 cm atinge o protetor bucal. Existe sensação de "aceitação" à medida que a ponta passa o esfíncter cricofaríngeo e escorrega com facilidade para o esôfago.

Inserção com sonda

Tubos ou sondas endotraqueais não representam problema para o endoscopista durante a inserção do instrumento por visão direta. O endoscópio é angulado para baixo e atrás da sonda e delicadamente empurrado através do esfíncter. Às vezes é necessário desinflar o balão (*cuff*) da sonda traquial para permitir a passagem mais fácil, especialmente no caso de instrumentos grandes. A presença de sonda nasogástrica pode servir de guia para o lúmen. A retirada do endoscópio pode deslocar sondas nasogástricas e sondas enterais. Esse risco pode ser reduzido aumentando-se a rigidez da sonda através do uso de um fio-guia.

Inserção com ajuda dos dedos

Não é um método agradável; por isso, é usado somente nos casos em que os métodos padrões não obtiveram sucesso. A cabeça de controle do instrumento é mantida pelo assistente (evitando contato com os controles de angulação) e o protetor bucal é posicionado na haste, antes da inserção. O endoscopista coloca os dedos indicador e médio da mão esquerda sobre o dorso da língua e com a mão

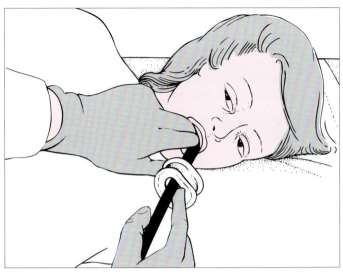

Fig. 4.7 Muitas vezes, durante a inserção às cegas, pode-se auxiliar guiando o instrumento entre os dois dedos.

direita passa a ponta do instrumento sobre a língua. Os dedos inseridos da mão esquerda promovem orientação para a linha média da faringe (Fig. 4.7). Os dedos são retirados, o protetor bucal deslizado para o local e solicita-se para o paciente engolir. Se o ato de engolir não for suficiente, é provável que a ponta do instrumento caia na fossa piriforme esquerda.

Investigação diagnóstica de rotina

Independentemente das indicações, deve-se examinar todo o esôfago, o estômago e o duodeno proximal. A completa observação pode às vezes ser limitada por determinadas patologias ou cirurgias anteriores, ou eventualmente comprometida por causas diversas.

É importante desenvolver uma rotina sistemática para reduzir as possibilidades de esquecimento de determinadas áreas no exame.

- *Sempre avance o instrumento através de visão direta*, usando insuflação de ar e sucção somente quando necessário, e reduzindo a velocidade durante o movimento peristáltico ativo.
- *A visualização da mucosa é melhor durante a retirada do instrumento*, quando os órgãos estão totalmente distendidos pelo ar, embora a inspeção durante a inserção também seja importante, pois pequenos traumas causados pela ponta do instrumento (ou excesso de sucção) podem produzir pequenas lesões mucosas com consequente confusão diagnóstica.
- *Lesões observadas durante a inserção são mais bem examinadas em detalhes* (e para a coleta de amostras para biópsia ou citologia), depois de pesquisadas as outras áreas.

- *Além do método sistemático de investigação e a precisão de movimentos, a tomada de decisão fazendo um "mapeamento mental"* do que se está observado é muito importante. O exame completo e cuidadoso pode ser realizado em menos de 5 a 10 minutos, evitando movimentos desnecessários e repetindo o exame em áreas já examinadas.

Principais regras de segurança na endoscopia:
- *Não force caso não consiga ver*
- *Na dúvida, insufle e puxe de volta*

Esôfago

O esôfago (Fig. 4.8) se estende:
- do esfíncter cricofaríngeo
- por trás do brônquio principal, átrio esquerdo e aorta
- para a junção mucosa *barrettt* esofagogástrica, que geralmente é de fácil visualização a 38-40 cm a partir do dente incisivo (em adultos), no ponto em que a mucosa esofagiana pálida toca a mucosa colunar gástrica. Essa junção escamo colunar é em geral irregular e pode ser chamada de "linha Z". A junção esofagogástrica está localizada no topo das pregas gástricas no esôfago semi-inflado. A mucosa rósea que se estende em sentido cefálico do topo das pregas gástricas sugere esôfago de Barrett, em que biópsias são necessárias para fazer o diagnóstico e descartar neoplasias (ver p. 51).

O **hiato diafragmático** normalmente abraça o esôfago na junção esofagogástrica ou abaixo dela. A posição do hiato pode ser evidenciada solicitando ao paciente que inspire profundamente, e é marcada como a distância entre este ponto e os dentes incisivos. Em todos os pacientes a relação precisa da linha Z com o hiato diafragmático varia durante a endoscopia (dependendo da posição do paciente, respiração e distensão gástrica). Em pacientes normais, a mucosa gástrica é observada, em geral, 1 cm acima do diafragma.

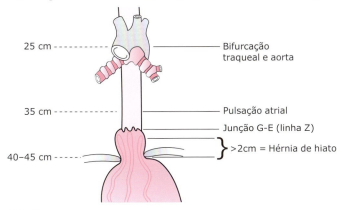

Fig. 4.8 Pontos de referência do esôfago – com pequena hérnia hiatal.

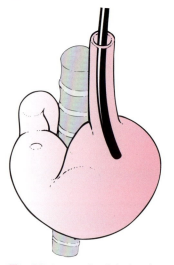

Fig. 4.9 A parte distal do ângulo esofágico em que se encontra o aparelho deve ter a progressão posterior em direção à grande curvatura.

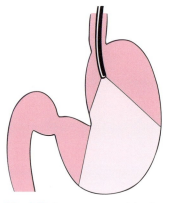

Fig. 4.10 Com o gastroscópio alto na pequena curvatura.

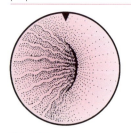

Fig. 4.11 Visão do ângulo a distância, com as pregas longitudinais da grande curvatura. Em geral, há coleção de líquido à esquerda.

Hérnias de hiato são diagnósticas caso a linha Z se situe mais de 2 cm acima do hiato. Do ponto de vista clínico, entretanto, a presença de determinado grau de herniação pode ser menos importante do que as lesões esofagianas (ex.: esofagite ou transformação colunar de Barrett).

Estômago

Na ausência de estenose, o endoscópio pode ser avançado facilmente até a cárdia e para dentro do estômago sob visão direta. O esôfago distal se angula geralmente para a esquerda do paciente, à medida que passa pelo diafragma; portanto, é necessário girar ligeiramente a ponta do instrumento para manter o eixo correto (Fig. 4.9).

A menos que a cárdia se encontre bem frouxa, perde-se por um momento a visualização da mucosa à medida que a ponta do aparelho passa, em direção distal, esta passagem é sentida pela evidente e fácil progressão do aparelho. Se a ponta for avançada ainda mais no mesmo plano, ela tocará a parede posterior da pequena curvatura do estômago, fazendo com que o avançar às cegas possa apresentar risco de retroflexão em direção a cárdia. Assim:

1 *Gire para a esquerda (sentido anti-horário), evitando a pequena curvatura*, e adicione ar à medida que a ponta do endoscópio passa através da cárdia.

2 Se não existe clara visão luminal, tire levemente a ponta da parede do fundo ou do suco gástrico acumulado na grande curvatura.

3 Com o paciente em decúbito lateral esquerdo e o instrumento sustentado de maneira correta (botões para cima), a visão do endoscópio livre é previsível (Figs. 4.10 e 4.11). A pequena curvatura está à direita do endoscopista, com a incisura angular distalmente, as pregas longitudinais da grande curvatura à esquerda e sua face posterior abaixo:

4 *Aspire o acúmulo de suco gástrico*, para evitar refluxo ou aspiração durante o procedimento.

5 *Insufle o estômago* o suficiente para obter uma visão razoável durante a inserção.

6 *Injete a suspensão de silicone* (simeticona) pelo canal de biópsia, caso se forme excesso de espuma.

As quatro paredes do estômago são examinadas sequencialmente através de uma combinação de deflexão da ponta, rotação do instrumento e avanço/retirada. O campo de visão durante o avanço de um endoscópio com capacidade de angulação nos quatro ângulos pode ser representado como um cilindro angulado sobre os corpos vertebrais. O estômago distendido assume um formato bem acentuado de "J", com o eixo do instrumento avançando em "saca-rolha" no sentido horário para cima e sobre a coluna, acompanhando a grande curvatura (Fig. 4.12).

Assim, para avançar no estômago e para dentro do antro:
1 *Angule a ponta para cima progressivamente*
2 *Gire a haste no sentido horário.*

Esta rotação em "saca-rolha" no sentido horário completa aproximadamente 90° durante a inserção, trazendo a incisura angular e o antro para visualização frontal. (Fig. 4.13). Neste momento talvez seja necessário defletir a ponta um pouco para baixo, trazendo-a para o eixo do antro (Fig. 4.14), para que possa correr suavemente ao longo da grande curvatura. A atividade motora do antro, do canal pilórico e do anel pilórico deve ser observada com cuidado. Assimetrias durante a onda peristáltica são indicadores úteis de doença atual ou prévia.

Através do piloro para o duodeno

O anel pilórico é abordado diretamente na passagem ao duodeno. Durante esta manobra é conveniente usar apenas a mão esquerda para a angulação da ponta e o torque para manter a ponta do instrumento no eixo correto.

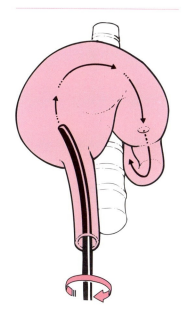

Fig. 4.12 A via do piloro e duodeno é em espiral, no sentido horário, contornando a coluna vertebral.

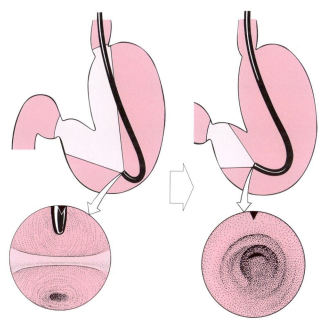

Fig. 4.13 Incisura angular e antro são visualizados...

Fig. 4.14 ...Então angule para baixo para ver o piloro no eixo do antro.

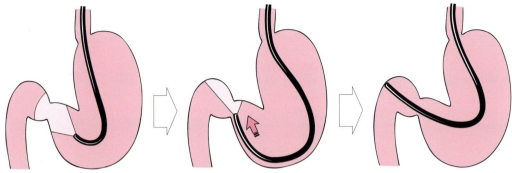

Fig. 4.15 O endoscópio passa do antro...

Fig. 4.16 ...para o piloro, e topo do duodeno...

Fig. 4.17 ...e tende a impactar no duodeno.

1 *Avance mantendo o anel pilórico no centro da visão.* A passagem é vista e sentida. A entrada no bulbo do duodeno pode ser reconhecida pela superfície granular pálida (Figs. 4.15 – 4.17).
2 É preciso paciência para passar pelo piloro, principalmente em caso de um espasmo ou deformidade; o *abaixamento* ou deflexão da ponta pode auxiliar na passagem. À medida que o instrumento passa a resistência do piloro, a alça, que inevitavelmente se desenvolveu no estômago, se retifica e acelera a ponta para o bulbo distal (Fig. 4.17). Assim, para obter visualizações do bulbo do duodeno:
3 *Recue alguns centímetros para liberar a ponta e insufle um pouco de ar* (Fig. 4.18).
4 *Examine o bulbo, rodando em circunferência a ponta do endoscópio* durante avanço e retirada. A área imediatamente adiante do anel pilórico, principalmente a parte inferior do bulbo, pode ser esquecida por endoscopistas menos experientes que não retrocedem o aparelho o suficiente, com medo de cair no estômago novamente.
5 *Administre um antiespasmódico* (Buscopan® ou glucacon) por via endovenosa, caso a visualização seja comprometida pela motilidade do duodeno.
6 *Evite o excesso de insuflação de ar*, pois causará grande desconforto ao paciente devido à distensão.

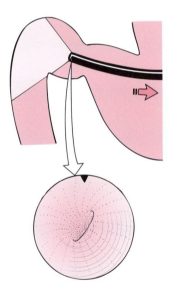

Fig 4.18 Recue o endoscópio para liberar a ponta e ver o ângulo superior do duodeno – marco importante.

Passagem pelo duodeno descendente

O ângulo superior do duodeno é um ponto-chave (Fig 4.18) que conecta o bulbo e a porção descendente do duodeno. Para passar para a porção descendente do duodeno, *delicadamente*:
1 *Avance para que a ponta repouse sobre o ângulo*
2 *Gire a haste aproximadamente 90° para a direita*
3 *Angule para a direita*
4 *Angule para cima*

Essa manobra cria um movimento em "saca-rolha" ao redor do ângulo (Fig 4.19) e oferece uma visão em túnel do duodeno descendente. Agora, para avançar mais, ao invés de simplesmente empurrar, apenas puxe para trás. Retificando a alça no estômago, impulsiona-se a ponta para a frente, e a retificação da haste também promove o efeito "saca-rolha" mais eficiente ao redor do ângulo superior do duodeno (Figs. 4.20 e 4.21). Utilizando o método "recuar e torcer", a ponta desliza alcançando a região da papila maior com apenas 60 cm do instrumento inserido. Instrumentos com visão frontal permitem visualizações tangenciais e geralmente restritas da parede medial convexa do duodeno descendente e da papila. Melhores visualizações desta área são obtidas com instrumentos de visão lateral.

Adiante no duodeno descendente

Seja delicado ao passar instrumentos padrões para a terceira porção do duodeno e mais adiante. Ao empurrar causa-se apenas uma alça no estômago (Fig. 4.22), e qualquer avanço adicional causará grande desconforto para o paciente. Talvez seja mais eficiente (como na colonoscopia), puxar para trás, defletir, aplicar pressão abdominal ou mudar a posição do paciente. Em geral, a duodenoscopia profunda requer o uso de endoscópios especiais.

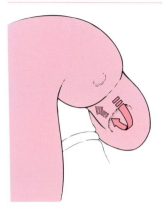

Fig. 4.19 Aplique o movimento em saca-rolha na ponta ao redor do ângulo superior do duodeno, aplicando torção simultaneamente, angulação direita e para cima.

Retroflexão no estômago (manobra em J)

Em geral, o fundo do estômago é melhor observado em retroversão, como no exemplo a seguir. Para obter esta visualização com segurança:
1 *Coloque a ponta do endoscópio no meio do estômago*, na incisura angular ou logo abaixo dela
2 *Insufle ar*
3 *Angule para cima em 180°* (utilizando os dois controles de angulação). Esta manobra deve demonstrar a incisura, a pequena

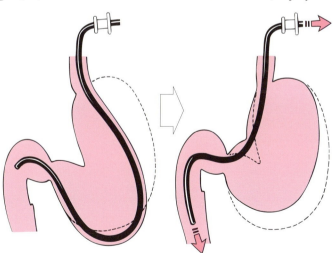

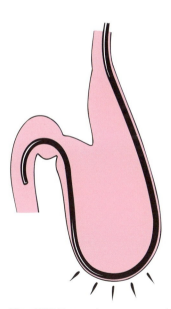

Fig. 4.20 Devido a alça na grande curvatura...

Fig. 4.21 ...a retirada ajuda a avançar o endoscópio para a segunda porção do duodeno.

Fig. 4.22 Tentar alcançar a terceira porção simplesmente forçando pode formar uma alça no estômago.

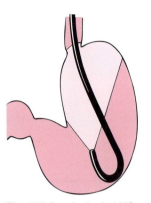

Fig. 4.23 Angulação de 180° retroflete a ponta permitindo visualizar a pequena curvatura...

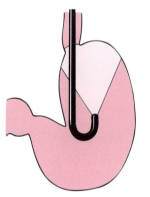

Fig. 4.24 ...e girando a ponta sobre si mesma permite a visualização do fundo e da cárdia.

curvatura inteira e o fundo, à medida que o instrumento é retirado (Fig. 4.23)
4 *Recue lentamente e gire a haste* para obter a visualização completa do fundo e da cárdia (Fig. 4.24)
5 *Não puxe muito pra trás*. Existe risco de impactar a ponta no esôfago distal em retroversão!
6 *Após a retroversão, lembre de retornar os controles de angulação para a posição neutra.*

Provavelmente a retroversão no estômago é melhor realizada depois de se examinar o duodeno, para evitar superinsuflação ao adentrar. Alguns pacientes (especialmente aqueles que apresentam cárdia frouxa) sentem dificuldade de segurar o ar o tempo suficiente para permitir uma visualização mais adequada. Se a retroversão se mostrar difícil, talvez seja mais fácil deixar o paciente em decúbito dorsal, dando espaço para o estômago se expandir.

Durante estas manobras, é importante manter a haste do instrumento relativamente retificada, a partir dos dentes do paciente até a mão. Isso reduz a força sobre o endoscópio, ajuda na orientação e assegura que os movimentos de rotação sejam transmitidos com precisão para a ponta.

Remoção do instrumento

A mucosa deve ser inspecionada mais uma vez, com com cuidado, durante a retirada. Sob diferentes condições de motilidade e formatos de órgãos produzidos pela distensão e posição do instrumento, áreas antes visualizadas tangencialmente na inserção são vistas diretamente durante a saída. A pequena curvatura proximal, possível "ponto cego", merece atenção especial ao longo do trajeto de retirada do endoscópio. Lembre-se de aspirar todo o ar (e líquido) do estômago na retirada e libere as travas do controle de angulação (caso tenham sido aplicadas).

Finalmente, aguarde alguns segundos e fale para o paciente: "Muito bem, acabou; conversaremos logo após o final do procedimento, daqui alguns minutos".

Comece então o processo de limpeza! É importante não deixar sangue ou secreções secarem no instrumento ou seus canais.

Portanto, imediatamente:
1 *limpe o endoscópio com um pano úmido*
2 *coloque a ponta em água e libere todas as válvulas de controle* (para lavar o sangue e muco dos canais ar/água, lave completamente o canal de instrumentação), e
3 *entregue o instrumento à enfermeira/assistente* para que se inicie o processo de limpeza e desinfecção.

Problemas durante a endoscopia

Angústia do paciente

A endoscopia deve ser encerrada caso o paciente mostre sinais de angústia e inquietação, de causa não evidente ou de rápida resolução. Se confortar o paciente não for suficiente, remova o instrumento e considere sedação adicional ou analgesia. Pode-se realizar broncoscopia inadvertidamente durante inserção do endoscópio às cegas, sendo facilmente reconhecida pelo aspecto característico e intenso reflexo de tosse. A sensação de angústia pode aparecer também devido à pressão durante a entubação ou pelo excesso de distensão do ar devido à insuflação excessiva. Lembre-se de manter a insuflação em níveis mínimos e aspire todo o ar no final do procedimento. Dor intensa durante a endoscopia é rara e indica complicação, como perfuração ou evento cardíaco. É perigoso ignorar sinais de advertência. Taquicardia e bradicardia podem indicar angústia.

Quando nos perdemos

O endoscopista pode ficar desorientado e o instrumento torcido, ou em alça, em pacientes com malformações congênitas, patologia de grandes dimensões (ex.: acalasia, divertículos grandes, hérnias) ou após complexas cirurgias. O estudo cuidadoso de radiografias já realizadas pode ser útil nestes casos. A razão mais comum de desorientação em pacientes com anatomia normal é a insuflação incorreta de ar, devido a defeitos no instrumento ou na bomba de ar (que devem ser detectados antes de se iniciar o exame). Em geral, endoscopistas pouco experientes se perdem no fundo do estômago, principalmente quando este está agudamente angulado sobre a coluna vertebral. Passando pela cárdia, a ponta do instrumento deve ser defletida para a esquerda do endoscopista e levemente para baixo (Fig. 4.25). Virar incorretamente para a direita trará a ponta de volta ao fundo. Em caso de dúvida, retire, insufle e vire ligeiramente para a esquerda para encontrar o lúmen real. Endoscopia com visualização diferente e inusitada pode indicar perfuração (que nem sempre causa dor imediata). Na dúvida, abandone o exame e solicite exames de radiologia.

Visualização inadequada da mucosa

A falta de visualização clara significa que a lente está sobre a mucosa ou com a visão comprometida por muco, líquido ou resíduos alimentares. Retire delicadamente a ponta instrumento e insufle ar; verifique novamente se a bomba de ar está funcionando e se todas as conexões estão firmes com O-rings presentes. Tente lavar a lente com o jato de água controlado com o dedo. Se isso ainda não for suficiente e a lente permanecer coberta por resíduos (ou por mucosa aspirada no orifício do canal de biópsia), a pressão pode ser

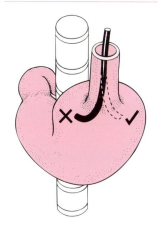

Fig. 4.25 Angulando à direita (e não à esquerda) na entrada do fundo pode-se causar retroflexão, e acabamos nos desorientando.

aliviada com a breve remoção da válvula de borracha da porta de biópsia, ou talvez seja necessário lavar o canal com água e ar usando uma seringa. Pequenas quantidades de alimento ou muco comprometendo a visualização de uma área de interesse podem ser removidas adicionando-se emulsão de silicone diluída (simeticona).

Como a maioria dos pacientes segue instruções de jejum antes do procedimento, a presença de excesso de resíduos de alimentos é sinal importante de obstruções. Os canais de endoscópios padrões são muito pequenos e delicados para a aspiração de alimentos; tentativas repetidas e prolongadas apenas bloqueiam os canais. Em geral o instrumento pode ser orientado ao longo da pequena curvatura sobre o topo dos alimentos, permitindo pesquisar lesões obstrutivas distais. A grande curvatura também pode ser examinada, se necessário, colocando o paciente em decúbito lateral direito. Entretanto, exames na presença de excesso de líquidos ou alimentos implicam em risco significativo de regurgitação e aspiração pulmonar. O endoscopista deve insistir somente quando os benefícios justificam o risco. Em geral, é melhor parar e repetir o exame apenas depois da lavagem gástrica.

Reconhecimento de lesões

Este livro aborda técnicas, não lesões. Existem diversos atlas disponíveis de excelente qualidade. Entretanto, alguns pontos serão aqui lembrados e enfatizados.

Esôfago

Esofagite

Esofagite é consequência natural do refluxo ácido, mais evidente distalmente, próxima da junção escamocolunar. Quando o esôfago distal não apresentar anormalidades e evidenciam-se áreas de inflamação no esôfago médio ou superior, a causa provavelmente não é o refluxo (causas virais ou medicamentos). Não existe distinção macroscópica evidente de normalidade, as alterações iniciais nítidas do refluxo consistem em congestão e edema de mucosa que turva o padrão vivo (belo, bonito, excelente) vascular normal, progredindo para interrupções breves (erosões) na superfície das pregas longitudinais do esôfago (Fig. 4.26), apresentando-se em casos mais graves (classificação de Los Angeles) como erosões longitudinais mais extensas, e então dano, quando há confluência ou acometimento circunferencial. O processo culmina em constrição simétrica, com mucosa aparentemente normal (agora protegida do refluxo).

Esôfago de Barrett

Esôfago de Barrett é a consequência pré-neoplásica do dano prolongado causado pelo refluxo. A mucosa vermelha típica

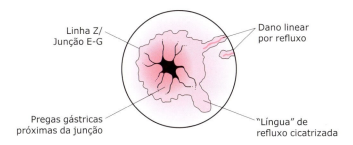

Fig. 4.26 Alterações mínimas devido ao refluxo acima de hérnia de hiato – não é necessária biópsia.

observada no estômago se estende proximalmente do topo das pregas gástricas para o esôfago semi-inflado. O padrão desta extensão colunar pode ser em formato de "linguetas" ou "circunferencial" (ou ambas), por vezes "ilhas" colunares proximais. A extensão máxima (em centímetros) dessas alterações devem ser registradas. Devem ser coletadas biópsias nos quarto quadrantes em intervalos de 2 cm, buscando metaplasia intestinal (epitélio de Barrett) e especializadas áreas de displasia nesta região (Fig. 4.27). A classificação clássica de Barrett é de "segmento longo" quando a extensão máxima é maior ou igual a 3 cm (necessitando acompanhamento a cada 2 anos) e "segmento curto" quando a distancia é menor que 3 cm (pode ser desnecessário acompanhamento na ausência de displasia).

Carcinoma esofagiano

Em geral, carcinoma esofagiano causa estenose assimétrica, com áreas de mucosa anormal exuberante e às vezes presença de úlceras irregulares de bordas elevadas. Carcinomas do fundo gástrico também podem se infiltrar pela submucosa envolvendo o esôfago. O diagnóstico correto é fácil se o endoscópio for passado através da constrição, permitindo visualizações retrovertidas da cárdia.

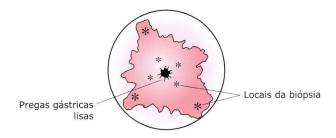

Fig. 4.27 Esôfago de Barrett – colher biópsia.

Divertículos

Divertículos presentes no esôfago médio ou distal são facilmente reconhecidos, embora o instrumento possa entrar no interior de um divertículo de pulsão (Zenker) ou saculação no esôfago superior, não permitindo visualização do lúmen. A ausência de visualização e resistência ao movimento para dentro (não habitual) é indicação para recuar e tentar novamente. Divertículos encontrados no esôfago médio são causados por edema inflamatório e contração de linfonodos subcarinais. São denominados "divertículos de tração". Membranas ou anéis, como anel de Schatzki, na junção esôfago-gástrica ou muito próximas dela, podem não ser óbvios para o endoscopista devido à combinação de uma iluminação "plana" e brilhante do endoscópio e pela distorção da visualização com lentes grande-angulares.

Varizes

As varizes se localizam sobre o eixo longitudinal do esôfago como pequenas elevações azuladas cobertas por mucosa relativamente normal. Lembram veias varicosas de outras localizações anatômicas no organismo.

Laceração de Mallory-Weiss

Laceração de Mallory-Weiss são fissuras longitudinais da mucosa de 5 a 20 mm em cada lado ou na junção esôfago-gástrica. São causadas, provavelmente, pelo esforço do ato de regurgitar, embora os relatos correspondem a apenas 50% dos casos. Na fase aguda, a laceração é coberta com exsudato ou coágulo, às vezes podendo ser melhor observada em retroversão.

Distúrbios de motilidade

Os distúrbios de motilidade do esôfago devem ser diagnosticados através de radiologia e manometria, embora suas consequências – dilatação, pseudodivertículo, retenção alimentar e esofagite – sejam bem observadas pela endoscopia, sempre necessária para descartar patologias obstrutivas.

Acalasia

A apresentação típica da Acalasia é o esôfago dilatado com peristalse comprometida ou ausente. O endoscópio passa facilmente através do esfíncter inferior do esôfago e para a cárdia, em contraste ao estreitamento rígido causado por outras patologias constritivas devido à esofagite de refluxo ou neoplasia.

Estômago

A aparência da mucosa gástrica normal varia consideravelmente. O vermelho (hiperemia) pode ser generalizado (ex.: com refluxo de bile no estômago operado) ou localizado. Por vezes se apresenta com faixas longas sobre o ápice de pregas mucosas. O pontilhado vermelho localizado (traumático), com ou sem petéquias ou alterações edematosas, pode ser observado, geralmente, na porção posterior proximal da pequena curvatura em pacientes que sentem ânsia de vômito frequente. A congestão macroscópica não se relaciona bem com a gastrite histológica de base, devendo-se tomar condutas que considerem a relevância clínica. Deve-se colher biópsias no caso de suspeita de anormalidade, e exames para *Helicobacter pylori* realizados em pacientes que apresentam dispepsia com ou sem lesões macroscópicas (ver pág. 57).

Pregas gástricas

As pregas gástricas variam em tamanho, embora a avaliação endoscópica também dependa do grau de distensão gástrica. Pregas volumosas muito proeminentes são observadas na Doença de Ménétrier, melhor diagnosticadas por biópsia com alça de polidectomia. Pacientes que apresentam ulceração duodenal geralmente possuem pregas gástricas grandes, com áreas de congestão na *área gástrica* e excesso de líquido de estase. Com a atrofia gástrica não existem pregas mucosas (quando o estômago está distendido) e os vasos sanguíneos são facilmente observados através da mucosa pálida atrófica. Atrofia geralmente está associada à metaplasia intestinal, que se apresenta como pequenas placas de coloração branco-acinzentada.

Úlceras e erosões

Úlceras e erosões são as lesões gástricas localizadas mais comuns. Em geral, uma lesão é denominada erosão quando é pequena (menor que 5 mm de diâmetro) e rasa, sem sinais cicatriciais. Úlceras agudas e erosões são geralmente observadas no antro, podendo estar recobertas ou parcialmente ocultas por coágulos. Erosões edematosas se apresentam como pequenas áreas elevadas umbilicadas, suaves, geralmente em cadeias ao longo das pregas do corpo gástrico. Gastrite é um termo melhor determinado pela histologia.

A úlcera crônica benigna clássica é, em geral, única e mais frequentemente observada na pequena curvatura da incisura angular ou sobre ela. Na maioria das vezes é simétrica com margens suaves e base limpa (exceto quando há erosão de estruturas adjacentes). Úlceras múltiplas e profundas (às vezes de formatos irregulares e bem grandes) podem ocorrer em pacientes que fazem uso de anti-inflamatórios.

Neoplasias

Deve-se suspeitar de neoplasia quando uma úlcera apresentar bordas elevadas e margens irregulares (ou diferentes alturas ao redor da circunferência), base hemorrágica granulosa ou alteração da mucosa ao redor da úlcera. As pregas mucosas ao redor de úlceras benignas geralmente se posicionam em formato radial atingindo a margem. Endoscopistas pouco experientes podem não conseguir diferenciar úlceras benignas e malignas quanto a aparência macroscópica somente; a coleta de amostras de tecido se torna obrigatória. Infelizmente, câncer gástrico é diagnosticado, geralmente, em estágios avançados nos países ocidentais, quando já se mostram óbvios na endoscopia. O carcinoma infiltrativo difuso (*linists plastica*) pode passar desapercebido a menos que se estude cuidadosamente a motilidade. Biópsias padrões de mucosa podem ser normais, portanto elevado índice de suspeição se faz necessário. Ultrassom endoscópico (EUS) é o melhor método para diferenciar a etiologia de pregas gástricas aumentadas.

O câncer gástrico inicial pode mimetizar uma pequena úlcera benigna, erosão crônica ou um pólipo plano. Lesões polipóides com menos de 1 cm de diâmetro são em geral de origem inflamatória. Entretanto, como todas as lesões malignas se iniciam pequenas e são curáveis se detectadas em estágios iniciais, protuberâncias mucosas e áreas edemaciadas de longa data nunca devem ser ignoradas, devendo-se realizar o diagnóstico histológico. Tumores submucosos são caracterizados por mucosa de revestimento normal e prega em ponte; leiomiomas e placas de tecido pancreático ectódico (caracteristicamente identificados no assoalho do antro) geralmente apresentam uma cratera ou umbilicação central.

Duodeno

Úlceras duodenais

Úlceras duodenais, atuais ou de longa duração, geralmente causam deformidade persistente do bulbo duodenal e/ou anel pilórico. As úlceras ocorrem com mais frequência nas paredes anterior e posterior do bulbo e geralmente são múltiplas. Quando ativas, encontram-se circundadas por edema e congestão aguda. A cicatrização geralmente resulta em deformidade com aspecto de concha, que divide parcialmente o bulbo, podendo produzir um pseudodivertículo. Pode-se observar pequena úlcera ou cicatriz ao longo do ápice desta prega. A mucosa do bulbo geralmente revela pequenas alterações mucosas de significado clínico dúbio. Áreas de congestão mucosa com salpicado de exsudato branco (ulceração "sal e pimenta") se fundem em aparência macroscópica ainda menos definida e recebem a denominação de "duodenite". Pequenas elevações mucosas no duodeno proximal geralmente refletem hiperplasia das glândulas de Brunner subjacente ou metaplasia gástrica (ilhas ectópicas de mucosa gástrica). Tumores duodenais ocorrem principalmente na região da papila de Vater.

Ulceração e duodenite na segunda parte do duodeno sugerem síndrome de Zollinger-Ellison ou doença pancreática subjacente. Deve-se suspeitar de Doença de Crohn quando existem pequenas úlceras aftosas na segunda porção; pela histologia se observam granulomas típicos.

Doença Celíaca

Sabe-se que a doença celíaca é mais prevalente do que se pensava no passado. A apresentação característica é o "achatamento" (*scalloping*) das pregas do intestino delgado que representam defeitos (dentações) na mucosa. Outro "truque" é encher a segunda e terceira porções do duodeno com água. A água magnifica imagem endoscópica. Em casos normais, as pequenas vilosidades podem ser facilmente observadas oscilando para frente e para trás submersas. Se as vilosidades estiverem achatadas, reduzidas ou ausentes, deve-se suspeitar de doença celíaca devendo ser colhidas biópsias da porção distal do duodeno.

Técnicas com corantes

Técnicas utilizando corantes auxiliam no reconhecimento de lesões mucosas imperceptíveis, como as lesões verificadas na doença celíaca. O uso de corante (cromoscopia) pode ser obtido através da aplicação do mesmo com um cateter de bico fino aplicado próximo à mucosa. O corante preenche os interstícios, destacando irregularidades da arquitetura. O índigo-carmin é o mais utilizado. Outra opção é a coloração intravital para melhor observação das lesões. Colorações tais como azul de metileno, azul toluidina e solução de Lugol são captadas por mucosa afetada (ex.: metaplasia intestinal). Corantes fluorescentes (por via endovenosa) evidenciam lesões em condições especiais, por exemplo, com iluminação ultravioleta.

Coleta de amostras

É importante enfatizar a necessidade de colaboração da equipe de laboratório junto à endoscopia. O diagnóstico das amostras endoscópicas será realizado caso a equipe do laboratório esteja realmente engajada, definindo métodos de manipulação de amostras e formas de envio e transmissão. As amostras devem chegar ao laboratório incluindo detalhes quanto a sua origem, identificação, hipóteses diagnósticas precisas, sua relação com a apresentação clínica e outras questões a serem esclarecidas. Os patologistas recebem sempre uma cópia dos achados da endoscopia (e futuramente o acompanhamento) e, assim, conseguem emitir relatórios relevantes em tempo hábil. Discussões de casos devem ser rotina e parte dos processos de melhoria e qualidade.

Técnicas de Biópsia

As amostras de biópsia são colhidas com pinças em concha. A lesão deve ser abordada diretamente, aplicando-se pressão firme e direta sobre a lesão com as conchas bem abertas. É mais fácil aplicar pressão quando a pinça estiver mantida próxima à ponta do endoscópio. O melhor controle é possível avançando o endoscópio para o objetivo e não a pinça. Da mesma maneira, amostras do esôfago são colhidas da melhor maneira angulando-se a ponta do endoscópio agudamente contra a parede, com a pinça discretamente para fora. A pinça é fechada delicadamente, mas com firmeza, por um assistente, e então retirada. Deve-se colher no mínimo seis amostras consideráveis da lesão – alguns profissionais solicitam até mais.

Pinças com espícula central tornam a coleta de amostras mais fácil para lesões que devem ser abordadas tangencialmente (ex.: no esôfago). Pinças com espículas também permitem a coleta de duas amostras antes da retirada da pinça, pois a espícula segura a primeira amostra de biópsia enquanto a segunda amostra é obtida. Alguns especialistas preferem não usar pinças com espícula pelo risco de perfuração acidental da pele.

As biópsias de úlceras devem incluir amostras da base e da borda da úlcera nos quatro quadrantes; amostras iniciais algumas vezes permitem o diagnóstico. No caso da coleta em tumores proliferativos, é importante colher diversas amostras do mesmo local para penetrar a camada necrótica externa. Pode-se colher uma biópsia maior do tumor obtida de uma área protuberante, segurando a amostra com a pinça sem puxá-la pelo canal. O endoscópio é retirado com as amostras ainda fora da ponta do mesmo, presas pela pinça.

Os métodos de manipulação e fixação das amostras devem ser estabelecidos em conjunto com o patologista. Alguns preferem amostras depositadas sobre papel, outros preferem superfícies como filtros de celulose (Millipore, etc.). O método de biópsia em filtro de celulose tem vantagens consideráveis quanto ao manejo de múltiplas biópsias pequenas próprias de endoscopia: elas aderem bem ao filtro e raramente são perdidas; são montadas em sequência, portanto erros de localização são impossíveis; e permitem ao histopatologista visualizar sessões seriais de seis a oito biópsias por vez, em filas dispostas em uma única lâmina. Uma tira de 15 mm de filtro de celulose (menor que uma lâmina de vidro) possui uma linha central impressa e um chanfro ou marca em uma das extremidades (Fig. 4.28a). Cada biópsia é facilmente retirada da concha da pinça com a ponta de uma micropipeta ou palito de dente (evitando lesões causadas por pontas de agulhas) (Fig. 4.28b), colocada exatamente em linha na superfície plana (Fig 4.28c). A tira com a linha de biópsias é colocada no fixador (Fig. 4.28d). No laboratório, ela é processada, montada em bloco de parafina da maneira apropriada (Fig. 4.28e), cortada através das linhas de biópsias no filtro (Fig. 4.28f), posicio-

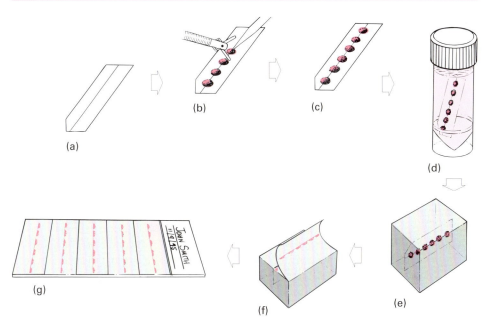

Fig. 4.28 Estágios na colocação de biópsias no filtro, fixação, corte e montagem das amostras.

nada na lâmina de microscópio (Fig. 4.28g) e então corada utiliza corante e examinada, sem necessidade de manipulação de biópsias individuais em cada estágio. Pode-se utilizar um microscópio de dissecação ou uma lupa de mão para orientar as amostras antes da fixação, se necessário, seguindo as informações sobre a sua arquitetura e distribuição (ex.: biópsias de má absorção duodenal).

O diagnóstico da infecção pelo *Helicobacter pylori* é importante. Deve-se colher biópsia do antro gástrico (se na vigência de tratamento com inibidor de bomba de prótons colher também do corpo e do fundo) e colocado para teste rápido de urease. Deve-se colher uma amostra fixada em formol e enviá-la ao laboratório caso o teste de urease seja negativo. O pedido da amostra deve ser específico para suspeita de *H. pylori*, pois alguns laboratórios de patologia não fazem colorações adicionais para *H. pylori* em biópsias gástricas.

Os locais de coleta de biópsias geralmente sangram e por vezes o suficiente para prejudicar a visualização da lesão antes que as amostras sejam colhidas. Neste caso, a área deve ser lavada com um jato de água ou solução de epinefrina (adrenalina) 1:100 000. Sangramentos maiores, de repercussão clínica, são muito raros.

Técnica de citologia

Amostras de citologia são colhidas através de visualização direta com escova de citologia (Fig. 4.29) passada pelo canal do instrumento. A cabeça da escova é avançada para fora da manga e esfre-

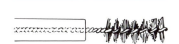

Fig. 4.29 Citologia em escova e manga externa.

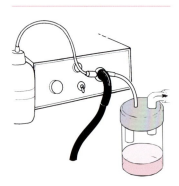

Fig. 4.30 Dispositivo para coleta e amostras líquidas.

gada e rolada repetidamente sobre a superfície da lesão, com varredura da margem e da base no caso de uma úlcera. A escova é então puxada de volta para a manga e ambas são retiradas juntas. A escova é protraída, esfregada sobre duas ou três lâminas que são rapidamente fixadas antes que a secagem danifique as células. O método correto de preparo (na unidade ou laboratório) deve ser determinado de citologista. As escovas não devem ser reutilizadas. Um dispositivo (Fig 4.30) pode ser usado para colher as amostras de citologia. A sucção através do canal de biópsia após o procedimento (citologia de resgate) também produz material útil.

O valor da citologia com escova depende muito da habilidade e astúcia do citopatologista. Muitos estudos indicam que a associação de citologia com escova e biópsia permite conclusões e resultados melhores se comparados a biópsias apenas. Na prática, a grande parte dos endoscopistas reserva a citologia para lesões, na qual é difícil obter boas amostras de biópsia (ex.: constrições esofagianas estreitas) ou para obter mais amostras de uma lesão suspeita. A coleta de amostras obtidas por aspiração para citologia através de agulha pode ser muitas vezes útil.

Amostras de lesões submucosas

Amostras de biópsia são geralmente normais em pacientes com lesões submucosas (ex.: tumores benignos), uma vez que a pinça não atravessa a muscular da mucosa. Exceção são os tumores carcinoides. Estes se originam da mucosa profunda e, em geral, podem ser diagnosticados através de amostras de biópsia padrão. Amostras maiores e mais profundas podem ser colhidas com uma alça de diatermia, como descrito para polipectomia no capítulo 7.

Um método alternativo para a coleta de amostras de tecido mais profundo é a utilização de agulha para obtenção de amostras de citologia. A aspiração por agulha fina guiada por ultrassom vem se tornando cada vez mais popular nestas situações.

Endoscopia diagnóstica em situações especiais

Pacientes operados

A menos que seja impossível em decorrência de estenose pós-operatória, a endoscopia é o melhor método de diagnóstico ou exclusão de inflamações da mucosa, úlceras recorrentes e tumores após cirurgia gastrointestinal do trato superior. O endoscopista registra o tamanho e a disposição de qualquer anastomose, mas a radiologia baritada e as técnicas de medicina nuclear podem ser necessárias para se obter maiores informações sobre a motilidade e distúrbios de esvaziamento.

É necessário ter experiência para identificar os aspectos "normais" da endoscopia no paciente operado. Gastrectomia parcial, gastroenterostomia e piloroplastia resultam em refluxo de bile e suco intestinal. A formação de espuma no estômago compromete a visualização endoscópica e deve ser suprimida através da lavagem com suspensão de silicone. A distensão gástrica não é fácil de ser mantida em pacientes com anastomoses gástricas amplas; evite bombear muito ar e distender excessivamente o intestino. A maioria dos pacientes que se submeteu à gastrectomia parcial ou gastroenteroanastomose apresenta mucosa marcadamente enantemática. Inicialmente este padrão é mais acentuado próximo ao estoma, mas a atrofia gástrica é progressiva, podendo ser observadas placas branco-acinzentadas de metaplasia intestinal. Existe risco aumentado de câncer na porção remanescente, principalmente próximo ao estoma. Muitos cânceres nesta área não são reconhecidos por via endoscópica; portanto, durante a endoscopia do estômago operado, deve-se colher múltiplas amostras de biópsia ao menos de 3 cm do estoma.

Úlceras pós-gastrectomia parcial ou gastroenteroanastomose ocorrem, em geral, na anastomose ou logo a seguir. O diagnóstico endoscópico é geralmente simples, mas a área logo abaixo do estoma pode ser, por vezes, de difícil pesquisa detalhada com instrumentos de visão frontal. Endoscópios de visão lateral também permitem pesquisa com mais detalhes em piloroplastia tortuosa e cicatricial. Muitos cirurgiões utilizam suturas não absorvíveis na anastomose intestinal, que podem ulcerar na mucosa e se apresentar como fios ou nós de cor preta ou verde, cujo significado clínico permanece controverso. Quando as suturas encontram-se associadas a úlceras, é justificável tentar sua remoção com pinças de biópsia ou alça de diatermia. É realizada ocasionalmente endoscopia (para sangramentos ou obstrução estomal) poucos dias após a cirurgia gastrointestinal do trato superior, e nestes casos a insuflação de ar deve ser mantida em níveis mínimos.

Sangramento gastrointestinal superior agudo

Sangramentos são grandes desafios para os endoscopistas, o que será discutido com mais detalhes no capítulo 5.

Endoscopia em crianças

A endoscopia na pediatria é relativamente simples quando se usa instrumentos adequados e o devido preparo. As técnicas de exame são semelhantes àquelas utilizadas para adultos. O padrão no adulto são instrumentos de visão frontal e lateral (8-11 mm de diâmetro), que podem ser usados em crianças a partir dos 2 anos de idade. Instrumentos pediátricos menores (5 mm de diâmetro) são utilizados em bebês.

A endoscopia pode ser realizada com pouca ou nenhuma sedação nos primeiros anos de vida. Bebês em jejum geralmente engolem o instrumento com facilidade. Muitos endoscopistas preferem usar anestesia geral em crianças acima dos 2 anos de idade e até o meio da adolescência (principalmente para procedimentos mais complexos), mas alguns aceitam apenas sedação consciente. Esta sedação consiste em pequenas doses de benzodiazepínicos e uma dose generosa de petidina (Demerol). Mesmo uma criança aparentemente calma ou bem sedada pode, de repente, se tornar desconfortável durante a entubação, sendo necessário conter a porção superior do corpo, tronco e membros superiores com um lençol antes de começar o procedimento, contando sempre com enfermeira experiente, responsável pelo protetor bucal (e sucção). Existe risco de excesso de insuflação de ar quando da sedação profunda ou anestesia; e é bom manter o abdome exposto durante o exame, fazendo a palpação com regularidade. O monitoramento cuidadoso da oxigenação e do pulso são obrigatórios.

Leitura adicional

American Society for Gastrointestinal Endoscopy. The role of endoscopy in the surveillance of premalignant conditions of the upper gastrointestinal tract. *Gastrointest Endosc* 1998; 48: 663–68.

Cotton PB, Sung J (eds) *Advanced Digestive Endoscopy ebook; Upper endoscopy*. Blackwell Publications, 2008. www.gastrohep.com

Fox VL (guest ed.) Pediatric gastrointestinal endoscopy. In: *Gastrointestinal Endoscopy Clinics of North America* (series ed. Sivak MV). Philadelphia: WB Saunders, 2001.

Jaffe PE. Technique of upper gastrointestinal endoscopy. In: *Gastrointestinal Endoscopy Clinics of North America*, Vol. 4 (series ed. Sivak MV). Philadelphia: WB Saunders, 1994, pp. 501–21.

Koop H. Gastroesophageal reflux disease and Barrett's esophagus. *Endoscopy* 2002; 34: 97–103.

Lambert R. Diagnosis of esophagogastric tumors. *Endoscopy* 2002; 34: 129–38.

Lundell L, Dent J, Bennett J *et al*. Endoscopic assessment of esophagitis: clinical and functional correlates and further validation of Los Angeles classification. *Gut* 1999; 45: 172–80.

Sampliner RE. Practice guidelines on the diagnosis, surveillance, and therapy of Barrett's esophagus. The Practice Parameters Committee of the American College of Gastroenterology. *Am J Gastroenterol* 1998; 93: 1028–32.

VanDam J (ed.) The oesophagus. In: *Gastrointestinal Endoscopy Clinics of North America*, Vol. 4(4) (series ed. Sivak MV). Philadelphia: WB Saunders, 1994.

Wu JCY, Sung JJY. Ulcer and gastritis. *Endoscopy* 2002; 34: 104–10.

Endoscopia Terapêutica do Trato Superior

5

Atualmente, o gastroenterologista desempenha importante papel no tratamento dos distúrbios gastrointestinais do trato superior. Existem técnicas já conhecidas e bem estabelecidas como o manejo da disfagia (devido a estenoses esofagianas benignas ou malignas e acalasia), pólipos, estenoses duodenais, corpos estranhos, sangramento agudo, e aporte nutricional. Outros métodos terapêuticos inovadores, por exemplo, o tratamento endoscópico do refluxo e da obesidade vem sendo desenvolvidos cada vez mais.

Estenoses benignas do esôfago

Refluxo gastroesofágico é a causa mais comum de estenose esofágica benigna. Outras causas são inflamações esofagianas, medicamentos, ingestão cáustica, compressão extrínseca e intervenções terapêuticas (cirurgia, endoscopia e radiação).

Em geral, ocorre disfagia quando o lúmen esofagiano é menor que aproximadamente 13 mm. No entanto, a fácil passagem de um endoscópio padrão (8 a 10 mm) não descarta anomalidade ou necessidade de tratamento.

Métodos de dilatação

Utiliza-se dilatação como parte do tratamento, não esquecendo as medidas referentes à dieta, modificação do estilo de vida e medicamentos. A cirurgia só é necessária em alguns casos recalcitrantes.

Mesmo frente a diversas técnicas de dilatação e equipamentos, existem duas categorias principais: dilatadores mecânicos (*push* ou *sonda*) e com balão. Embora o mecanismo não seja muito claro, os dilatadores mecânicos exercem força radial e longitudinal, dilatando a estenose de proximal a distal, em oposição à força radial aplicada simultaneamente na estenose pelos dilatadores com balão.

Alguns pacientes que apresentam estenoses mais discretas podem ser tratados somente com dilatadores calibrados com mercúrio, *mercury wighted* (como sondas Maloney), sem sedação. Balões de dilatação ou sondas calibradas podem ser utilizados quando a estenose é tortuosa ou muito apertada, sob endoscopia e/ou controle com fluoroscópio (com fio-guia), assegurando colocação correta. Ambos os métodos são eficientes e de méritos bastante discutidos. Técnicas com sondas dão melhor "sensibilidade" da estenose, o que representa importante fator de segurança.

Determinadas estenoses, principalmente aquelas decorrentes de irradiação ou ingestão caústica, são de dilatação mais difícil. Os procedimentos devem ser repetidos diversas vezes com aumento gradual do tamanho do dilatador – o aumento muito rápido pode causar perfuração. Como regra geral, não se deve usar mais que três dilatadores com tamanhos progressivamente maiores em uma única sessão.

A dilatação pode provocar bacteremia, portanto, deve-se utilizar antibióticos profiláticos nos pacientes com lesões cardíacas significativas (ver Tabela 3.1).

Dilatação com balão

Os balões são desenhados para serem passados através do canal do endoscópio, geralmente com fio-guia (Fig.5.1). Variam de 3 a 8 cm de comprimento e com 10 a 20 mm de diâmetro (alguns, multidiamêtro com pressão crescente progressiva). A maioria das estenoses é curta e os balões de comprimento médio (aproximadamente 5 cm), convenientes, pois têm menos chance de "romper" a estenose se comparados aos mais curtos. Aplica-se lubrificação diretamente sobre o balão com *spray* de silicone ou injetando 1-2 ml de óleo de silicone pelo canal do endoscópio, seguido de 10 ml de ar. A estenose é examinada via endoscopia e seu diâmetro avaliado. Estenoses muito apertadas devem ser abordadas inicialmente com balões pequenos, que correspondem ao diâmetro da estenose. O fio-guia e a ponta macia do balão de tamanho apropriado são passados delicadamente através da estenose sob visão direta. Os balões são praticamente translúcidos, sendo possível observar o "calibre" por via endoscópica durante o procedimento e avaliar sua ação. Os balões são distendidos com água (ou contraste) até a pressão recomendada pelo fabricante, geralmente por 1 a 2 minutos, embora apenas 30 segundos sejam suficientes em muitos casos.

A técnica de dilatação com balão TTS (*through-the-scope*; através do endoscópio) apresenta inúmeras vantagens. Pode ser realizada como parte do procedimento inicial de endoscopia e normalmente não requer monitoramento com fluoroscópio. O resultado é imediato e nítido; e o endoscópio pode ser passado pela estenose, completando o exame endoscópico.

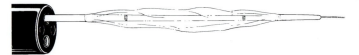

Fig. 5.1 Balão dilatador tipo TTS ("através do endoscópio") e fio-guia.

Dilatação com sonda

A dilatação pode se realizada com *sondas* graduadas passadas com fio-guia. Isso assegura que o dilatador seja passado corretamente através da estenose (e não em um divertículo ou tumor necrótico, ou através da parede de uma hérnia de hiato). É seguro somente se a posição do fio-guia for checada com fluoroscopia ou fixada a um ponto externo. O monitoramento com fluoroscopia é essencial quando tratamos de estenoses bem estreitas e complexas.

As sondas de Savary-Guilliard são populares. São bastões plásticos cônicos afilados com marcadores radiopacos (Fig. 5.2). Existem modelos semelhantes com algumas modificações de outros fabricantes, cujos diâmetros variam de 3 a 20 mm.

A seguir, os passos realizados durante a dilatação:

1 Passe o fio-guia através do endoscópio para o antro gástrico.
2 Remova o endoscópio e verifique a posição do fio-guia (Fig. 5.3). Esse procedimento é realizado por fluoroscopia ou verificando-se a extensão do fio-guia que se encontra para fora do paciente. Se o fio-guia possui marcadores de distância, mantenha a marca de 60 cm próxima aos dentes.
3 Escolha uma sonda que possa ser passada com facilidade pela estenose e deslize-a pelo fio-guia perto da boca. Lubrifique a ponta da sonda.
4 Mantenha a haste da sonda na mão esquerda e empurre-a, aplicando tração contrária simultaneamente no fio-guia para que o dilatador não se distancie muito quando "for vencida" a resistência (Fig. 5.4). Isso reduz a chance de avanço muito rápido.
5 Aumente o tamanho das sondas progressivamente, verificando sempre a posição do fio-guia e também a regra do três, isto é,

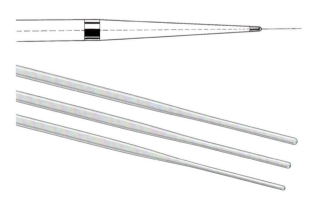

Fig. 5.2 Extremidade de dilatadores de Savary-Guilliard (acima) e Amrican Endoscopy (abaixo) para uso sobre fio-guia.

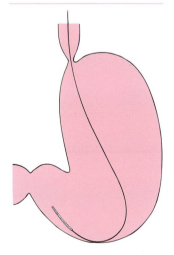

Fig. 5.3 Dilatador com fio-guia posicionado no antro gástrico.

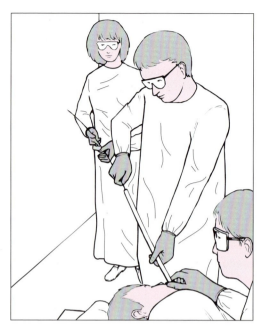

Fig. 5.4 Avance o dilatador com a mão esquerda e o cotovelo esquerdo estendidos para evitar que haja inserção em excesso bruscamente. Mantenha a tração no fio-guia com a mão direita.

nunca use mais do que três tamanhos acima daquele que se sentiu inicialmente a resistência.

6 Após a dilatação, verifique o efeito endoscopicamente. Colha amostras de biópsia e citologia, caso seja necessário.

Estenoses refratárias

Para determinados pacientes, o cronograma de dilatação muito intenso e o tratamento completo para refluxo gastroesofágico não aliviam adequadamente os sintomas. Várias alternativas endoscópicas foram utilizadas para estenoses recalcitrantes:

- *Injeção de corticoides.* Acredita-se que a injeção de corticoides numa estenose possa reduzir a formação de cicatriz, prevenindo a deposição de colágeno e aumentando a lise tecidual local. Antes da dilatação da estenose, pode-se usar uma agulha padrão de escleroterapia, administrando 0,2 ml de acetato de triancinolona em cada um dos quatro quadrantes da área mais estreita da estenose.
- Próteses **não metálicas**. Recentemente foram introduzidos próteses não metálicos temporários como alternativa para estenoses refratárias. Atualmente existem plásticos aprovados, com benefícios em estenoses benignas. Também vêm sendo investigados protótipos de material biodegradável.

Manejo pós-dilatação

Os pacientes devem estar em jejum e mantidos por no mínimo 1 hora após a dilatação. Queixa de dor deve ser considerada por ser de extrema importância, indicando a realização de radiografia de tórax e exame usando contraste solúvel em água a ser deglutido caso haja hipótese de perfurações (isso será discutido em detalhes a seguir em "Conduta paliativa no câncer de esôfago"). Solicita-se tomar um copo de água para checar se o procedimento teve sucesso. O paciente recebe alta com instrução de dieta leve durante a noite, medicamentos e planejamento de acompanhamento. Estudos mostraram que o uso de inibidores de bomba de prótons em pacientes que apresentam estenoses pépticas benignas reduz a necessidade de dilatação subsequente quando comparados a pacientes que receberam antagonistas H_2; portanto, devendo-se associá-los (inibidores de prótons) à realização do procedimento. A dilatação pode ser repetida em poucos dias para casos mais graves, e em sequência dentro de algumas semanas, até que a deglutição tenha sido totalmente recuperada.

Acalasia

Manometria é o exame padrão ouro para o diagnóstico de acalasia, embora a endoscopia também seja fundamental para exclusão de neoplasia submucosa ou do fundo. A acalasia pode ser tratada com miotomia laparoscópica ou cirúrgica, dilatação com balão, ou injeções de toxina botulínica.

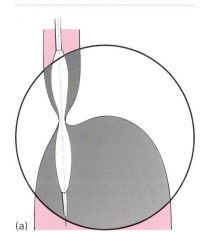
(a)

Dilatação com balão

Pacientes portadores de acalasia apresentam em geral resíduos alimentares no esôfago. Eles devem ingerir dieta de líquidos claros ao longo de vários dias antes do procedimento, sendo por vezes necessário fazer lavagem com sonda de grande calibre antes do procedimento.

Diferente técnicas e balões podem ser utilizados. A posição do balão pode ser verificada radiologicamente ou através de visão direta com o endoscópio ao longo da haste do balão (Fig. 5.5), ou mesmo através de manobra de retroversão, com balão acomodado sobre a haste do endoscópio. Preferimos inserir um fio-guia por via endoscópica, identificando o esfíncter inferior do esôfago por fluoroscopia, e então dilatar com um balão sob controle fluoroscópico.

O balões para acalasia têm diâmetros de 30, 35 e 40 mm. Recomenda-se iniciar com o balão menor, advertindo-se o paciente de que será necessário repetir o tratamento caso os sintomas persistam ou recorram rapidamente.

A insuflação deve ser mantida na pressão recomendada por até um minuto, podendo ser repetida. Observe o formato de distensão do balão (cintura) através da fluoroscopia: a expansão incorreta

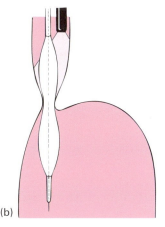
(b)

Fig. 5.5 Balões de dilatação de acalasia (antes da insuflação completa). (a) Checagem com fluoroscopia; (b) visualização através de endoscopia.

pode indicar a presença de outras patologias. Por outro lado, seu desaparecimento abrupto pode sugerir perfuração (isso será discutido em "Conduta paliativa no câncer de esôfago").

Em geral, permanece um pouco de sangue no balão após o procedimento. A observação cuidadosa é obrigatória por ao menos 4 horas após o procedimento. Alguns centros solicitam radiografias de rotina de tórax e a ingestão de contraste solúvel em água. Não se administra nada por via oral até que o paciente e as radiografias sejam examinados pelo próprio endoscopista. Sob supervisão, o paciente toma um copo de água e, se não apresentar complicações, pode retornar à dieta normal no dia seguinte.

Toxina botulínica

O tratamento com toxina botulínica pode ser realizado através de injeções por meio de endoscopia na região do esfíncter inferior do esôfago, ou usando o ultrassom endoscópico como guia. Os resultados descritos são bons, embora de curta duração. O valor desse método ainda não está totalmente esclarecido.

Conduta paliativa no câncer de esôfago

As técnicas radiológicas utilizando bário e a endoscopia possuem papéis complementares na avaliação do local de comprometimento e a natureza da neoplasia esofágica. A ultrassonografia endoscópica é a ferramenta mais precisa para o estadiamento das lesões. O manejo endoscópico pode auxiliar melhorando a deglutição na maioria dos pacientes que não possuem condições cirúrgicas por questões de comorbidades ou devido à extensão do tumor. Entretanto, os endoscopistas precisam estar cientes da limitação desse tipo de tratamento, devendo avaliar os benefícios das inovações tecnológicas e o impacto na qualidade de vida do paciente (e sua estimativa de vida). Alcançar um lúmen amplo não irá restaurar uma deglutição por normal. O objetivo é proporcionar uma deglutição adequada com menos riscos e inconvenientes para o paciente.

Técnicas paliativas

Diversos métodos podem ser utilizados na abordagem paliativa da disfagia maligna. A instalação abrupta de disfagia grave pode ser causada pela impactação do bolo alimentar que é passível de remoção por via endoscópica através de técnicas padrão. As estenoses malignas podem ser dilatadas usando balões com fio-guia ou sondas, tomando muito cuidado para não fragmentar o tumor na ansiedade de resolver o problema. A massa de um tumor exofítico pode ser reduzida através de diversas técnicas ablativas. A diatermia monopolar já se encontra disponível, embora seja difícil controlar a profundidade da lesão, ocorrendo, com facilidade, queimaduras ou chamuscamento. A injeção de agentes tóxicos, como álcool absoluto, também pode ser eficiente, embora seja imprevisível. A ablação com *laser* (*Laser* Nd:YAG) era bem popular há alguns anos, por se tratar de uma técnica estética "sem toque", mas ela requer equipamentos muito caros e sofisticados e com resultados semelhantes à APC (coagulação plasmática com argônio), mais barata e simples. Outra vantagem da APC é a possibilidade da aplicação à energia tangencialmente.

Técnicas ablativas são mais úteis em lesões exofíticas pequenas e para recorrência pós-cirurgia ou colocação de *prótese*. Todos os outros métodos apresentam algum risco (taxa de perfuração de 5%) e raramente são eficientes por mais de algumas semanas. Como resultado, existe uma tendência crescente de colocação de próteses como primeira abordagem. Quimioterapia, radioterapia e terapia fotodinâmica também podem ser usadas.

Próteses esofálicas

Existem boas indicações para o uso de próteses esofagianos, mas sua inserção pode representar um grande desafio, merecendo a devida atenção por parte de endoscopistas e pacientes. Os melhores candidatos são pacientes com tumores na porção média do esôfago, com prognóstico de semanas ou meses, e pacientes que apresentam fístulas traqueoesofágicas. As próteses não podem ser usadas quando os limites do tumor se encontram a menos de 2 cm da cricofaringe. Também podem apresentar pouca ação em lesões de cárdia devido à angulação, e o refluxo é um problema. Próteses mais modernas, com mecanismo antirrefluxo podem reduzir teoricamente essa complicação.

Deve-se tomar muito cuidado quando a disfagia é causada por tumores muito grandes, pois a colocação de próteses pode comprometer a via aérea. É necessário realizar broncoscopia prévia nesses casos, pode-se insuflar um balão como teste para indicar que diâmetro é tolerável.

Tipos de próteses

As próteses tradicionais de plástico com diâmetro fixo foram substituídas pelas próteses autoexpansíveis de metal ou plástico (SEMS, SEPS, respectivamente), pois são mais fáceis de se inserir, apresentando menor risco na inserção. Atualmente existem diversos SEMS disponíveis. Podem variar de acordo com o tipo, diâmetro, e trama dos fios (que determinam sua força de expansão), formato, tamanho, e a presença ou ausência de membrana de revestimento (Fig. 5.6). Essa membrana é útil em pacientes portadores de fístula, reduzindo a proliferação do tumor para o interior, embora se deva deixar parte da trama exposta para evitar a migração. As próteses para utilização em esôfago têm diâmetro luminal de 15 a 24 mm e comprimento de 6 a 15 cm. Encontram-se comprimidos dentro de sistemas de liberação de 6 a 11 mm. A maioria expande gradualmente em poucos dias, incorporando-se completamente à parede esofagiana, de tal forma que não podem ser removidos. Próteses menos potentes – embora de fácil inserção e

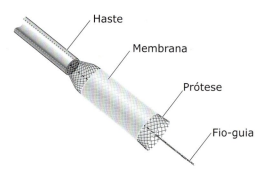

Fig.5.6 Prótese metálica revestida.

bem tolerados – talvez não consigam se expandir o suficiente para aliviar os sintomas dos pacientes, mesmo em dilatação com balão.

O conceito dos novos SEPS é semelhante aos SEMS. A maior vantagem sobre os próteses metálicos é a capacidade de reposicionamento ou remoção. As desvantagens incluem o maior tamanho e a dificuldade dos sistemas de liberação, com taxas de migração maiores. Atualmente os SEPS são indicados para patologia esofágica benigna.

Inserção de Prótese

Antes da inserção da prótese o paciente deve ser informado sobre objetivos e graves riscos envolvidos no procedimento, e as alternativas (poucas). Deve-se considerar também a utilização de profilaxia antibiótica. A lesão deve ser avaliada cuidadosamente por meio de radiologia e endoscopia, sendo realizada dilatação com sonda (até aproximadamente 12 mm), se necessário, para permitir a passagem do endoscópio, se possível. As margens superior e inferior do tumor são marcadas por injeção endoscópica de contraste, com agulha de escleroterapia. Passe-se um fio-guia verificando a posição deste através de fluoroscopia.

O sistema de prótese é então introduzido através de fio-guia, e a prótese será liberada através de retirada gradual da camisa. A posição correta da prótese é avaliada por fluoroscopia (utilizando as marcas do meio de contraste), e então por repetição da endoscopia.

Manejo pós-inserção de prótese

Os pacientes são mantidos internados e sob observação durante a noite devido ao risco imediato de perfuração e sangramento, e para o controle da dor, caso necessário. Após 2 horas solicita-se a ingestão de contraste solúvel em água, realizando-se estudo radiológico de tórax. Líquidos claros podem ser administrados após 4 horas caso não haja contraindicações.

Os pacientes devem compreender as limitações das próteses, e a necessidade de manter dieta leve rica em líquidos, durante e após as refeições. Devem ser fornecidas orientações por escrito e os familiares devem ser bem informados e aconselhados. A alimentação copiosa ou mastigação inadequada podem resultar em obstrução. Se ocorrer obstrução por impacto de alimentos, em geral o bolo pode ser removido ou fragmentado por via endoscópica usando-se uma alça de polidectomia, pinça de biópsia ou balões.

A perda da função da prótese devido à proliferação do tumor pode ser controlada por ablação via endoscópica, ou colocação de outro prótese dentro do primeiro. Os SPES podem ser removidos. O refluxo gastroesofágico pode representar problema quando a prótese ultrapassa a cárdia. Os pacientes precisam dormir recostados, com a cabeça elevada, inclinados, e utilizar medicamentos redutores de acidez. Em geral os bons resultados de quimioterapia ou radioterapia permitem remover a prótese. Pelo mesmo motivo, próteses (principalmente as revestidas) podem migrar espontaneamente. A recuperação de próteses do estômago pode representar grandes desafios.

Perfuração esofagiana

O tratamento das estenoses esofágicas é relativamente seguro na maioria dos casos utilizando-se técnicas adequadas. Entretanto, ocorrem perfurações principalmente em estenoses malignas e complexas abordadas por endoscopistas pouco experientes ou com excesso de autoconfiança. Observa-se uma taxa de perfuração esofagiana de aproximadamente 0,1% nas estenoses esofágicas benignas, 1% nas dilatações de acalasia, e 5-10% no tratamento de lesões malignas. O risco pode ser reduzido adotando-se o processo passo a passo – gradual e deliberadamente. Nunca tente dilatar o maior balão ou sonda apenas porque se encontra disponível.

A hipótese e o diagnóstico precoce de uma perfuração são a chave do sucesso no manejo dessa patologia, portanto nenhuma queixa deve ser ignorada. O problema é, em geral, óbvio do ponto de vista clínico, com paciente sentindo-se desconfortável e com dor. Sinais de enfisema subcutâneo podem se desenvolver em poucas horas e devem ser realizados estudos radiográficos. É obrigatório solicitar o parecer e a consulta da cirurgia diante da hipótese de perfuração, para confirmação diagnóstica. Muitas perfurações localizadas podem ser tratadas de maneira conservadora, com jejum, hidratação intravascular e antibióticos – com ou sem colocação de dreno (*sump tube*) na perfuração.

A opção entre abordagem cirúrgica ou conservadora no manejo das perfurações (e o momento da intervenção cirúrgica, se a abordagem conservadora não tiver sucesso) geralmente é bem difícil. A literatura mostra opiniões variadas e contundentes. O manejo conservador é provavelmente mais apropriado quando a perfuração ocorre no pescoço; onde o mediastino não é contaminado, podendo-se realizar drenagem cirúrgica local, caso necessário. A perfuração de um tumor pode ser tratada imediatamente com uma prótese revestido se o lúmen puder ser identificado e caso a abordagem cirúrgica curativa não seja possível.

Estenoses gástricas e duodenais

Podem ocorrer estenoses funcionais significativas no estômago e duodeno como resultado de patologias (tumores e úlceras) ou após cirurgias (ex.: reparação de hérnia de hiato, gastroenterostomia, piloroplastia e gastroplastia). A dilatação com balão de estenose cirúrgica de estomas geralmente é eficiente (exceto em casos de gastroplastia vertical com anel de silicone rígido). A estenose piloroduodenal causada por ulceração pode ser aliviada com dilatação com balão, embora a recorrência seja frequente. Próteses expansíveis vêm sendo utilizadas com excelentes resultados em pacientes portadores de estenose maligna do estômago e duodeno.

Pólipos e tumores gástricos e duodenais

A polipectomia endoscópica é utilizada, frequentemente, no cólon, com diversas técnicas (ver capítulo 7), que podem ser aplicadas no estômago e duodeno. Os pólipos são muito menos frequentes no estômago e duodeno que no cólon, e são bem raros no esôfago. Muitos desses pólipos são sésseis, em grande parte submucosos, tornando o tratamento endoscópico mais difícil e perigoso. A possibilidade de uma lesão transmural deve ser considerada; o ultrassom endoscópico pode ser útil na decisão do tratamento empregado; a ressecção cirúrgica (ou laparoscópica) é mais segura. A injeção de epinefrina (adrenalina 1:10000) na base de pólipos gástricos ou duodenais pode tornar a remoção mais fácil, além de reduzir o risco de sangramentos. Alguns endoscopistas utilizam alças destacáveis para o mesmo fim.

No Japão tem se usado a ressecção endoscópica mucosa (EMR) para remoção de lesões sésseis de até 2 cm ou com diâmetro maior. A lesão pode ser elevada através do bolsão formado pela injeção de soro fisiológico e epinefrina, e então sugada com um *cap* transparente preso a ponta do endoscópio. A lesão é ressecada com uma alça e incorporada ao *cap* (Fig. 5.7).

Técnicas de diatermia com alça podem ser usadas também para coleta de grandes amostras de biópsia quando a mucosa gástrica se encontra espessada, e quando as técnicas padrão de biópsia não tiveram sucesso, impossibilitando a coleta de material para diagnóstico.

A polipectomia gástrica, EMR e as técnicas de biópsia por diatermia com alça podem causar sangramento e perfuração e também deixar uma úlcera, sendo recomendado prescrever medicamentos antiácidos por algumas semanas.

Corpo estranho

Corpos estranhos são um problema para crianças, idosos com comprometimento da dentição, bêbados e doentes mentais. O problema parece óbvio quando o paciente não consegue engo-

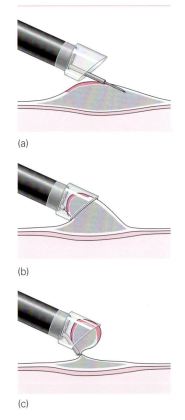

Fig. 5.7 Ressecção mucosa endoscópica: (a) injeta-se soro fisiológico formando um bolsão abaixo da lesão; (b) aspira-se a lesão no *cap* transparente; (c) usa-se a alça para ressecar a lesão.

lir, e principalmente quando se consegue identificar objetos estranhos através de radiografias. Muitas situações, contudo, não são tão claras e evidentes quanto aparentam. Muitas vezes os pacientes não lembram o que engoliram, nem mesmo objetos estranhos. Alguns dos objetos mais comuns (p. ex., ossos de frango, lacre da tampa da lata de bebidas) não são radiopacos. Portanto o ideal é manter elevado o índice de suspeição.

Radiografias de tórax e abdome (com visão lateral) são adequadas pois definem objetos radiopacos ou sinais de perfuração esofágica representada por encisema subcutâneo ou em mediastino. O exame com contraste solúvel em água ingerido é útil para determinados pacientes, embora não necessários e até arriscados no caso de disfagia total.

Muitos corpos estranhos passam espontaneamente, no entanto, o tratamento ativo deve ser iniciado em poucas horas em algumas circunstâncias.

O tratamento de urgência é necessário para:
- Pacientes que não conseguem engolir saliva;
- Impacto e obstrução por objetos pontiagudos e cortantes;
- Ingestão de baterias (que podem desintegrar causando dano local).

Remoção de corpo estranho

Objetos impactados na cricofaringe ou abaixo dela geralmente são removidos com maior habilidade por cirurgiões usando-se instrumentos rígidos. Atualmente os endoscópios flexíveis têm prioridade na maioria (não todas) das situações. A utilização de um *overtube* aumenta as opções terapêuticas (Fig. 5.8). Em geral a endoscopia é realizada sob sedação consciente; em caso de crianças e adultos que não cooperam ou quando há preocupação quanto à permeabilidade das vias aéreas, pode-se usar anestesia geral.

Impactação por alimentos

A injeção endovenosa de glucagon (0.5 a 1,0 mg) pode auxiliar a liberar o alimento impactado, com o relaxamento do esôfago. O uso de amaciante de carne é contraindicado, pois pode resultar em grave comprometimento pulmonar. Pedaços de carne podem ser removidos inteiros, endoscopicamente, com alça de polipectomia, pinças de três garras, ou cesto de retirada (*retrieval basket*). Outra abordagem é utilizar sucção forte na ponta do *overtube* ou

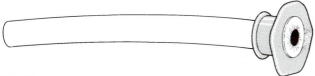

Fig. 5.8 *Overtube* com protetor bucal.

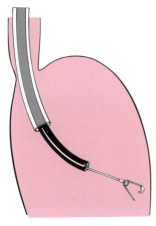

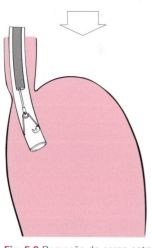

Fig. 5.9 Remoção de corpo estranho pontiagudo com *overtube*.

cap. É preciso cuidado para não perder (escapar) o bolo próximo da laringe. Alimentos impactados por muitas horas geralmente podem ser quebrados em pedaços (p. ex., com uma alça), e os pedaços podem ser empurrados para o estômago. Esse procedimento deve ser conduzido com muito cuidado, principalmente na dúvida quanto à presença de ossos no material.

A maioria dos pacientes que apresentam alimentos impactados tem algum grau de estreitamento do esôfago (devido a estenose péptica ou anel de Schatski). A tarefa do endoscopista não termina enquanto o caso não for totalmente examinado e tratado. Algumas vezes é possível manobrar um pequeno endoscópio passando pelo bolo alimentar e usando a ponta para dilatar a estenose distal; o alimento pode ser empurrado pela área estreitada. Em geral, a dilatação pode ser realizada no momento da extração do alimento, mas deve ser retardada caso exista edema importante ou ulceração, ou preocupação em relação à esofagite eosinofílica, uma patologia que aumenta o risco de perfuração esofágica.

Bezoar gástrico

Bezoar gástrico é o acúmulo de material fibroso animal ou vegetal. São encontrados geralmente em associação com esvaziamento gástrico retardado (estenose pós-operatória ou alteração funcional). A maioria das massas pode ser fragmentada com pinças de biópsia ou alça de polipectomia; mas caso a fragmentação não seja completa, pode ocorrer obstrução distal. Várias formulações contendo enzimas (p. ex., celulase) têm sido recomendadas para facilitar a lise, mas raramente são necessárias ou eficazes. Bezoars gástricos de tamanho grande são mais facilmente quebrados e removidos inserindo-se uma sonda de lavagem de calibre grande, instilando e retirando 2 a 3 litros de água com uma seringa grande. Outras técnicas incluem infusão de uma bebida gaseificada, litotripsia mecânica, eletro-hidráulica ou extracorpórea. As causas de comprometimento de esvaziamento gástrico devem ser avaliadas e tratadas.

Objetos engolidos

A variedade de objetos engolidos é realmente impressionante. Corpos estranhos presos no esôfago sempre devem ser removidos. Objetos pontiagudos e cortantes (como alfinete de fraldas) são mais facilmente retirados com a ponta do *overtube* (Fig. 5.9); algumas vezes é mais seguro usar um esofagoscópio rígido.

A maioria dos objetos que atinge o estômago passa espontaneamente, mas existem exceções que necessitam de intervenção precoce:

- Objetos pontiagudos têm possibilidade de 15 a 20% de causar perfuração (geralmente na valva ileocecal), e por isso devem ser extraídos enquanto ainda localizados no estômago ou duodeno proximal.

- Objetos com mais de 2 cm de diâmetro ou com mais de 5 cm de comprimento provavelmente não passem espontaneamente do estômago e devem ser removidos.

Baterias costumam passar espontaneamente quando atingem o estômago e é possível administrar um laxante para acelerar o processo. Aquelas (baterias) que não passam para o estômago e permanecem no esôfago devem ser removidas imediatamente, pois o contato com a parede esofagiana pode levar rapidamente a necrose e perfuração.

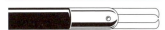

Fig. 5.10 Pinça para remoção de corpo estranho.

Em crianças que se submeteram a piloromiotomia os corpos estranhos raramente passam do estômago.

Endoscopistas devem resistir à tentação de remover preservativos contendo cocaína ou outras drogas ilícitas, pois o rompimento pode levar a um quadro de *overdose* fatal. Pacientes assintomáticos podem ser acompanhados com conduta expectante até que o pacote seja eliminado. A lavagem com solução de polietilenoglicol é bastante segura e geralmente acelera a eliminação. Para indivíduos com obstruções ou perfurações ou toxicidade narcótica sem antídoto (p. ex., cocaína), a opção mais segura é a remoção cirúrgica imediata.

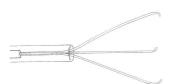

Fig. 5.11 Pinça de três garras (*triprong grasping*).

Regras de ouro para remoção de corpos estranhos:
- Certifique-se de que o procedimento para extração é realmente necessário.
- Pense antes de começar, e pratique longe do paciente.
- Evite piorar a situação.
- Não demore para solicitar assistência da cirurgia ou anestesia.
- Proteja esôfago, faringe e árvore brônquica durante a retirada (usando um *overtube* ou anestesia endotraqueal).
- Remova objetos pontiagudos com *point trailing* (a ponta pendendo remoção).

Dispositivos para remoção

O endoscopista deve ter à sua disposição diversos instrumentos especiais além do *overtube*, como pinças com garras ou lâminas desenhadas, para remoção de moedas (Fig. 5.10); pinças com garras triplas, úteis para remoção de pedaços de carne (Fig. 5.11). Muitos objetos podem ser colhidos com uma alça de polipectomia. Outros podem ser removidos com uma rede cestos para remoção de cálculos. Pode-se utilizar um *cap* protetor colocado sobre a ponta do endoscópio para proteger o esôfago e a parede da faringe das bordas cortantes do corpo estranho, durante a extração. Objetos com orifício (tais como anéis ou chaves) podem ser removidos passando-se um fio através de seu orifício. O endoscópio é passado para o estômago com pinça de biópsia ou *snare* fechado na ponta, segurando um fio que é passado por fora do instrumento (Fig. 5.12). A pinça é avançada e o fio é passado através do objeto, para baixo, sendo apreendido pelo outro lado.

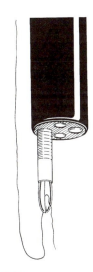

Fig. 5.12 Caso o objeto tenha um orifício (anel, chave, etc.), passe uma linha através dele com a ajuda de uma pinça.

Sangramento agudo

Sangramentos agudos do trato gastrointestinal superior (hematêmese, e/ou melena) são distúrbios bastante comuns, e situação onde a endoscopia se tornou a ferramenta de escolha no diagnóstico e abordagem terapêutica. A endoscopia de emergência é um grande desafio, com grande potencial de benefício, embora também existam riscos. A técnica requer experiência, controle e decisão. As questões de segurança são muito importantes. O endoscopista deve estar bem preparado e treinado, deve conhecer bem os equipamentos e acessórios disponíveis, além de obter auxílio de enfermagem especializada. Pacientes instáveis devem ser monitorados em UTI. A sedação deve ser realizada com cautela e precauções devem ser tomadas para evitar aspiração pulmonar. Pacientes com sangramentos importantes são melhor examinados sob anestesia geral, devendo-se proteger a via aérea com entubação endotraqueal.

Diversas técnicas de endoscopia foram desenvolvidas para essa abordagem e incluem injeção de solução salina ou epinefrina, esclerosantes, fibrina, uso de ligas elásticas, uso de clips, ou probes térmico (*heat probe*, bipolar ou monopolar eletrocoagulação, APC e *lasers*). No futuro, a sutura via endoscópica será adicionada à lista de procedimentos. Muitos estudos compararam as diferentes técnicas, mas a experiência do endoscopista e a familiaridade com uma determinada técnica talvez sejam determinantes para o sucesso. A fotocoagulação com *laser* era bastante popular pois acreditava-se ser mais segura por não tocar a lesão, mas ficou evidente que a pressão direta de algumas probes (e o tratamento com injeções) promove tamponamento importante e "coaptação" (Fig. 5.18), aumentando o tamanho de vasos que podem ser tratados.

O tempo exato da endoscopia é outro fator importante. O exame poderá ser postergado para determinado momento mais conveniente (p. ex., na manhã seguinte) em pacientes aparentemente estáveis, mas a equipe de endoscopia deve estar preparada para agir dentro de poucas horas em determinadas situações (pós ressuscitação, por exemplo). As indicações de endoscopia de emergência incluem:

- Sangramentos contínuos ativos necessitando intervenção.
- Hipótese de varizes sangrantes.
- Presença de enxerto aórtico.
- Sangramento retal intenso com exames de cólons não conclusivos.
- Pacientes idosos com comprometimento cardiovascular.

Lavagem?

Coágulos sanguíneos muitas vezes atrapalham a visualização dentro do estômago ou duodeno. Poucas são as situações em que a lavagem gástrica padrão se mostra eficiente, mesmo quando realizada com sonda de grande calibre. Endoscópios com canal grande (ou dois canais) permitem lavagem e sucção melhores. Uma abordagem alternativa é iniciar o procedimento como um *overtube* sobre o endoscópio (Fig. 5.13). Caso se encontre sangue, o endoscópio pode ser removido, em seguida os coágulos são aspirados diretamente através do *overtube* e realiza-se, assim, a lavagem.

O diagnóstico pode ser realizado mesmo se o estômago não puder ser esvaziado completamente. As lesões na grande curvatura são raras, e o sangue costuma se depositar nessa região de decúbito lateral esquerdo. Mudando a posição do paciente é possível melhorar a pesquisa, entretanto virá-lo completamente para o lado direito pode ser arriscado se a via aérea não estiver protegida.

Uma alternativa à lavagem pode ser o uso de agentes farmacológicos como metoclopramida ou eritromicina, que aceleram o esvaziamento gástrico. Estudos mostraram que uma dose única de eritromicina IV antes da endoscopia pode melhorar significativamente a visibilidade e reduzir a necessidade de um segundo exame de endoscopia.

Lesões sangrantes

As lesões que podem causar sangramentos agudos são bem conhecidas e a endoscopia evidencia que muitos pacientes apresentam mais do que apenas uma lesão mucosa (p. ex., varizes esofagianas e erosões gástricas agudas). Assim, o exame completo do esôfago, estômago e duodeno deve ser realizado em todo paciente que apresenta sangramento, independente do que se observa no trajeto. Uma lesão pode ser indicada como responsável pelo sangramento apenas se estiver sangrando ativamente durante a endoscopia ou se mostrar características significativas (estigmas) (pág. 78), por exemplo, uma úlcera com coágulo aderido ou vaso visível. Se o paciente apresenta hematemese, e a endoscopia completa do trato superior mostrar uma lesão única (mesmo sem nenhuma dessas características), provavelmente esse será o foco do sangramento. Esse não será necessariamente o caso se a apresentação for melena, ou se o exame aconteceu 48 horas após o sangramento, pois lesões agudas como rompimento de mucosa e erosões já podem ter cicatrizado. Da mesma forma, varizes não podem ser apontadas categoricamente como causa, a menos que estejam sangrando ou mostrem sinais específicos (estigmatas).

Tratamento varicoso

O tratamento endoscópico das varizes esofagianas (e gástricas) pode ser útil em pacientes que estão sangrando ou que sangraram recentemente. O tratamento profilático permanece controverso.

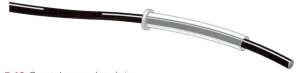

Fig. 5.13 *Overtube* e endoscópio.

Intervenções em presença de sangramento ativo são um desafio. Os pacientes geralmente se apresentam graves e a visualização, comprometida. Talvez seja necessário inclinar levemente a cabeça do paciente para cima, ou aplicar tração em um balão gástrico para reduzir o fluxo sanguíneo. Muitas vezes é necessário adiar a endoscopia algumas horas, aguardando o efeito do tratamento farmacológico. Pode ser indicado um tamponamento com sonda de Sengstaten-Blakemore ou tratamento com *shunt* transjugular intra-hepático portossistêmico (TIPS).

Ligadura elástica de varizes

A técnica de ligadura elástica é considerada o procedimento de escolha, pois causa menos úlceras e estenoses do que a escleroterapia. Dispositivos comercialmente disponíveis consistem em um *cap* acoplado à ponta do endoscópio, um cilindro interno pré-carregado com bandas elásticas, e um fio para ser passado pelo canal do endoscópio (Fig. 5.14). A variz é sugada para dentro do *cap*, e a banda é liberada puxando-se o fio. Aplicam-se várias bandas, em espiral, para cima, a cada 1-2 cm.

A ligadura também pode ser aplicada a varizes gástricas e pequenas úlceras (por exemplo, lesões de Dieulafoy). As desvantagens da ligadura com bandas incluem comprometimento da visualização pelo sangue durante o sangramento ativo e dificuldades de manobra, principalmente ao chegar no estômago, com endoscópio e após colocação da banda.

Escleroterapia esofágica

A escleroterapia é utilizada há muitas décadas. Foram descritos diversos dispositivos, incluindo *overtubes* com janela lateral e uso de balões no estômago para comprimir varizes distais, ou, então, endoscópio propriamente dito, para o tamponamento no caso de sangramento. Muitos especialistas utilizam o método simples a "mão livre" com endoscópio padrão e agulha flexível, retrátil (Fig. 5.15). As injeções são administradas diretamente nas varizes, iniciando-se próximo à cárdia (e abaixo de qualquer região sangrante) e trabalhando em espiral para cima, aproximadamente 5 cm. Cada injeção consiste em 1 a 2 ml de esclerosante, totalizando 20 a 40 ml.

O posicionamento preciso da agulha na variz (guiado por injeção de contraste de azul de metileno, por exemplo, manometria ou outras técnicas radiográficas) podem melhorar os resultados e reduzir as complicações. Alguns especialistas acreditam que injeções perivarizes são também eficientes, em geral é difícil dizer o que obteve o resultado. Se ocorrer sangramento na remoção da agulha, é necessário tamponar a área passando-se o endoscópio para o estômago. A junção esôfagogástrica pode ser comprimida diretamente se o endoscópio for retrofletido.

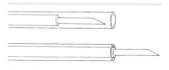

Fig. 5.14 Agulha de escleroterapia retrátil.

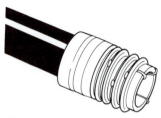

Fig. 5.15 Dispositivo para ligadura elástica.

Esclerosantes

Existem diversos agentes esclerosantes disponíveis. O morruato de sódio (5%) e o tetradecil sódico (STD) (1 a 5%) são populares nos EUA; o polidocanol (1%), o oleato de etanolamina (5%), e o STD são amplamente utilizados na Europa. A eficácia, a ulcerogenicidade e o risco de complicações estão interligados, pois trata-se de um processo de danificação seguido de cicatrização por fibrose, que erradica ou recobre as veias comunicantes, mas também pode causar estenose. A injeção endoscópica de polímeros é uma alternativa. Os dois agentes cianoacrilatos mais comumente utilizados não se encontram disponíveis nos EUA. Esses polímeros se solidificam imediatamente quando em contato com material aquoso.

O endoscopista e a enfermagem devem utilizá-los com cautela, tornando a injeção eficaz sem comprometer o endoscópio. Os resultados são excelentes, principalmente para varizes gástricas (que não respondem bem à escleroterapia padrão). Muitos utilizam essa técnica em pacientes com recidiva precoce, após uso de bandas ou escleroterapia no quadro agudo. Há outras "colas" sendo avaliadas.

Cuidados pós-tratamento de varizes

Os riscos no tratamento de varizes envolvem as complicações de emergência para endoscopia (principalmente aspiração pulmonar).

Em geral os pacientes apresentam dor torácica transitória, odinofagia (dor durante a deglutição) e disfagia. Os pacientes devem manter dieta leve por alguns dias, evitar medicamentos que possam irritar ou causar sangramento, e usar agentes supressores da secreção ácida. O tratamento deve ser repetido em aproximadamente uma semana em caso de sangramento agudo e postergado por várias semanas quando realizado de maneira efetiva, para que, dessa maneira, as lesões cicatrizem. Complicações tardias incluem estenoses esofágicas, que são mais comuns após escleroterapia. As estenoses podem ser dilatadas cuidadosamente usando-se métodos tradicionais.

Tratamento de úlceras sangrantes

Úlceras gástricas e duodenais são causas comuns de sangramento agudo. Aproximadamente 80% dessas úlceras apresentam interrupção espontânea de sangramento. É importante, se possível, identificar preditores para os pacientes mais propensos ao ressangramento e selecioná-los para tratamento endoscópico. O volume do sangramento inicial, o estado geral do paciente, e a presença ou ausência de sinais característicos (estigmatas) devem orientar o profissional.

Estigmas de sangramento de úlceras

Os sinais a seguir são característicos e oferecem sinais importantes para o tratamento:
- Sangramentos "em jato" continuam a sangrar (ou apresentam resangramento precoce) em 70 a 80% dos casos;
- Úlceras com "vasos visíveis" têm aproximadamente 50% de chance de sangrar novamente;
- Úlceras com "coágulo aderido" têm de 25 a 30% de chance de sangrar novamente;
- Úlceras limpas não sangram novamente.

Uma questão importante é saber se é apropriado lavar o coágulo da base da úlcera simplesmente para verificar os estigmas de sangramento.

A maioria dos endoscopistas terá essa conduta em pacientes de alto risco, uma vez que estão tendenciosos a realizar o tratamento.

Modalidades de tratamento

Atualmente as modalidades mais populares de tratamento hemostático são: injeção, *heat probe*, sonda bipolar, e associações. Os clipes também têm sido utilizados e mostraram-se tão eficazes quanto outras modalidades.

- ***Tratamento com injeção***. Epinefrina e soro (1:10000) aplicados com agulha de escleroterapia em quantidades de 0,5 a 1,0 ml ao redor da base do local de sangramento, até o máximo de 10 ml. Alguns preferem utilizar álcool absoluto em volume bem inferior (1 a 2 ml em doses de 0,1 ml) ou associações de epinefrina com álcool ou esclerosantes utilizados para o tratamento de varizes.
- ***Heat Probe*** (Fig. 5.16) oferece temperatura constante de 250º C. Primeiro tamponar e depois aplicar vários pulsos de 30J.
- ***Probe bipolar (multipolar)*** (Fig. 5.17) oferece eletrocoagulação bipolar, considerada mais segura do que a diatermia monopolar (esta última com profundidade de dano imprevisível). Utilize uma sonda grande 10 French a 30-40 W, por 10 segundos.
- Esses dispositivos de tratamento compartilham princípios comuns: todos podem ser aplicados tangencialmente, e (a excessão da injeção), quando possível, devem ser utilizados diretamente. Quando o vaso sangra ativamente, a pressão direta da probe sobre o vaso principal reduzirá o fluxo e aumentará a eficiência do tratamento (Fig. 5.18). *Heat probe* e probes bipolares incorporam um jato de água que ajudam a prevenir a aderência da sonda nas estruturas vasculares.
- ***Terapia combinada*** envolve a injeção de epinefrina seguida de uma aplicação de coagulação térmica coaptiva. Para tratamento de úlceras com sangramento ativo ou coágulos aderentes, esse

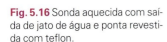

Fig. 5.16 Sonda aquecida com saída de jato de água e ponta revestida com teflon.

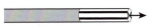

Fig. 5.17 Ponta de sonda multipolar com jato de água central.

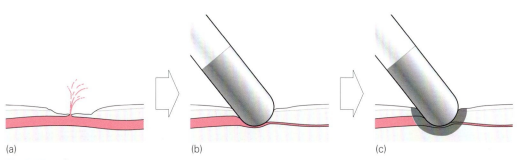

Fig. 5.18 (a) Úlcera sangrante. (b) A pressão com probe interrompe o fluxo sanguíneo e coapta a parede do vaso. (c) Coagulação.

método parece superior à monoterapia. A monoterapia é suficiente para úlceras com vasos visíveis sem sangramento ativo.
- ***Clipping*** (Fig. 5.19). Os clipes de metal podem ser aplicados por via endoscópica, e são particularmente úteis para pequenas úlceras sangrantes (Lesões de Dieulafoy), para lacerações de Mallory-Weiss, e grandes vasos visíveis.

Saiba quando interromper o tratamento

As tentativas de tratamento não devem ser demoradas caso se depare com dificuldades maiores; os riscos aumentam com o passar do tempo. Existem alguns pacientes e algumas lesões onde a intervenção endoscópica pode representar imprudência e a cirurgia mais apropriada como no exemplo de úlcera duodenal grande de parede posterior, que compromete a artéria gastroduodenal. O tratamento angiográfico é muito útil em casos selecionados.

Conclusão pós-tratamento

O simples tratamento endoscópico não representa a abordagem completa, é necessário continuar outros tratamentos, manter o monitoramento, planejar novas intervenções (medicamentos, endoscopia, radiologia ou cirurgia) se o sangramento continuar ou tornar-se recorrente. A tarefa não estará finalizada até que a lesão cicatrize completamente. Inibidores de bomba de prótons por via endovenosa seguidos de complementação oral, pós-tratamento endoscópico e erradicação do Helicobacter Pylori, reduzem o risco de novo sangramento tardio.

Tratamento de lesões vasculares sangrantes

Todos os métodos endoscópicos podem ser utilizados para o tratamento de malformações vasculares, como, angiodisplasias e teleangiectasias. O risco de lesão de espessura total da parede do órgão e perfuração é maior em órgãos e estruturas anatômicas de pa-

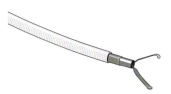

Fig. 5.19 Clipe hemostático.

redes finas (ex.: esôfago e duodeno) quando comparado ao estômago. Lesões com mais de 1 cm de diâmetro devem ser abordados com cautela, e tratadas da periferia para o centro, para evitar hemorragia. O melhor controle é conseguido com *heat probe* ou cateter bipolar e APC.

Complicações na hemostasia

Os riscos mais importantes na hemostasia endoscópica é a aspiração pulmonar e piora do sangramento após manipulação. É difícil saber com que frequência a endoscopia causa novos sangramentos que não teriam cessado espontaneamente, embora sangramentos grandes e imediatos sejam raros, e em geral, possam ser interrompidos. O risco de aspiração pulmonar é reduzido protegendo-se a via aérea através de aspiração da faringe e posicionamento da cabeça inclinada para baixo ou através de entubação traqueal. Pode ocorrer perfuração com qualquer um dos métodos de tratamento quando usados de maneira agressiva, principalmente úlceras agudas com pouca fibrose protetora.

Nutrição enteral

Existem diversas formas de aporte nutricional realizadas pelo endoscopista. O aporte temporário pode ser conseguido colocando-se uma sonda nasoenteral. Para suporte nutricional mais prolongado é necessário fazer uma gastrostomia (ou jejunostomia).

Sondas de alimentação e descompressão

As sondas para alimentação em curto prazo (e descompressão gástrica) são colocados às cegas no próprio leito, mas podem ser passadas por fluoroscopia ou com fio-guia por via endoscópica. Dois métodos endoscópicos podem ser usados: para avançar sondas pelo piloro ou estoma cirúrgico. Podem ser os métodos *através do canal ao longo do endoscópio*.

Método através do canal

Técnica mais simples que requer o avanço de uma sonda plástica 7-8 French através de um endoscópio de canal grande, sobre um fio-guia padrão (400 cm de comprimento), de 0,035 polegadas (Fig. 5.20). A sonda e o fio-guia são avançados através do piloro sob visão direta, e a passagem adiante é observada por fluoroscopia. Quando a ponta estiver na posição correta, o endoscópio é recuado enquanto se avança mais a sonda (e o fio-guia). Finalmente, o fio-guia é removido e a sonda seguirá seu novo caminho através do nariz. Outro método para passagem de fio-guia é através do canal de biópsia na posição do intestino delgado. O en-

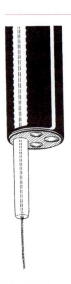

Fig. 5.20 Sonda enteral com fio-guia, que é passado através de endoscópio de canal grande.

doscópio é então removido e a sonda para nutrição é colocada na posição através de fio-guia.

Método ao longo do endoscópio

Essa técnica permite a colocação de uma sonda maior que o canal do endoscópio. A sonda de nutrição é enrijecida com um ou mais fios-guia. Coloca-se um fio de sutura preso à ponta da sonda e esta é presa no canal do instrumento com uma alça (Fig. 5.21). O endoscópio é passado para o estômago, próximo ao piloro. A alça e a sonda são guiadas através do piloro (ou estoma) sob visão direta. Uma vez na posição (verificado por fluoroscopia), o fio é liberado e o endoscópio, recuado. A extremidade próxima da sonda é reorientada a partir da boca para o nariz. A posição final é verificada por fluoroscopia, e retira-se qualquer alça formada no estômago.

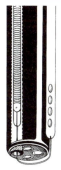

Fig. 5.21 Tubo conduzido ao longo do endoscópio por um fio preso com *snare* ou pinça.

Recentemente outra variante desse método se mostrou útil; a sonda de nutrição (novamente enrijecida com um ou mais fios-guia) é passada pelo nariz para o estômago. O endoscópio é passado pela boca, e usado para empurrar a ponta da sonda através do piloro. O endoscópio é passado ao lado da sonda para o duodeno. A sonda avança por fricção entre o endoscópio e a própria sonda. A sonda é segurada próxima ao nariz e o endoscópio recuado ao piloro, então se avança novamente para empurrar a sonda mais profundamente.

Gastrostomia endoscópica percutânea (PEG)

A nutrição nasoenteral pode ser usada por várias semanas, mas ela é incômoda e instável, e talvez seja responsável por aspiração pulmonar e pneumonia. Atualmente a PEG é o método mais popular para nutrição prolongada; ela permite a transferência de pacientes portadores de doenças neurológicas degenerativas crônicas de hospitais de emergência para casas de repouso e hospitais de retaguarda. A técnica PEG pode ser utilizada também para nutrição por jejunostomia com sondas apropriadas.

Estudos comparando a PEG com a gastrostomia cirúrgica demonstraram vantagens do método endoscópico, embora as opções cirúrgicas (e laparoscópicas) devam ser sempre consideradas, principalmente em circunstâncias em que a abordagem endoscópica pode ser mais difícil ou arriscada (ex.: pós-cirurgia gástrica).

Em geral, para reduzir o risco de sépsis cutânea, usa-se antibióticos.

Existem dois métodos principais para colocação de PEG: tração e punção.

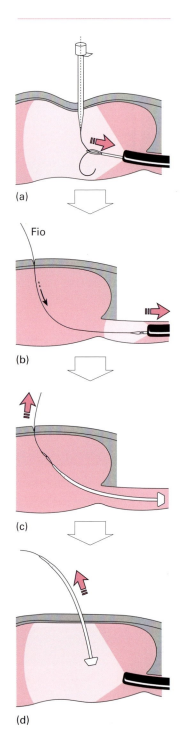

Fig. 5.22 PEG. (a) Pega-se o fio. (b) Puxa-se o fio através da boca. (c) Empurra-se o tubo PEG esôfago abaixo. (d) Puxa-se o anteparo para a parede gástrica.

Técnica do Pull Method

Método original e o mais utilizado.

1 Passa-se o endoscópio padrão para o estômago conferindo se há obtenção gastroduorenal.

2 O paciente é rodado, sobre as próprias costas, o estômago, distendido com ar, e a sala é escurecida (importante durante o uso de videoscopia).

3 A ponta do endoscópio é direcionada para a parede anterior do estômago.

4 A parede abdominal é observada por transiluminação e o auxiliar marca o local usando digitopressão.

5 O endoscopista observa o local marcado em uma região adequada do corpo do estômago.

6 O auxiliar marca o ponto na parede abdominal anterior, faz assepsia e desinfecção cutânea e aplica anestesia local na pele, tecido subcutâneo e fáscia.

7 É feita uma pequena incisão (5 a 10 mm) na pele com lâmina de bisturi, estendendo-a para o subcutâneo.

8 O auxiliar empurra um cateter 18 G (acoplado a uma seringa com metade de água) através da parede abdominal anterior, aspirando após penetração inicial. Não deve haver formação de bolhas de ar na seringa até que a agulha seja vista pelo endoscópio (que mostrará se está no estômago e não em outro órgão, como cólon, por exemplo). O endoscopista coloca uma alça de polipectomia em frente à área marcada, a agulha é inserida enquanto mantém a distensão gástrica. Passa-se um fio, com no mínimo 150 cm de comprimento, com alças em ambas as pontas através da agulha, a qual é capturada pela alça de polipectomia (Fig. 5.22a).

9 O endoscópio e o fio apreendido pela alça são tracionados e exteriotizados através da boca (Fig. 5.22b). Deve-se assgurar que a outra extremidade do fio permaneça fora da parede abdominal.

10 O fio exteriotizado através da boca é então acoplado ao tubo de gastrostomia (PEG). A outra extremidade do fio é tracionada deslocando o tubo de gastrostomia através do esôfago (Fig. 5.22c) até que o anteparo atinja a parede anterior gástrica (Fig. 5.22d). O tubo não deve ser fixado com pressão demasiada para evitar necrose da mucosa gástrica por isquemia. Deve-se deixar 1 cm de "folga", a qual deve ser julgada endoscopicamente.

11 O tubo é seccionado, reduzindo seu tamanho, e ancorado na pele em um dos vários tipos de anteparo externo.

12 A dieta pela sonda pode ser iniciada no dia do procedimento (testando-se com água inicialmente), caso não hajam complicações.

13 O paciente e cuidadores devem receber instruções detalhadas sobre os cuidados com a sonda, possíveis problemas e complicações.

14 Em geral a sonda pode ser substituída após 2 meses por uma sonda ou balão.

Técnica do Método de Punção

Seguindo os passos 1 a 8 supradescritos, até o ponto onde a agulha de punção está no estômago, e o endoscópio posicionado a sua frente. Um fio-guia longo é introduzido através da agulha e apreendido endoscopicamente em uma alça de polipectomia. O conjunto formado pelo endoscópio, alça e extremidade do fio é removido pela boca, enquanto a outra extremidade do fio permanece exteriotizada pela parede abdominal. Mantendo tensão em ambas extremidades do fio, uma sonda de gastrostomia específica é introduzida via oral e guiada sobre o fio-guia em direção ao estômago, sendo capturada e tracionada por meio da parede abdominal até que o anteparo interno atinja a parede gástrica. Um anteparo externo é acoplado à sonda para fixação.

Técnica de introdutor direto

Nesta técnica utilizada em alguns países, principalmente por radiologistas, a sonda de aporte nutricional é empurrada através da parede abdominal em vez de ser empurrada para baixo pela boca. O estômago é distendido com ar usando-se uma sonda nasogástrica sob fluoroscopia. Passa-se uma agulha de punção, trocater e fio-guia pela parede abdominal até o estômago. Passa-se uma sequência de dilatadores pelo fio, e finalmente o cateter PEG, em uma capa. A capa é removida e o PEG recuado para sua posição. Esse método elimina contaminação do cateter PEG pela passagem através da boca, mas é difícil escolher o ponto exato de punção, a menos que se utilize endoscopia. Algumas vezes também é difícil empurrar o trocater e o cateter pela parede abdominal e gástrica.

Problemas e riscos da PEG

A colocação de PEG não pode ser realizada em pacientes portadores de estenoses esofágicas muito estreitas, que não permitem a passagem de um endoscópio. As dificuldades técnicas e os riscos são maiores em pacientes que se submeteram a cirurgia abdominal anterior, principalmente ressecção gástrica parcial, e pacientes com varizes gástricas, ascite volumosa ou obesidade.

Riscos específicos da PEG

Existem três riscos principais:
- *Perfuração/fístula*: evitar lesar outros órgãos (ex.: cólon) assegurando-se de que a transiluminação é adequada, e verificando se há formação de bolhas de ar na seringa durante a punção. Pneumoperitônio de pequenas proporções não é uma situação rara e geralmente é benigna; vazamentos maiores e persipróteses necessitam de correção cirúrgica.
- *Infecção local*: pode ocorrer (inclusive fasceíte necrotizante), principalmente se a incisão de pele for muito pequena ou se o cateter foi puxado para a posição e muito apertado contra a pa-

rede gástrica (um dos erros mais comuns). O uso de antibióticos pré-procedimento pode reduzir esse risco.
- *Desalojamento do cateter:* pode resultar em peritonite e requer correção cirúrgica. O desalojamento após 10 a 14 dias geralmente deixa um trajeto (por 12 a 24 horas) durante o qual o cateter pode ser substituído (com cuidado).

Jejunostomia endoscópica percutânea (PEJ)

Recomenda-se aporte nutricional jejunal para se reduzir o risco de aspiração pulmonar, especialmente em pacientes que apresentam refluxo gastroesofágico e gastroparesia. A sonda de jejunostomia pode ser inserida (por endoscopia) através do trato PEG estabelecido, ou com kits específicos disponíveis comercialmente para punção de PEG. A colocação de sonda de jejunostomia diretamente no intestino delgado por técnicas de transiluminação/punção tem sido realizada e dispensa a necessidade de procedimento cirúrgico ou radiológico, no entanto possui mais riscos quando separada a PEG.

Aporte nutricional

A finalidade desses procedimentos endoscópicos é oferecer aporte nutricional de maneira mais segura e adequada. É, portanto, importante se assegurar de que pacientes e principalmente cuidadores sejam bem instruídos sobre os cuidados e os esquemas de nutrição enteral. Há necessidade de suporte e acompanhamento.

Leitura adicional

Neoplasia

Allum WH, Griffin SM, Watson A, Colin-Jones D on behalf of the Association of Upper Gastrointestinal Surgeons of Great Britain and Ireland, The British Society of Gastroenterology, and the British Association of Surgical Oncology. Guidelines for the management of oesophageal and gastric cancer. *Gut* 2002; 50 (Suppl V): v1–23.

American Society for Gastrointestinal Endoscopy. Stents for gastrointestinal strictures. *Gastrointest Endosc* 1998; 47: 588–93.

Leiper K, Morris AI. Treatment of oesophago-gastric tumors. *Endoscopy* 2002; 34: 139–45.

Vermeijden JR, Bartelsman JFWM, Fockens P *et al.* Self-expanding metal stents for palliation of esophagocardial malignancies. *Gastrointest Endosc* 1995; 41: 58–63.

Corpo estranho

American Society for Gastrointestinal Endoscopy. *Guideline for Management of Ingested Foreign Bodies*. ASGE Publication 1026. American Society for Gastrointestinal Endoscopy, 1995.

Quinn PG, Connors PJ. The role of upper gastrointestinal endoscopy in foreign body removal. In: *Gastrointestinal Endoscopy Clinics of North America* (series ed. Sivak MV). Philadelphia: WB Saunders, 1994, pp. 571–93.

Webb W. Management of foreign bodies of the upper gastrointestinal tract. *Gastroenterology* 1988; 94: 204–16.

Nutrição

American Society for Gastrointestinal Endoscopy. Role of PEG/PEJ in enteral feeding. *Gastrointest Endosc* 1998; 48: 699–701.

DeLegge MH, Sabol DA. Provision for enteral and parenteral support. In: *Handbook of Clinical Nutrition and Aging* (eds Bales CW, Ritchie CS). Totowa, NJ: Humana Press, 2003, pp. 583–95.

Sangramento

American Society for Gastrointestinal Endoscopy. The role of endoscopic therapy in the management of variceal hemorrhage. *Gastrointest Endosc* 1998; 48: 697–8.

Binmoeller KF, Soehendra N. 'Super glue'; the answer to variceal bleeding and fundal varices? *Endoscopy* 1995; 27: 392–6.

Cipolletta L, Bianco MA, Marmo R *et al*. Endoclips versus heater probe in preventing early recurrent bleeding from peptic ulcer: a prospective and randomized trial. *Gastrointest Endosc* 2001; 53: 147–51.

Imperiale TE, Chalasani N. A meta-analysis of endoscopic variceal ligation for primary prophylaxis of esophageal variceal bleeding. *Hepatology* 2001; 33: 802–7.

Iwase H, Maeda O, Shimada M *et al*. Endoscopic ablation with cyanoacrylate glue for isolated gastric variceal bleeding. *Gastrointest Endosc* 2001; 53: 585–92.

Jalan R, Hayes PC. UK guidelines on the management of variceal haemorrhage in cirrhotic patients. *Gut* 2000; 46 (Suppl 3–4): 1–15.

Lau JY, Sung JJ, Lee KK *et al*. Effect of intravenous omeprazole on recurrent bleeding after endoscopic treatment of bleeding peptic ulcers. *N Engl J Med* 2000; 343: 310–16.

Lau JY, Sung JJ, Lam YH *et al*. Endoscopic retreatment compared with surgery in patients with recurrent bleeding after initial endoscopic control of bleeding ulcers. *N Engl J Med* 1999; 340: 751–6.

Lo GH, Lai KH, Cheng JS *et al*. Emergency banding ligation versus sclerotherapy for the control of active bleeding from esophageal varices. *Hepatology* 1997; 25: 1101–4.

Messmann H, Schaller P, Andus T et al. Effect of programmed endoscopic follow-up examinations on the rebleeding rate of gastric or duodenal peptic ulcers treated by injection therapy: a prospective, randomized controlled trial. *Endoscopy* 1998; 30: 583–9.

Rollhauser C, Fleischer DE. Nonvariceal upper gastrointestinal bleeding. *Endoscopy* 2002; 34: 111–18.

Laine L, Peterson WL. Bleeding peptic ulcer. *N Engl J Med* 1994; **331**: 717–27.

Sarin SK, Gupta R. Endoscopic ligation plus sclerotherapy: two plus two make only three! *Gastrointest Endosc* 1999; 50: 129–33.

Esôfago

Ferraris R, Fracchia M, Foti M, Sidoli L, Taraglio S, Vigano L et al. Barrett's oesophagus: long-term follow-up after complete ablation with argon plasma coagulation and the factors that determine its recurrence. *Aliment Pharmacol Ther* 2007; 25(7): 835–40.

Kostic S, Kjellin A, Ruth M, Lonroth H, Johnsson E, Andersson M, Lundell L. Pneumatic dilatation or laparoscopic cardiomyotomy in the management of newly diagnosed idiopathic achalasia: results of a randomized controlled trial. *World J Surg* 2007; 31(3): 470–8.

Marchese M, Spada C, Costamagna G. Endoluminal fundoplication. *Minim Invasive Ther Allied Technol* 2006; 15(6): 356–65.

Shaheen NJ. The rise and fall (and rise?) of endoscopic anti-reflux procedures. *Gastroenterology* 2006; 131(3): 952–4.

Geral

Cotton PB, Sung J. Advanced digestive endoscopy; upper endoscopy. www.gastroHep.com, posted 2003.

Giday SA, Kantsevoy SV, Kalloo AN. Principle and history of natural orifice translumenal endoscopic surgery (NOTES). *Minim Invasive Ther Allied Technol* 2006; 15(6): 373–7.

Kantsevoy SV, Hu B, Jagannath SB et al. Technical feasibility of endoscopic gastric reduction: a pilot study in a porcine model. *Gastrointest Endosc* 2007; 65(3): 510–13.

Pasricha PJ, Fleischer DE, Kalloo AN. Endoscopic perforations of the upper digestive tract; a review of their pathogenesis, prevention and management. *Gastroenterology* 1994; 106: 787–802.

Ponsky JL. Endoluminal surgery: past, present and future. *Surg Endosc* 2006; 20(Suppl 2): S500–2.

Carr-Locke DA, Branch MS, Byrne WJ et al. Botulinum toxin therapy in gastrointestinal endoscopy. *Gastrointest Endosc* 1998; 47: 569–72.

Carr-Locke DA, Conn MI, Faigel DO. Developments in laser technology. *Gastrointest Endosc* 1998; 48: 711–16.

Kimmey MB, Al-Kawas F, Burnett DA et al. Electrocautery use in patients with implanted cardiac devices. *Gastrointest Endosc* 1994; 40: 794–5.

Colonoscopia e Sigmoidoscopia Flexível

História

A história da colonoscopia começa em 1958 no Japão, com o uso de uma gastrocâmera no interior do cólon por Matsunaga sob controle de fluoroscopia, com posterior desenvolvimento por Niwa de uma "sigmoidocâmera". Como era de se esperar, esses instrumentos só foram utilizados na prática por alguns entusiastas. Depois da invenção do feixe de fibra óptica por Hirschowitz em 1957-1960, para ser usado em um protótipo de gastroscópio de visão lateral, diversos entusiastas colorretais despertaram para novas invenções. O primeiro foi Overholt nos EUA, que começou com protótipos, em 1961, realizando a primeira sigmoidoscopia flexível com fibra óptica em 1963, e finalmente introduzindo um "colonoscópio flexível de fibra óptica" pequeno com visão frontal em 1966 (American Cytoscope Manufactures Inc.). Enquanto isso, Fox, no Reino Unido, e Provenzale e Revigas, na Itália, conseguiam imagens do cólon proximal através do uso de feixes de fibra óptica ou gastroscópicos de visão batem de maneira passiva sendo inseridos através de tubos introduzidos com auxílio de radioscopia ou puxados através de um "sistema" transintestinal de deglutição de "fio-guia e polia".

Em 1966 pesquisadores ocidentais se surpreenderam com a produção dos engenheiros japoneses (Olympus Optical and Machida) de colonoscópios notadamente mais eficientes, que combinavam a precisão de angulação em dois sentidos e uma haste com torque estável de gastrocâmeras mais modernas, com feixe de fibra óptica, embora, inicialmente, as limitações da tecnologia japonesa com fibra de vidro restringissem o controle de angulação para o máximo de 90° (devido à fragilidade das fibras) permitindo ângulo de visão de 70°.

A polipectomia gástrica com alça foi descrita pela primeira vez por Niwa, no Japão, em 1968-9, e a remoção com alça diatérmica de pólipos colônicos foi desenvolvida em 1971 por Dehyle na Europa e Shinya nos EUA.

Na metade da década de 1970 foram introduzidos os instrumentos com precisão de angulação nos quatro sentidos, e em 1963 foi lançado o videoendoscópio (Welch-Allyn, USA). Embora a produção dos colonoscópios continuasse em pequena escala por um determinado tempos nos EUA, Alemanha, Rússia e China, a associação de conhecimentos de mecânica, óptica e eletrônica dos fabricantes de câmeras japonesas passaram a controlar o atual mercado de colonoscópios convencionais, com diversos produtos inovadores em testes em Israel e EUA.

Indicações e limitações

O lugar da colonoscopia na prática clínica depende da situação e circunstâncias locais, bem como da presença de especialistas em endoscopia. Embora a colonoscopia seja considerada o exame "padrão ouro", a colonoscopia virtual por tomografia computadorizada ou mesmo o enema baritado com duplo contraste, isoladamente, podem ser considerados, por alguns, como exames adequados para pacientes de baixo risco, quando a intervenção terapêutica, histologia, ou diagnóstico mais detalhado não é necessário. Da mesma forma, quanto à logística, segurança e aceitação por parte dos pacientes, a sigmoidoscopia flexível exerce importante papel para pacientes bem selecionados com sintomas mínimos, e vem sendo considerada útil no *screening* populacional em determinados países que não dispõem de recursos para oferecer a colonoscopia total.

Enema baritado com duplo contraste

Apesar das limitações, o enema baritado com duplo contraste ainda é um método bem seguro (uma perfuração em 25 mil exames) para avaliar a configuração do cólon, a presença de doença diverticular, e a ausência de constrições e lesões grandes. Serviços onde a colonoscopia foi divulgada e desenvolvida, utilizam o enema baritado para pacientes de baixo risco – pacientes que se apresentam com dor, alterações de hábito intestinal ou constipação; mostrando também derrames extramurais ou fístulas invisíveis para o endoscopista. Com algumas justificativas, a técnica de enema com um único contraste, descrita por Gilbertsen como "método de excelência para mostrar cânceres inoperáveis", ficou obsoleta. Mesmo os enemas baritados com duplo contraste de boa qualidade apresentam limitações, que incluem a não detecção de lesões grandes devido a sobreposição de alças (principalmente na região sigmoide), e erros de interpretação ao diferenciar fezes sólidas e neoplasias ou espasmos e constrições, com falta de precisão especificamente para lesões planas como angiodisplasias ou alterações inflamatórias discretas e pólipos de pequenas proporções (2-5 mm).

Colografia por tomografia computadorizada

A colografia por tomografia computadoriza (colonoscopia virtual) supera o enema baritado com vantagens, como rapidez e ausência de preenchimento do cólon com meio de contraste denso. A colografia por TC requer a revisão de inúmeras imagens em branco e preto, e boa experiência do radiologista ou tecnólogo que realiza o exame. Alguns pacientes difíceis para a colonoscopia por questões anatômicas ou aderências pós-operatória são melhor examinados quando se associa colonoscopia limitada ao cólon esquerdo – área de maior desafio para as imagens, porém com maior importância em reação a patologias de relevância clínica, com colografia virtual ou enema baritado visando o estudo do cólon proximal. A colografia virtual tem a vantagem de ser realizada antes ou depois da colonoscopia e com o mesmo preparo intestinal. Entretanto, em termos de satisfação para o paciente, é necessário se submeter e suportar o mesmo tipo de preparo; a distensão gasosa pode ser dolorosa radiologistas não utilizam sedação.

Colonoscopia e sigmoidoscopia flexível

A colonoscopia e a sigmoidoscopia flexível dão melhores resultados se comparadas à radiologia com contraste ou colografia virtual, pois possuem maior precisão e possibilidade de realização de histologia e conduta terapêutica. A visualização colorida e a possibilidade de biópsia tornam a colonoscopia total bastante relevante para pacientes que apresentam sangramentos, alteração de frequência intestinal, ou diarreia. A sigmoidoscopia flexível isoladamente é suficiente para alguns pacientes com dor na fossa ilíaca esquerda. Devido à sua grande precisão e possibilidades terapêuticas, a colonoscopia pode ser indicada para qualquer paciente de risco para câncer – nos quais a detecção e remoção de adenomas é importante para o futuro e também como prognóstico de risco a longo prazo. A colonoscopia, portanto, é o método de escolha em diversas indicações clínicas e como exame de triagem e seguimento no câncer (Tabela 6.1). A colonoscopia também é particularmente importante para pacientes em pós-operatório, para inspeção em detalhada (e coleta de biópsia, se necessário) de deformidades na anastomose, evitando-se assim as dificuldades de obtenção de expansão adequada em derrames de estoma para imagem radiológica.

Procedimentos combinados

A associação dos dois procedimentos (colonoscopia e colografia virtual ou enema baritado de duplo contraste) mostra vantagens potenciais. Usando insuflação com dióxido de carbono (CO_2) na colonoscopia ou sigmoidoscopia flexível, o cólon deve estar totalmente desinflado após 10-15 minutos, o que permite realizar imediatamente o enema baritado com duplo contraste. A distensão é rotina em colografia virtual, tornando ideal a associação com colonoscopia enquanto o enema baritado de duplo contraste pode ser pre-

Tabela 6.1 Colonoscopia: indicações e riscos.

Indicações de alto risco	Indicações de baixo risco
Anemia / sangramento / perda de sangue oculto	Constipação
Diarreia persistente	Flatulência
Avaliação de doença inflamatória	Alteração de hábito intestinal
Risco genético para câncer	Dor
Alteração ao exame de imagem	
Terapêutica	

judicado, caso o cólon já se encontre preenchido com ar e, apresentando limitação de novo preenchimento com contraste e bário. A realização de biópsias durante colonoscopia com pinças padrão não representam contraindicação para distensão do cólon e subsequente enema baritado com duplo contraste ou colografia por TC. A realização de outros exames após polipectomia de pólipos penduculados também é segura, no entanto a maior probabilidade de eletrocoagulação profunda após *hot biopsy* ou polipectomia de pólipos sésseis contraindicam o uso de pressão de distensão. A perfuração por enema baritado de duplo contraste é rara embora a peritonite por bário possa ser fatal.

Limitações da colonoscopia

Exame incompleto ocorre provavelmente devido a preparo intestinal inadequado, formação de alças, pouca habilidade manual na operação do instrumento ou lesão obstrutiva. Procedimentos de auditoria em 2004 no Reino Unido mostraram taxa de sucesso de 75%, algo inferior em alguns centros. Se não se atingir a valva ileocecal e que esta seja bem identificada através de boa visualização do ceco, não se pode confirmar o sucesso.

***Erros grosseiros de lesões por colonoscopia e pontos cegos podem acontecer na localização e verificação de* blind spots** mesmo para endoscopistas mais experientes. Existem áreas cegas, com possibilidade de se perder lesões grandes, que ocorrem principalmente no ceco, ao redor de curvaturas agudas e na ampola retal. O exame de colonoscopia realizado com rigor confere precisão de 90% para lesões pequenas, mas nunca 100%. A dupla revisão de várias séries de colonoscopias por dois especialistas em endoscopia mostraram apenas 15% de perda de pólipos com menos de 1 cm de diâmetro. Entretanto, todo colonoscopista já se deparou com o desprazer de visualizar um pólipo grande durante a inserção, perdendo totalmente a lesão durante a retirada, quando o cólon se torna enrugado após manobras de retificação do colonoscópio.

Riscos, complicações e eventos não planejados

A colonoscopia tende a ser mais arriscada que o enema baritado (aproximadamente uma perfuração em 1.500 exames de colonoscopia em estudos publicados contra 1: 25.000 para o enema baritado), com a certeza de que a colografia por TC é comprovadamente ainda mais segura. Muitos estudos publicados sobre complicações da colonoscopia, todavia, envolvem pouca experiência, instrumentos defasados e certamente uma dose importante de pessimismo. No St Mark's Hospital, Londres, foram descritas três perfurações durante as últimas 20.000 colonoscopias diagnósticas por todos os que realizaram o exame. Entretanto, essa é uma experiência de um hospital especializado e, embora mostre o potencial da técnica, ela não é representativa do que acontece em geral. Endoscopistas pouco habilidosos, que utilizam sedação pesada ou anestesia geral para suprir suas limitações, correm sérios riscos. Não é vergonha, portanto, ocasionalmente abandonar a colonoscopia em favor da colografia por TC.

Perfurações com a ponta da haste ou ponta do aparelho

Essas perfurações são geralmente causadas por pouca experiência e uso indevido de força, quando se empurra ou recua o instrumento. Num cólon patológico, fixo, necrótico ou ulcerado, entretanto, o uso de uma força que seria segura em um cólon sadio pode se tornar perigosa. Tanto a ponta como uma alça formada pela haste do instrumento podem perfurar. A perfuração por alças formadas pela haste são geralmente maiores do que o esperado, portanto, na dúvida, recomenda-se cirurgia. Quando a cirurgia é realizada logo após colonoscopia de rotina, podemos observar pequenas lacerações no aspecto seroso antemesentérico do cólon e detectar hematomas no mesentério. Em outros casos o baço pode ser avulsionado durante manobras de retificação, quando a ponta é enganchada ao redor da flexura esplênica.

Perfurações por pressão de ar

Aqui estão incluídas "explosão de divertículos", "pneumoperitônio" e perfuração ileocecal pós-colonoscopia do cólon sigmoide. Uma pressão de ar surpreendentemente alta podem ser decorrentes da impactação da ponta do endoscópio sobre um divertículo ou, se a insuflação é excessiva, por exemplo, ao se tentar distender ou passar por uma constrição ou por segmento comprometido por doença diverticular grave. A utilização de insuflação com CO_2 evita sequelas graves, pois o gás é rapidamente absorvido. Divertículos possuem parede fina e também podem ser perfurados pela pinça de biópsia ou ponto do aparelho. É surpreendentemente fácil confundir o orifício de um divertículo de colo largo com o lúmen intestinal, ou identificar erroneamente como um divertículo invertido (geralmente observado no cólon proximal) como um pequeno pólipo séssil.

Episódios hipotensivos

Episódios hipotensivos ou até parada cardiorrespiratória podem ser desencadeados pela associação de excesso de sedação e estímulo vagal intenso devido à colonoscopia prolongada ou vigorosa. A hipóxia é particularmente importante em pacientes idosos, e deveria ser considerada ultrapassada, uma vez que hoje temos a oximetria de pulso (ou capnografia de CO_2) utilizada rotineiramente, e administração de oxigênio nasal profilática para pacientes que recebem sedação.

Infecções

A antibioticoterapia profilática, citada em outro capítulo (ver pág. 26-7), é importante somente para um grupo de pacientes bem definido: após prótese de válvulas cardíacas, pacientes em imunossupressão ou imunodeprimidos, e pacientes com enxerto de válvula ou endocardite infecciosa prévia. Pode ocorrer septicemia por Gram-negativos devido à instrumentação (especialmente em neonatos e idosos); febre sem explicação pós-procedimento ou colapso vascular são fenômenos que merecem investigação através de hemocultura, com abordagem e conduta apropriada.

Manejo pós-complicações

Procedimentos terapêuticos inevitavelmente aumentam o risco de complicações. Entre os procedimentos temos as dilatações (4% de uma perfuração em nossos casos), eletrocoagulação de pontos sangrantes, e polipectomias sésseis. Entretanto, o riscos são notadamente pouco frequentes, se comparados à morbidade e mortalidade, considerada aceitável para cirurgia. Generalizando (e talvez exagerando): "o azar na endoscopia leva à cirurgia, e o azar na cirurgia leva à morte". O endoscopista deve estar preparado para enfrentar problemas e somente realizar procedimentos terapêuticos se tiver suficiente conhecimento e experiência, e equipe de cirurgia de apoio.

Vale lembrar ainda que fatalidades são descritas após perfuração por colonoscopia, sendo seguidas de cirurgia desnecessária (em vez de se confiar na abordagem conservadora e cobertura antibiótica). A decisão de operar ou não após complicação é bem sutil, mas o axioma deve ser "na dúvida, opere" – embora todo cirurgião convocado deva estar atento ao caso em particular. A maioria das perfurações terapêuticas é de pequeno calibre e ocorre em cólon bem preparado, às vezes consideradas para abordagem conservadora. Por exemplo, a perfuração após eletrocoagulação de pontos de angiodisplasia no ceco tem chances razoáveis de selar espontaneamente (com o paciente imobilizado e recebendo antibióticos). Em contraste, uma perfuração após colonoscopia vigorosa e difícil, principalmente se o preparo intestinal não foi adequado, indica cirurgia exploratória, pois deve haver grande comprometimento no cólon.

Segurança

A segurança durante a colonoscopia depende da habilidade e delicadeza da técnica empregada, evitando a dor (ou excesso de sedação, que mascara a reação à dor, além de contribuir para o risco farmacológico). Antes de se iniciar a colonoscopia é impossível saber se existem aderências, se o intestino é facilmente distensível, se o mesentério se encontra livre e flutuante ou fixo; lembrando que a dor é o único aviso de que o intestino ou seus anexos estão sob tensão demasiada. O endoscopista deve estar atento a qualquer manifestação do paciente; desde um discreto gemido de um paciente sedado – que pode equivaler a um grito de dor de um paciente não sedado. Ademais, é perigoso administrar doses repetidas de sedativos endovenosos, anestesiando o paciente sem contar com assistência de anesthesiologista presente. Nesses casos é mais seguro abandonar o procedimento e remarcar um novo procedimento com anestesia. *A colonoscopia completa nem sempre é uma técnica possível, mesmo para especialistas.*

Caso exista história de cirurgia abdominal ou sépsis, ou quando o instrumento encontra resistência à sua progressão parecendo estar "preso", ou se o paciente apresenta dor, a conduta correta é parar o procedimento. Endoscopistas experientes aprendem a aguardar, e tornam-se obsessivos quanto ao manejo adequado dos controles, estando preparados para desistir em qualquer situação que se mostre difícil e arriscada, tentando novamente após mudança de posição ou manobra adequada. Frequentemente os iniciantes assumem uma abordagem incansável ("colisão e ímpeto"), podendo ser insensíveis à dor do paciente, o que é bem frequente, em técnica inadequada. Apesar dos riscos envolvidos, a colonoscopia em mãos habilidosas é bastante segura; certamente justificada pela margem de risco e a grande morbidade da cirurgia de cólons (geralmente alternativas). Para endoscopistas menos experientes a associação de colografia com TC para casos "difíceis" poderia reduzir riscos – com encaminhamento a especialistas no caso de achados patológicos.

Consentimento informado

Antes de procedimentos invasivos, como colonoscopia, é indispensável solicitar a assinatura do termo de consentimento informado de cada paciente ou responsável, devido aos riscos inerentes e possíveis complicações. O paciente precisa compreender por que está se submetendo ao procedimento de colonoscopia, os benefícios, riscos, limitações e alternativas, devendo contar também com a oportunidade de fazer qualquer tipo de pergunta ao médico e à equipe. A precisão das informações sobre riscos varia conforme o país e, devendo ser personalizadas segundo as ansiedades e expectativas de cada paciente. Alguns pacientes aguardam para assinar após terem completo conhecimento sobre o procedimento, alguns se sentem incomodados e desconfortáveis com determinadas afirmações, como o improvável risco de morte, descritas em informativos ou mesmo relatadas. Complicações com incidência maior de 1:100 ou 1:200 devem ser claramente explicadas, para que haja franca discussão dos pontos positivos e negativos antes do procedimento terapêutico para remoção de pólipos sésseis grandes ou dilatações de constrições. Idealmente, o endoscopista cita sua experiência e estatísticas.

É racional em nossa experiência prática informar a todos os adultos da remota possibilidade de sangramento retardado pós-polipectomia, podendo ocorrer até 14 dias pós-procedimento, no caso de um pólipo ser identificado incidentalmente durante o exame de colonoscopia, necessitando de remoção (mesmo que o procedimento seja considerado para fins de "diagnóstico"). A maioria dos pacientes consente imediatamente, embora seja de bom senso que haja uma conversa sobre aspectos práticos relevantes. Por exemplo, se o paciente tem férias marcadas ou deseja viajar no feriado para locais distantes, compromisso com festas ou eventos sociais importantes, como casamento, é necessário informar e desencorajá-lo, para que não assuma riscos, ficando talvez prejudicado caso haja alguma complicação, como já foi devidamente informado e justificado.

Contraindicações e risco de infecção

Existem poucos pacientes em que a colonoscopia é contraindicada. Qualquer paciente com indicação para laparotomia diagnóstica por doença de cólons é adequado para colonoscopia para tentar evitar a cirurgia e, em geral a colonoscopia é indicação em casos de baixo risco, com esperança de se evitar cirurgia.

- A colonoscopia é contraindicada até 3 meses após o *infarto do miocárdio*, devido ao risco de arritmia.
- Não existe contraindicação para colonoscopia (sem fluoroscopia) durante a gestação, embora prevaleça o bom senso, sendo melhor evitar em pacientes com história de *aborto*.
- *Na doença inflamatória aguda ou grave* (colite ulcerativa ou isquêmica, doença de Crohn) por distenção abdominal sugerindo maior risco de perfuração, a colonoscopia só deve ser indicada quando existem bons motivos e muita cautela. Caso se observe úlceras profundas e grandes, a parede intestinal deve estar fragilizada e será importante limitar ou abandonar o procedimento. Após radioterapia, especialmente um ano ou mais após exposição, áreas de estenose ou obstrução instestinal podem ser facilmente perfuradas sem muita força. Se a inserção se mostrar difícil, é melhor desistir.
- A colonoscopia é contraindicada durante 2 a 3 semanas após diverticulite aguda, devido ao risco de perfuração do abscesso ou cavidade. Não devendo ser realizada, ou conduzida apenas mediante cuidado redobrado e o mínimo de insuflação, em pacientes com acentuada *dor abdominal, peritonismo e peritonite*. Septicemia e infecção são considerações para determinados pacientes. A passagem de um colonoscópio (ou qualquer método de investigação com instrumentos ou insuflação de ar ou bário) causa liberação transitória de organismos do intestino para a corrente sanguínea e a cavidade peritoneal. Isso constitui contraindicação relativa para endoscopia em pacientes em *franca ascite* ou *diálise peritoneal*.
- Pacientes que se submeteram à *prótese valvular cardíaca*, ou *enxerto aórtico recente*, ou em *imunossupressão*, ou *imunodeprimidos*, ou com *história de endocardite*, devem ser protegidos de início com administração de antibióticos (ver pág. 26-7). Não existe contraindicação para exame em pacientes infectados (p. ex.: pa-

cientes com diarreia infecciosa ou hepatite), pois todos micro-organismos e vírus podem ser inativados por procedimento de desinfecção e limpeza de rotina. Esporos de micobactérias, entretanto, requerem períodos muito mais prolongados de exposição de desinfetantes portanto, após o exame de pacientes com hipótese de tuberculose, e antes ou depois de exame em pacientes com AIDS (susceptíveis e possíveis portadores de micobactéria), recomenda-se exposição prolongada a agentes desinfetantes (ver capítulo 2).

A história deve ser colhida pela enfermagem ou pelo próprio médico, durante o processo de obtenção do consentimento, incluindo antecedentes relevantes e utilização de medicamentos. Por razões óbvias, medicamentos como anticoagulantes ou insulina podem afetar o manejo dos pacientes. O uso de marca-passo contraindica ressonância magnética ou coagulação plasmática com argônio (APC). Curtas rajadas de diatermia de baixa potência, como as utilizadas na maioria das polipectomias, não afetam marca-passos modernos, bem isolados. Pacientes com desfibriladores implantados, entretanto, apresentam risco de erros de disparo durante diatermia. Tais pacientes necessitam de monitoramento cardíaco completo durante a eletrocirurgia, com um técnico presente para ativar e desativar seu dispositivo antes e depois do procedimento.

Preparo do paciente

A maioria dos pacientes consegue fazer o preparo intestinal em casa, chegando à colonoscopia e caminhando logo após o procedimento. As rotinas de preparo dependem de questões locais e organização, orientações fornecidas, fatores individuais, etc. Em geral, depende dos seguintes fatores:
- Custo;
- Instalações;
- Tipo de preparo intestinal e sedação utilizada;
- Idade e atual situação do paciente;
- Necessidade de outros procedimentos terapêuticos;
- Cuidados da enfermagem, recuperação e internação em hospital-dia (*day-care*).

Colonoscopistas experientes, em clínicas privadas ou grandes centros, são motivados a organizar rotinas de atendimento rápido com atendimento ambulatorial, mesmo para pacientes portadores de grande pólipos. Alguns países não usam sedação rotineiramente (Holanda, Japão), outros (Inglaterra, Estados Unidos), insistem nessa questão. Para países com número suficiente de anestesiologistas (França, Itália e Austrália), utiliza-se anestesia geral de rotina na colonoscopia, apesar de nossa opinião contrária. Tais variáveis resultam em um extraordinário espectro de desempenho ao redor do mundo, desde colonoscopistas muito habilidosos, que somente precisam do paciente por menos de uma hora para realizar o procedimento em clínica privada ou hospital-dia, com menos experiência até aqueles com o suporte de um hospital, que acreditam que várias horas de permanência intra-hospitalar, ou mesmo uma noite de internação, sejam fundamentais e muito mais seguras.

A colonoscopia pode ser realizada rápida e facilmente para a maioria dos pacientes. Isso requer instalações de um hospital-dia, bem preparadas e prontas para lidar com pacientes, e endoscopista confiante e com habilidade suficiente para trabalhar com delicadeza e de maneira razoavelmente rápida. A abordagem deve ser bastante flexível. Apenas raros pacientes devem ser admitidos no hospital antes ou após o procedimento. Os bem idosos, muito graves ou constipados, podem necessitar de supervisão profissional durante o preparo intestinal. Pacientes muito frágeis podem necessitar de uma noite de internação e observação, caso as possibilidades de tratamento em casa não sejam adequadas ou residam muito longe. Realizamos admissão hospitalar de alguns pacientes para polipectomia, principalmente se a lesão for muito grande e séssil, se o paciente apresenta diátese hemorrágica e sangramento ou faz uso de anticoagulantes ou antiplaquetários (clopidrogel, etc.). No entanto, mesmo para esses pacientes, contando que morem em regiões próximas de grande centros, e quando completamente informados sobre a conduta em situações de risco ou crise, é possível o manejo em ambulatório, já que as complicações são raras e em determinados casos, podem ser "retardadas", aparecendo vários dias pós-procedimento.

Preparo intestinal

É necessário que o médico, enfermagem ou membro da equipe, esteja disponível para conversar com o paciente no momento do agendamento, explicando o procedimento, que envolve preparo intestinal adequado para o exame – embora as orientações impressas sejam suficientes. Para a maioria dos pacientes o preparo intestinal para o procedimento de colonoscopia e tudo que antecede o procedimento (aqui se inclui medo de tratamento indigno, experiência de dor, eventuais achados ao exame) é muito pior do que a realidade da colonoscopia, *per se*. Toda forma de suavizar e animar os pacientes para que entendam e sigam as orientações dietéticas e preparo intestinal para o procedimento, tem grande valor. Alguns minutos gastos explicando e motivando os pacientes ajuda a evitar um exame prolongado, desagradável e impreciso, devido a preparo inadequado. Os pacientes precisam saber que o cólon bem preparado se apresentará limpo e fácil ao exame tal qual o exame da boca – já o preparo deficiente pode levar a um exame mais lento, impreciso e ruim.

Preparo simplificado

Em geral, apenas enemas são eficientes para sigmoidoscopia flexível ou colonoscopia distal em cólon normal. O paciente geralmente não necessita de dieta; utiliza-se um ou dois enemas de fosfato de sódio (p. ex.: Fleet Phospho-soda, Fletchers', Microlax), que pode ser autoadministrados ou com a ajuda da enfermagem. O exame pode ser realizado logo após evacuação – geralmente em 10 a 15 minutos – para não haver tempo de progressão de novo conteúdo no intestino proximal e descendente. O cólon pode ser preparado com perfeição até o cólon transverso em pacientes jovens (nota: em bebês o uso de fosfatenemas são contraindicados devido ao risco de hiperfosfatemia). Observar que pacientes com tendência a desmaios ou sintomas intestinais funcionais (dor, flatulência, etc.) são mais propensos a distúrbio vasovagal pós-fosfatenemas; esses pacientes devem ser supervisionados ou ter à disposição um botão de chamado de enfermagem. As portas dos lavatórios devem abrir e fechar para dentro e para fora, no caso de o paciente desmaiar contra a porta.

Doença diverticular ou estenoses requerem preparo intestinal completo, mesmo para exames limitados, pois o preparo intestinal é menos eficiente e os fosfatenemas podem não ser efetivos.

No caso de obstrução, o preparo oral é perigoso, podendo ser até fatal. Na pseudo-obstrução ou no íleo-paralítico, o preparo normal simplesmente não funciona. Deve-se administrar um ou mais enemas de grande volume (os cólons suportam até 1l ou mais). Pode-se adicionar ao enema um laxante de contato como oxifenisatina (300 mg) ou uma dose de bisacodil para melhorar a evacuação (ver abaixo).

Preparo completo

O objetivo do preparo completo é limpar todo o cólon, principalmente as porções proximais, que são caracteristicamente revestidas de uma superfície residual após dietas com limitação. Entretanto, pacientes e cólons também variam. Há vários tipos de preparação para diferentes pacientes, geralmente sendo necessário adaptar o preparo às necessidades individuais. Pacientes que apresentam constipação precisam de preparo extra; pacientes portadores de colite grave podem não se adequar a condutas diferentes de uma simples solução de soro fisiológico morno ou água como enema. Preparações que sejam não palatáveis, que fizeram o paciente vomitar ou falharam no preparo, provavelmente serão igualmente falhas em outras ocasiões, sendo necessário substituí-la por outra diferente.

Dietas e medicamentos

Restrições dietéticas são cruciais para o preparo. O paciente não deve ingerir alimentos com altos índices de resíduos durante 24 a 48 horas antes da colonoscopia (evitar musli, vegetais fibrosos, cogumelos, frutas, nozes, uvas-passas, etc.). A ingestão somente de líquidos claros por 24 horas é até melhor desde que o paciente seja colaborativo, embora isso não seja obrigatório. Alimentos leves e de fácil digestão (sopas, omeletes, batata, queijo ou sorvete) podem ser consumidos até o almoço do dia anterior à colonoscopia. Somente a janta e o café da manhã devem ser substituídos por líquidos. Chá e café (com um pouco de leite, se necessário) podem ser ingeridos até o último minuto desde resíduos líquidos não apresentem problema para o endoscopista.

Sucos de frutas ou cerveja podem ser melhor aceitos por determinados pacientes ao invés de água, quando em grandes quantidades. Vinho branco ou espumantes podem ajudar durante o jejum, melhorando o humor. Entretanto, o vinho tinto é contraindicado, pois contém ferro e tanatos, tornando o conteúdo intestinal negro e pegajoso. Outras bebidas claras, como raspadinha, sorbet (não contendo frutas vermelhas), consomê (quente ou frio), coquetéis ou ponche de frutas ou água de hortelã podem se usados até o último minuto. Não deve haver razão para manter o paciente voraz e privado de calorias no momento da colonoscopia.

Medicamentos ou suplementos contendo ferro devem ser interrompidos ao menos 3 a 4 dias antes da colonoscopia, pois os tanatos de ferro orgânico produzem fezes viscosas e pigmentadas de preto, que interferem na inspeção, causando dificuldade para limpeza. Agentes constipantes também devem ser interrompidos 1 a 2 dias antes, mas a maioria dos outros medicamentos pode ser continuada, como de hábito, com modificação no regime de anticoagulantes e retirada de clopidrogel e outros agentes similares antiplatequetários por uma semana.

Orientações dietéticas por escrito, incluindo instruções e informações são de grande valor já que muitos pacientes estão ansiosos por bons resultados e se enquadram perfeitamente nas recomendações, procurando seguir as orientações à risca. Informações precisas reduzem ansiedade e evitam ligações telefônicas para maiores esclarecimentos.

Regimes orais

Diferentes regimes orais são utilizados de maneira universal, substituindo a abordagem tradicional "purgante + enema" por serem mais eficientes e causarem menos dor. Por outro lado, determinados pacientes não conseguem ingerir 3 a 4l de volume líquido, podendo apresentar distensão desconfortável, náuseas ou vômitos, ou simplesmente por não gostarem do sabor da solução. Pesquisas adicionais são necessárias para criar um reagente ideal - um pó que pudesse ser enviado pelo correio, que possa ser dissolvido produzindo volume aceitável e de sabor agradável, com a associação de solutos não absorvíveis e eletrólitos, contendo também um ativador intestinal fisiológico ou procinético que aumente a velocidade do transito intestinal.

Soluções de eletrólitos balanceadas são fisiológicas e incluem quantidades corretas de sódio, cloreto de potássio e bicarbonato, evitando a perda de eletrólitos. Infelizmente o sabor dos aditivos (especialmente KCl e Na$_2$SO$_4$) é bem desagradável, assim, 10 a 20% dos pacientes apresentam náuseas ou vômitos, resultando em alteração do preparo. Somente soro fisiológico (0,9%) já foi usado em alguns centros com a vantagem de ser barato e fácil de ingerir, embora menos "fisiológico".

Solução eletrolítica para PEG

Soluções de eletrólitos balanceadas com polietilenoglicol (PEG) – são amplamente utilizadas. Principalmente por se tratar de abordagem aprovada pelo FDA (p. ex.: GolytelyR, NulytelyR, ColyteR, KleenPrepR, etc.) com sabores bastante agradáveis, embalagem conveniente, e de fácil prescrição, mas muito caras. Embora o componente PEG da solução de eletrólitos com PEG contribua como o maior percentual em peso, volume e custo, é responsável por uma fração minoritária da osmolaridade (sais de sódio, são os componentes mais relevantes para osmolaridade e necessários do ponto de vista fisiológico). Mesmo resfriado, seu sabor é desagradável devido ao Na$_2$SO$_4$, bicarbonato, e KCl, incluídos para mimetizar os fluidos corpóreos. Modificações da fórmula original (NulytelyR) omitindo Na$_2$SO$_4$ e, reduzindo o KCL melhoram discretamente o sabor. Outra variante recente, aparentemente mais popular e eficiente, é a MoviprepR, que combina solução de eletrólitos com PEG e ácido ascórbico.

A aceitação dos preparos orais de soluções de eletrólitos com PEG podem ser melhorada sem comprometer os resultados do ponto de vista do endoscopista, mudando-se apenas a forma de administração do volume para duas metades (administração fracionada), com ingestão da maior parte do volume líquido na noite anterior e o restante na manhã do exame. Existem estudos conflitantes mostrando a adição de agentes procinéticos ou laxantes para melhorar resultados, mas o consenso é negativo.

Manitol

O manitol (e semelhantes, sorbitol ou lactulose) é um dissacarídeo, para o qual o organismo não possui enzimas de absorção. Encontra-se disponível para uso em soluções endovenosas que podem ser ingeridas. A solução de Manitol é um líquido isosmótico a 5% (2 a 3l) que age como purgante hipertônico a 10% (1l) com correspondente perda eletrolítica e de fluidos corpóreos durante a diarreia que provoca, embora esse fenômeno seja apenas preocupante em idosos, mas pode ser revertido rapidamente ao normal através da ingestão. O sabor adocicado da solução pode ser nauseante, mas o sabor costuma ser reduzido esfriando-se ou adicionando-se suco de limão ou outros sabores. Em geral as crianças tendem a vomitar o que é ingerido. No caso de preparo para colonoscopia de urgência a solução de Manitol (1*l* de manitol a 10% para beber gelado em 30 minutos, seguido de 1*l* de água) é uma forma útil de se conseguir o preparo intestinal (em 2 a 3 horas).

Com Manitol há risco potencial de explosão, pois as bactérias do cólon possuem enzimas para metabolizar manitol e carboidratos semelhantes formando concentrações explosivas de hidrogênio. **Quando são usados carboidratos no preparo, a eletrocirurgia é perigosa** a menos que se use insuflação com CO_2, ou todo o gás dos cólons seja trocado várias vezes através de aspiração e reinsuflação de ar ambiente.

Sais de magnésio

Citrato de magnésio e outros sais de magnésio são pouco absorvidos, atuando como "laxante osmótico". O poder catártico de águas ricas em sais de magnésio, provenientes de estações de águas, é conhecido desde os tempos do Império Romano. PicolaxR é uma marca que contém a associação de citrato de magnésio (do óxido de magnésio e ácido cítrico) e bisacodil (da ação bacteriana sobre o picossulfato de sódio). Tem sabor aceitável e funciona bem para a maioria dos pacientes. Caso haja ingestão de grande quantidade de líquidos, não é necessário enema.

O citrato de magnésio (1*l* de solução a 10% ou 100 g de óxido de magnésio e ácido cítrico em pó) parece ser eficiente e rapidamente disponível. Quando em pó, forma grande volume de espuma liberando calor, necessitando de vasilhame grande para resfriar e cubos de gelo, até que fique totalmente claro e dissolvido. Alguns indivíduos sentem sabor agradável de limão, outros, sabor amargo – isso pode ser contornado adicionando-se açúcar, adoçante, e/ou sabores, para tomar um copo de uma só vez, seguido de outro copo de líquido claro. Entre 2 a 3 horas se espera diarreia indolor.

Para os mais constipados, o sulfato de magnésio, de sabor desagradável, é eficiente se tomado em doses repetidas (5 ml dos cristais em 200 ml de água quente de hora em hora, seguido de suco e outros líquidos). É garantia praticamente certa.

Fosfato de sódio

Fosfato de sódio, apresentando sabor com metade do poder do enema fosfatado (Fleet Phospho-SodaR), e administrado por via oral, com diversos relatos positivos quando testado contra 4*l* de preparo de solução de eletrólitos com PEG. Parece ser tão eficiente quanto a solução de eletrólitos com PEG, embora significativamente mais aceitável, principalmente devido ao volume ingerido que é de apenas 90 ml. O sabor em geral não é aprovado, mas a questão pode ser resolvida pela introdução de comprimidos de Phospo-Soda. O fosfato de sódio deve ser seguido de no mínimo 1 *l* de outros líquidos claros a escolher – água, sucos, etc.

Não se conduziu nenhum estudo de grandes proporções frente a outros regimes eficientes e aparentemente aceitáveis, como a associação laxativo / citrato de magnésio. Como existe uma preocupação em relação a risco de distúrbio eletrolítico significativo (hipocalemia, hipocalcemia, hiperfosfatemia), que pode desencadear arritmias cardíacas, o fosfato de sódio não é indicado para indivíduos portadores de comprometimento renal, isso inclui a maioria dos pacientes idosos.

Rotina de administração oral

Seguidas as instruções para a dieta com poucos resíduos, o paciente deve receber vaselina ou creme barreira para evitar edema perianal (de preferência incolor para não afetar as lentes do endoscópio uma vez que o endoscópio é inserido via anal).

Soluções eletrolíticas de PEG

Como citado supra, grandes volumes de soluções de eletrólitos com PEG são ideais quando administradas em duas doses, iniciando-se na noite anterior, e o restante, na manhã do exame, para que o conteúdo cecal permaneça líquido. Caso se agende o exame para o período da tarde e o paciente não venha de lugares distantes, ambas a doses podem ser bebidas no dia do procedimento. Na dúvida, pode ser ingerido um laxante (4 a 6 comprimidos de laxativo senosídeo ou 2 a 3 comprimidos de bisacodil) na noite anterior para "preparar a bomba".

As soluções de eletrólitos com PEG podem ser bebidas num ritmo de 1,5 l/h (250 ml /10 min inicialmente). Esfriar a solução melhora a palatabilidade, mas pode causar resfriamento excessivo no paciente. Não é recomendado adicionar sabores com açúcar, pelo risco teórico de aumentarem a absorção de sódio; no entanto o uso de adoçantes evita essa ocorrência. Soluções de fosfato de sódio podem ser facilmente suavizadas com um toque de bebida mais agradável, seguido de um ou mais litros de qualquer líquido durante uma ou duas horas.

O paciente deve ser estimulado a manter as atividades normais, ao invés de ficar sentado e imóvel durante o período de ingestão líquida; o exercício estimula o trânsito instestinal e a evacuação. Deve-se interromper temporariamente a ingestão do volume líquido, caso desencadeie náusea ou distensão muito desconfortável. A ação intestinal deve se iniciar em aproximadamente uma hora, e a eliminação será clara, ocorrendo geralmente em 2 a 3 horas e a colonoscopia pode ser iniciada 1 a 2 horas depois. Talvez o endoscopista precise aspirar grandes quantidades de líquido durante o exame, mas o paciente pode ser poupado de ter de alterar a dieta, sentir cólicas e efeitos vasovagais gerados por regimes laxantes. Em geral o resultado é muito bom, desde que todo volume (ou quase todo) seja ingerido. Para 10% dos pacientes em que náusea e vômitos impedem a ingestão, a superfície do cólon proximal ficará revestida de resíduos, o que comprometerá a visualização.

Soluções laxativas "mag.cit."

Esse regime associa um purgante e lavagem osmótica. Tem a vantagem de ser barato, facilmente ingerido, de sabor agradável para maioria dos indivíduos, e em geral eficiente. Causa mínima interrupção à rotina do paciente, significando que antes da endoscopia pode-se manter o dia de trabalho normal. Como há menos "sobrecarga de volume líquido" que o preparo com solução de eletrolíticos com PEG, a dose final de citrato de magnésio será ingerida apenas algumas horas antes do exame. São apenas 8 horas para que a água côlonica seja absorvida, formando um efluente ileal de fezes sólidas. Portanto pode ser desastroso interromper uma preparação oral na noite anterior – o que resultará em resíduos opacos e pegajosos revestindo o ceco.

Após modificações dietéticas (como descritas supra) toma-se o purgante visando "preparar a bomba" e desencadear a evacuação. Alguns indivíduos respondem a laxantes em 1 a 2 horas, mas outros (geralmente devido a intestinos longos e distônicos) podem levar até 8 a 10 horas, portanto o tempo exato é problemático. Se o paciente não pode faltar ao trabalho, por exemplo, mas pode ir para casa sem risco de acidentes e dormir mais tarde, o melhor é usar o laxante às 2 ou 3 horas da tarde no dia pré-exame. Para colonoscopia à tarde, entretanto, o purgante pode ser tomado na hora de deitar, esperando que não haja atividade durante a noite de sono – até que o intestino seja reativado pela manhã.

Senosídeos em comprimidos, grânulos ou xarope funciona bem quando utilizada em uma dose grande (140 mg de senosídes – equivalente no mínimo a 3 a 4 comprimidos de senosídeos). Comprimidos de bisacodil são mais fáceis de engolir, sem sabor, bastante eficientes, e provavelmente o purgante de escolha. Pacientes constipados (ver abaixo) devem iniciar o esquema logo cedo e tomar um purgante a mais. Idosos, pacientes frágeis e que apresentam sintomas de intestino irritável podem necessitar menos, podendo apresentar cólicas e sintomas vasovagais.

O paciente deve antecipar que a noite anterior à colonoscopia será predominantemente de ingestão de líquidos – entrada e saída. Eventos sociais não devem ser programados, mas haverá tempo suficiente para assistir TV ou ler entre os momentos de necessidade de ir ao banheiro. A primeira dose de citrato de magnésio pode ser misturada (ver acima) e tomada por volta das 14h30 – 15h30, com tempo suficiente para a outra meia-dose tomada às 21h-22h, antes de deitar. Para colonoscopias de manhã, o restante da meia-dose pode ser tomado às 6h-7h da manhã, com café, chá ou outros líquidos; para exames no final da manhã ou à tarde a dose restante de citrato de magnésio (até ambas as doses) pode ser tomada na manhã do exame. Como o magnésio sobrecarrega o mecanismo de absorção intestinal e produz uma delicada onda progressiva – mas raramente cólicas – essa dose final geralmente parece não ter efeito para o paciente, mas garante um ceco limpo para o endoscopista.

Preparo intestinal em situações especiais

Crianças

Crianças geralmente aceitam bem as preparações orais de sabor agradável, como xaropes de senosídeos ou magnésio. Porém a ingestão de grandes volumes de líquido não é bem aceita, e o manitol pode causar náusea e vômitos. O cólon na infância evacua normalmente com facilidade, exceto, paradoxalmente, para pacientes portadores de colite, que são realmente difíceis para um preparo adequado. Bebês muito pequenos podem ser preparados quase completamente com líquidos orais mais enema de soro fisiológico. Enemas fosfatados são contraindicados em bebês devido à possibilidade de hiperfosfatemia.

Pacientes portadores de colite

Pacientes portadores de colite necessitam de cuidados especiais, durante e após o preparo. Existem relatos de reativação ocasional de doença intestinal inflamatória após preparo intestinal vigoroso, embora também possa ser provocado por distensão simples durante enema baritado sem preparo, sugerindo que a causa é mecânica e não química. Citrato de magnésio, preparações de senosídeos, manitol e soro fisiológico ou soluções de eletrólitos com PEG balanceadas são geralmente bem toleradas, sendo o último o preferido para pacientes com diarreia por colite ativa. Um simples enema de soro fisiológico ou água pode limpar o cólon distal, suficiente para uma colonoscopia limitada. Pacientes com colite grave raramente necessitam de colonoscopia, já que uma radiografia abdominal, ultrassonografia e TC proporcionam boas informações.

Para pacientes graves qualquer distensão representa risco, e a colonoscopia é formalmente contraindicada devido à chance de perfuração. Quando há indicação de colonoscopia em pacientes com colite, para descartar hipótese de câncer, ou atingir o íleo terminal auxiliando no diagnóstico diferencial, é necessário preparo completo e vigoroso. Paciente apto para colonoscopia total é aquele que deve estar apto ao preparo intestinal completo, o que é essencial porque as alterações inflamatórias tornam o cólon proximal difícil de ser preparado adequadamente.

Pacientes constipados

Em geral pacientes constipados precisam de preparo intestinal adicional. Isso é muito difícil em portadores de megacólon ou doença de Hirschprung, nos quais a colonoscopia deve ser evitada se possível. Pacientes constipados devem ingerir os purgantes habituais além do esquema de preparo para colonoscopia, de preferência em grandes doses e por vários dias. O princípio é conseguir atividade intestinal discretas durante os dias que antecedem a tomada do principal purgante, se necessário usando doses adicionais de citrato de magnésio, picossulfato, etc. Doses maiores de senosídeos ou outros purgantes geralmente não produzirão nenhum efeito extra, mas doses frequentes de sais de magnésio e grandes volumes de líquido têm eficiência garantida (ver acima), na ausência de obstruções. Pacientes constipados também devem assumir dieta com poucos resíduos, já que normalmente mantêm dieta com grande conteúdo de fibras e apresentam trânsito lento; 24 horas de restrição dietética é insuficiente, com risco de um exame lento e com menor precisão.

Pacientes com colostomia

Pacientes com colostomia são difíceis de preparar como indivíduos normais (em geral até mais). O esquema de preparo não deve ser reduzido só porque o cólon é mais curto; mas, sim, incrementado com uma dose máxima inicial de "otimização da bomba" do purgante na noite anterior. Preparações orais com um dos esquemas de lavagem já descritos são bem toleradas, enquanto enemas/lavagens de colostomia são tediosos e difíceis de realizarem adequadamente pela enfermagem, a menos que o paciente esteja acostumado e consiga fazer o procedimento sozinho.

Estomas, bolsas, e anastomose ileocecal apresentam poucos problemas. Ileostomias se esvaziam por contra própria e geralmente não precisam de preparo, somente algumas horas de jejum e ingestão de líquidos claros. Bolsas íleoanais pélvicas podem ser preparadas com enema de soro fisiológico ou lavagem de pequeno volume. Em pós-anastomoses íleorretais, o intestino fino se adapta e aumenta a tal ponto alguns meses pós-cirurgia, que o objeto de exame, intestino fino, necessita de preparo completo. Em geral, para visualização limitada, qualquer enema é suficiente (nota: enemas estimulantes às vezes causam resposta vasovagal).

Intestino disfuncional, como exemplo a alça distal de uma colostomia "em duas bolas", que contém quantidade considerável de muco viçoso e restos celulares condensados que podem bloquear o endoscópio. Enemas convencionais com água ou soro fisiológico, ou lavagem com sonda através da colostomia, são necessários para limpar o intestino disfuncional. Enemas hipertônicos (fosfato) ou estimulantes são menos eficientes.

Sangramento colônico

Sangramentos colônicos ativos auxiliam o preparo do paciente pois o sangue, é um excelente purgante. Alguns pacientes que necessitam de colonoscopia de emergência não precisam de nenhum preparo específico já que o exame é iniciado durante a fase de sangramento ativo de cor vermelha viva e rutilante. A mudança de posição do paciente durante a inserção altera o posicionamento do sangue, criando uma interface de ar através da qual o aparelho pode ser passado; mudar para posição lateral direita esvazia o sigmoide proximal e o cólon descendente, que de outra forma é preenchido de sangue. Pacientes com sangramento ativo necessitando de preparo específico para colonoscopia total mais detalhada são melhor manejados utilizando uma sonda nasogástrica para lavagem. Assim, é possível conduzir o procedimento de exame por uma ou duas horas, assegurando-se que o sangue seja levado para um ponto distal ao sangramento, ao invés de ser carreado proximalmente através de enemas. O sangue pode refluir para o íleo terminal a partir de uma fonte esquerda do cólon, o que torna a localização difícil, a menos que seja constantemente lavado, por meio de preparações orais de grandes volume. Pacientes que apresentam sangramento maciço podem ser examinados no transoperatório com lavagem de cólon sobre a própria mesa de cirurgia, combinando uma sonda de cecostomia com sonda para sucção retal de grande calibre (acompanhada de um balde), porém, mais frequentemente devem ser controlados por arteriografia sem nenhum preparo colónico.

Medicamentos

Sedação e analgesia

Todos os aspectos do procedimento devem ser esclarecidos assim que a colonoscopia é agendada, incluindo orientações sobre medicamentos. O paciente deve receber informações verbais (do médico, da equipe de enfermagem ou da secretária) e por escrito, explicando sobre o preparo intestinal e o que ele pode esperar do procedimento. À essa altura alguns pacientes têm a chance de optar (para países onde existe tal opção) por um esquema completo de medicamentos, enquanto outros optam por trabalhar ou dirigir após o procedimento. Chegando para a colonoscopia, alguns minutos de explicação adicional transmitem calma para a maioria dos pacientes, permitindo que o endoscopista decida quanto à necessidade de sedação para o paciente e em que dose. Muitos indivíduos toleram certo desconforto sem ressentimentos quando entendem os reais motivos para tanto. Muitos esperam receber sedação quando visitam o dentista, por outro lado, compreendem que a duração e intensidade do desconforto estejam dentro de "limites aceitáveis". Limiar para dor, personalidade e comportamento frente à dor nem sempre são fáceis de se prever antes da colonoscopia, pois a tolerância à dor visceral varia muito. É necessário advertir o paciente que ele enfrentará alguns segundos de sensação de distensão como "sopro" em determinado ponto ao longo do procedimento, e que isso seja informado ao médico prontamente; não se deve sofrer em silêncio.

Durante uma colonoscopia típica, realizada de maneira adequada e correta, o paciente pode apresentar dor por 20 a 30 segundos. A utilização ou não de sedação moderada, empregando manobras, mudanças de posição e outros "truques" descritos abaixo, minimiza a dor que pode ocorrer somente durante a passagem da junção sigmoide-cólon descendente. Durante o restante do procedimento pacientes com limiares intermediários de dor podem sentir um desconforto além de apenas leve distensão ou urgência de flatulência. Vale lembrar que é bom relatar a dor ou desconforto para o endoscopista, o que indica a formação de alças, que não representa perigo e pode ser desfeita ou geralmente interrompendo a dor em poucos segundos (por retificação das alças que causam dor).

O uso de sedação apresenta vantagens e desvantagens. Pacientes não sedados ou levemente sedados cooperam mais quando solicitados a mudar de posição, não necessitam de período de recuperação e podem voltar dirigindo para casa, em segurança e imediatamente. Para o colonoscopista gera estímulo ao desenvolvimento técnico de habilidades e maneiras mais delicadas de inserção. Por outro lado, alguns endoscopistas que nunca empregam sedação relatam apenas 70 a 80% do sucesso na realização de colonoscopia total, já que alguns exames são muito intoleráveis. Se a "sedação consciente" usada é leve (equivalente a 2 a 3 cálices de vinho branco ou cerveja), os pacientes toleram melhor o exame, alguns até gostam, ou sofrem leve amnésia. O endoscopista fica então mais à vontade ao saber que o paciente se encontra relaxado e confortável, e também é provável que consiga concluir o exame completo em menos tempo e melhores condições. O uso de sedação pesada permite que endoscopistas também utilizem técnica menos refinada, usando mais força – o que é péssimo em longo prazo, com menores chances de se realizar um exame completo adequadamente, maior chance de complicações e com mais custos em termos de reparos do aparelho e instrumental.

Em geral se diz que o uso de sedação pode ser perigoso por remover a sensibilidade à dor, o que pode representar perigo. Não existe verdade clara a esse respeito já que o limiar de atenção do endoscopista sofre redução com o aumento do limiar de dor do paciente – que assume diversas expressões faciais como sinal de que estão sendo realizadas distensões dos tecidos, anexos, etc.

A maioria dos endoscopistas utiliza abordagem balanceada de sedação, a qual é afetada por diversos fatores como experiência pessoal e comportamento individual frente à dor. Pacientes relaxados, com cólon curto e submetidos à exame restrito raramente necessitam de sedação, por outro lado pacientes ansiosos, que apresentam cólon tortuoso, doença diverticular grave ou experiência prévia negativa necessitam de maior proteção. Pacientes que apresentam síndrome do cólon irritável ou queixa de dor, provavelmente serão muito sensíveis à distensão e se beneficiarão com o uso de opiáceos.

São raros os pacientes que têm medo mórbido de colonoscópios, baixo limiar para dor, ou cólon sabidamente "difícil", o que justifica anestesia geral leve. A anestesia geral é perigosa somente no caso de colonoscopistas menos experientes, que utilizam técnica grosseira enquanto o paciente não pode reagir. Entretanto, mesmo endoscopistas mais experientes às vezes "passam dos limites" e se tornam mais mecânicos com pacientes anestesiados rotineiramente.

Inalação com óxido nitroso

A inalação de óxido nitroso é útil, representando um meio-termo entre ausência de sedação e sedação endovenosa convencional. A mistura 50:50 de óxido nitroso/oxigênio é autoadministrada pelo paciente, por via inalatória, a partir de um pequeno tubo ou sonda proveniente de um cilindro com válvula. A respiração do gás através de adaptador bucal (Fig. 6.1) evita dificuldades com o uso de máscaras faciais e fobia.

Deve-se orientar o paciente como inalar, depois realizar "inspirações curtas" por um minuto ou dois à medida que o endoscopista se prepara para iniciar o procedimento, visando atingir a saturação de gás no tecido adiposo. Após isso, são apenas 20 a 30 segundos de respiração do gás, para se obter um estado "leve" que torna a dor mais tolerável. A inalação de óxido nitroso é útil em alguns exames de sigmoidoscopia flexível e, quando usado isoladamente, é suficiente para motivar determinados pacientes a se submeterem a uma colonoscopia total, realizada por endoscopistas experientes. Pacientes com medo, exames prolongados ou difíceis, e endoscopistas pouco experientes requerem sedação convencional.

Sedação intravenosa

O esquema sedativo ideal na colonoscopia deve demorar somente 5 a 10 minutos, com forte ação analgésica, porém sem depressão respiratória ou efeitos tardios, permitindo que o paciente se sinta confortável e ao mesmo tempo acessível, capaz de mudar de posição durante o procedimento, e depois recuperar rapidamente a consciência, logo após o término do exame. Atualmen-

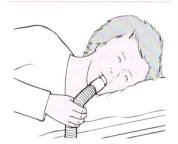

Fig. 6.1 A mistura óxido nitroso/oxigênio é inalada respirando-se através de um adaptador bucal.

te a abordagem mais próxima do ideal é administrar, via endovenosa, um hipnótico da família dos benzodiazepínicos como midazolan (Versed® 1,25 a 5 mg no máximo) ou diazepan (Valium® 2,5 a 10 mg no máximo), isoladamente ou associados a baixas doses de opiáceos como petidina (meperidina 25 a 100 mg no máximo). Benzodiazepínicos produzem efeito ansiolítico, sedativo e amnésico enquanto opiáceos contribuem para analgesia (principalmente relevante para petidina) e uma sensação de euforia.

Em geral, deve-se administrar doses baixas de benzodiazepínicos, exceto se o paciente estiver muito ansioso. A injeção inicial deve ser lenta, administrada em um minuto, "titulando" a dose, observando o paciente, seu estado de consciência e a capacidade de se comunicar falando corretamente – alguns pacientes se tornam eloquentes. Pequenas doses iniciais permitem julgar, durante a inserção inicial até o sigmoide, se o restante do procedimento será difícil ou não, e se o paciente é muito sensível à dor. Para pacientes idosos e graves costuma-se utilizar metade da dose total, embora a quantidade necessária seja imprevisível; pacientes mais jovens podem tolerar a dose máxima e ainda permanecem (claramente) coerentes. Na dúvida é mais seguro subestimar a dose e administrar quantidades maiores da droga mais tarde, caso necessário.

Use mais opiáceos ao invés de benzodiazepínicos caso seja necessário mais droga. Benzodiazepínicos tornam alguns pacientes mais agitados e não apresentam propriedades analgésicas. Benzodiazepínicos e opiáceos se potencializam mutuamente, não apenas quanto à eficácia, mas também em relação aos efeitos colaterais, tais como depressão respiratória e alteração da pressão arterial. Portanto, de rotina, deve-se utilizar oximetria de pulso; na maioria dos centros de endoscopia costuma-se utilizar cateter nasal de oxigênio para todos os pacientes submetidos à sedação – com advertência de que deve ser contraindicado para doença obstrutiva crônica das vias aéreas, onde a capnografia de CO_2 deve ser usada como rotina.

- **Benzodiazepínicos** possuem leve ação antiespasmódica sobre a musculatura lisa, além de efeito ansiolítico. Diazepam (Valium®) não se dissolve bem em água, e a apresentação injetável é carregada em solução de propilenoglicol, que pode ser dolorosa causando tromboflebite, principalmente se administrada em veias finas. Por esse motivo é melhor usar midazolan em solução aquosa (Versed®). Midazolan causa certo grau de amnésia, útil para encobrir a sensação traumática, no entanto "elimina" qualquer explanação sobre os achados do exame, sendo necessário repetir a explicação posteriormente. É bom lembrar que a dosagem IV de midazolan é metade da dose de diazepam.
- **Opiáceos** (petidina, principalmente) induzem a estado de euforia bastante útil, além do efeito analgésico. A petidina pode causar dor local quando administrada em veias finas, principalmente em crianças, isso pode ser evitado através da dilui-

ção da injeção, com água na proporção de 1:10. Pode-se observar em uma pequena minoria dos pacientes uma leve flebite em veias finas, assintomática, que se resolve espontaneamente sem necessidade de tratamento. Pentazocina (Fortal®) é um analgésico menos potente, mas alucinógeno, e parece não ter indicação. Fentanil (Sublimaze®) tem meia-vida curta mas a desvantagem de significativo efeito depressor do sistema respiratório, sem nenhuma sensação de bem-estar.

- **Propofol** (Diprivan®), emulsão anestésica IV, com meia-vida curta, amplamente utilizada para colonoscopia em alguns países (EUA, França, Alemanha, Austrália) e, progressivamente, em outros. Deve ser administrada por anestesiologista devido ao risco significativo de depressão respiratória grave, embora com o devido treinamento e medidas de segurança tem sido empregada amplamente por endoscopistas, com o auxílio de equipe de enfermagem treinada em anestesia, com relativa segurança e resultados bastante satisfatórios. Apresenta curta duração de ação – permitindo total recuperação em aproximadamente 30 minutos – vantagem frente à dose excessiva de sedativos convencionais. Por outro lado, o paciente fica totalmente insensível e incapaz de colaborar com a mudança de posição ou emitir sinais de dor durante o procedimento. Para nós, a utilização de propofol como rotina em todos os casos é desnecessária e indesejável, apesar de sua crescente popularidade. Preferimos reservar o uso de propofol para pacientes selecionados com indicação de "sedação pesada" – geralmente devido a dificuldades anteriores ou diante da possibilidade de um procedimento complicado e problemático.

Antagonistas

A presença e pronta disponibilidade de antagonistas de benzodiazepínicos (flumazenil) e opiáceos (naloxone) é muito importante, permitindo manobras de segurança em situações de excesso de sedação. Alguns endoscopistas administram antagonistas de rotina (por via endovenosa e/ou intramuscular), para reduzir o período de recuperação, o que sugere que seu esquema de "rotina" é algo excessivo. Utilizamos flumazenil com raríssima frequência e administramos periodicamente naloxone por via intramuscular ao atingir o ceco caso o paciente pareça muito sedado. O paciente é então acordado no momento em que o exame termina, sem risco de "rebote" posterior, que é descrito após uso endovenoso e eliminação de naloxone.

Antiespasmódicos

Antiespasmódicos induzem um relaxamento colônico por cerca de 5 a 10 minutos e auxiliam a melhorar a visualização durante o exame, no caso de um cólon hipercontrátil. Tanto hioscina N-butilbromida (Buscopan®) 20 mg IV (em países onde é permitido) como glucacon 0,5-1 mg IV são eficazes. Os efeitos colaterais oculares da hioscina podem persistir por muitas horas, assim o paciente não pode dirigir veículos caso ocorra comprometimento da visão, embora colírios de inibidores de colinesterase restabeleçam a função normal rapidamente. O temor sobre o desenvolvimento de possível glaucoma não parece pertinente pois pacientes previamente diagnosticados com glaucoma se encontram protegidos pelo uso de colírios, e os portadores de glaucoma crônico não diagnosticados se beneficiam do diagnóstico devido à crise aguda durante o procedimento. O glucagon é mais caro mas não apresenta efeitos colaterais oculares.

Antiespasmódicos de uso endovenoso têm duração de ação relativamente curta, fazendo com que alguns endoscopistas os utilizem apenas quando o colonoscópio já está totalmente inserido. Endoscopistas mais experientes, que concluem rapidamente o procedimento, devem administrá-los logo de início. Existe uma hipótese não comprovada de que o intestino se torna redundante e atônico com antiespasmódicos, portanto, mais difícil ao exame, mas ao contrário, verificamos que a visualização é melhorada e a inserção do colonoscópio é agilizada com o uso de antiespasmódicos. Benzodiazepínicos têm fraco efeito antiespasmódico, relaxando para a maioria dos cólons, exceto quando usado em cólon "irritável" ou espástico. Nos pacientes não sedados podem ser particularmente úteis se usados como placebo, especialmente em indivíduos que não podem se submeter à sedação de rotina pois precisam dirigir de volta pra casa, mas "esperam" alguma injeção para se submeter à realização do procedimento.

A insuflação com CO_2 evita problemas pós-procedimento, especialmente em pacientes com distúrbio de cólon irritável ou doença diverticular. Caso seja utilizado ar, os pacientes podem apresentar problemas devido à retenção do ar, com instalação repentina de desconforto ou cólicas uma hora ou mais após procedimento, assim que os efeitos farmacológicos dos antiespasmódicos e da sedação se encerrem.

Antibióticos

Pode ocorrer bacteremia assim que o aparelho é inserido através do cólon sigmoide; isso foi comprovado por hemoculturas múltiplas colhidas durante colonoscopias. Aeróbios e anaeróbios podem ser liberados na corrente sanguínea nesse momento. Já foi descrito que pacientes que apresentam ascite ou pacientes em diálise peritoneal podem desenvolver peritonite após instrumentação colônica, provavelmente por passagem transmural de bactéria resultante do trauma local. Pacientes de risco (ver também págs. 26-7 e 94), incluindo pacientes com prótese de válvulas cardíacas, cardiopatia cianótica, endocardite prévia, ou prótese aórtica recente, bem como pacientes neutropênicos ou pacientes graves (especialmente crianças imunocomprometidas) devem receber cobertura antibiótica adequada, administrada antes do procedimento, visando atingir níveis plasmáticos terapêuticos no momento do procedimento. O esquema mais utilizado é administrar dose única IV de gentamicina (120 mg) com amoxacilina 1 g, e uma dose adicional de amoxacilina (500 mg) 6 horas mais tarde. Teicoplanin 400 mg, por infusão IV, em 100 ml de soro, substitui amoxacilina em pacientes sensíveis a penicilina. Crianças abaixo de 10 anos de idade recebem metade da dose do adulto de amoxacilina e gentamicina (2 mg/kg de peso). Para pacientes de risco é conveniente continuar os antibióticos por 24 a 48 horas (ver na pág. 26 acerca de possíveis mudanças de diretrizes da AHA).

Equipamento – presente e futuro

Este capítulo tem como objetivo "tornar a colonoscopia mais fácil", o que depende muito da qualidade dos instrumentais utilizados. Tentamos generalizar, não lançando mão de abordagem comercial, já que todos os colonoscópios, de todas as marcas, se prestam à função, e já utilizamos muitos deles – embora com certas preferências. Existe um grande número de inovações que se encontram em investigação para melhorar a visualização e impulsionar ou direcionar a colonoscopia de maneira mais fácil. Embora entusiasmados com tantas inovações e progresso, tomamos a liberdade de excluir determinadas considerações sobre essas inovações e manter o foco na melhor forma de manejar os colonoscópios, método utilizado atualmente no mundo todo.

Sala de colonoscopia

A maioria dos centros realiza colonoscopias em salas comuns para endoscopia, já que o único requisito especial para colonoscopia é a boa ventilação visando evitar eventuais problemas de preparo intestinal insatisfatório. Em alguns pacientes com dificuldades devido à "formação de alças" durante o exame, no passado, costumávamos usar as instalações da radiologia, especialmente em instituições de ensino. O emprego de "ressonância magnética" (ScopeGuide®, Olympus) (ver a seguir) realiza a mesma função sem usar raios X; e vem sendo amplamente utilizada na Europa e esperamos que seja divulgada no mundo todo, auxiliando o ensino e realização da boa colonoscopia.

Colonoscópio

Os colonoscópios são desenhados como os endoscópios do trato gastrointestinal superior, embora mais longos, de diâmetro maior (permitindo melhor manobra de torção e torque), e com haste distal mais flexível. A porção curva da ponta do colonoscópio é mais longa e com uma curvatura mais delicada, para, assim, evitar o impacto em curvas agudas como a flexura esplênica. O colonoscópio ideal do futuro terá comando eletrônico assegurando inserção monomanual mais fácil. Os atuais mecanismos de controle de angulação são praticamente os mesmos, sem diferença das antigas gastrocâmeras e gastroscópios, que não se prestam bem à função de comando de ajuste fino de movimento durante a colonoscopia.

A introdução de aparelhos de rigidez variável evita a necessidade de escolha do "colonoscópio adequado para a função", quando da compra ou antes de iniciar o procedimento de exame em determinado paciente – especialmente quando este apresenta cólon longo ou "difícil" ou aderências fixas. Colonoscópios longos (165 a 180 cm) são capazes de atingir o ceco mesmo em cólons redundantes, portanto são nossa preferência ao escolhermos um instrumental (ver também abaixo "colonoscópios de rigidez variável"). Aparelhos de comprimento intermediário (130 a 140 cm) são considerados por alguns endoscopistas, incluindo a maioria dos colegas alemães e japoneses, como a boa solução, quase sempre atingindo o ceco. A única vantagem de usar um sigmoidoscópio flexível de 70 cm para exames restritos é que o endoscopista já sabe que o procedimento vai ser limitado, evitando assim a tentação de seguir adiante. Entretanto, com a sigmoidoscopia flexível pode ser realizada com um instrumento mais longo (colonoscópio infantil é o ideal); praticamente não existe necessidade de adquirir sigmoidoscópios flexíveis para uma unidade de endoscopia, embora possam ter papel fundamental em ambulatórios ou clínicas de pronto atendimento.

Colonoscópios de rigidez variável

Colonoscópios de rigidez variável (Innoflex®, Olympus Corporation) possuem controle de torção na haste (Fig 6.2a) que forçosamente comprimem e tornam mais rígido o material interno em espiral de aço semelhante aos dos cabos de freio de bicicleta (Figs. 6.2b, c). Comprimindo a espiral aumenta-se a rigidez e a haste/tubo de inserção onde ele se encontra. Os últimos 30 cm da ponta na seção curva são mantidos "frouxos" todo o tempo. A vantagem de usar colonoscópios de rigidez variável é não ter que retirar ou trocar de aparelhos, permitindo ao endoscopista selecionar um modo relativamente "frouxo" da haste para passar seções de alças colônicas, e então torcer e aplicar o modo "rígido", desencorajando a formação de novas alças após o colonoscópio ter sido retificado, em geral na flexura esplênica. Colonoscópios de rigidez variável combinam portanto em apenas um aparelho muitas qualidades de instrumentais padrão e pediátricos.

São significativamente mais fáceis e menos traumáticos de usar na maioria dos pacientes, inicialmente considerados "difíceis" para o exame – especialmente onde o problema se deve à incontrolável formação de alças e desconforto. Como pacientes de primeira viagem podem apresentar exame difícil, instrumentos longos e de rigidez variável são os colonoscópios de escolha.

Colonoscópio pediátrico

Existem colonoscópios pediátricos de pequeno calibre (9 a 10 mm) com características padrão de haste, "frouxos" ou de rigidez variável. São de grande valor para o exame de bebes e crianças de até 2 a 3 anos de idade, mas também podem ser usados na endoscopia em adultos e

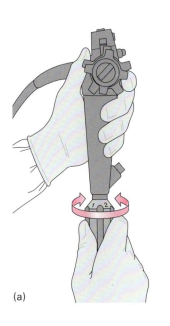

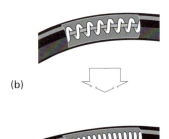

Fig. 6.2 (a) Colonoscópios de rigidez variável, com controle de torção na haste. O cabo interno (*pull wire*) dentro da espiral de aço (b) comprime a espiral aumentando a rigidez (e do colonoscópio) (c).

são os preferidos, e de escolha, para alguns endoscopistas mais habilidosos. Além de permitir o exame de estenoses, anastomoses ou estomas, que seriam impossíveis de se passar com colonoscópios de tamanho convencional, são geralmente mais fáceis de passar em aderências pós-operatórias ancoradas ("fixas"), ou doença diverticular grave. A região da curvatura do colonoscópio pediátrico é mais flexível, tornando mais fácil obter a visão retrovertida de alguns pólipos de localização complicada, no cólon distal ou proximal, assegurando sua completa remoção. Aparelhos pediátricos frouxos também são confortáveis e fáceis de inserir na flexura esplênica, tendendo a assumir a forma do cólon em configuração espiral espontânea, o que evita a dificuldade de passagem para o cólon descendente.

Para exames restritos em adultos, assim como para estenoses ou doença diverticular pode-se usar o gastroscópio pediátrico (com benefício adicional de apresentar uma seção curva ainda mais curta, mas com a desvantagem de ter menor capacidade de angulação para baixo). A haste rígida de um gastroscópio, no entanto, o torna menos adequado que os colonoscópios pediátricos no exame de bebês e crianças de baixa idade.

Verificação do equipamento e problemas

O funcionamento do colonoscópio deve ser checado antes de se iniciar o exame; imperfeições podem ser de difícil identificação e reparo durante o procedimento. A colonoscopia pode ser suficientemente difícil quanto ao manuseio e desempenho, mesmo não havendo nenhum problema no instrumental.

Checagem de insuflação / lente, lavagem são obrigatórias antes de iniciar a colonoscopia. Como fluxo de ar e água compartilham o mesmo canal (ver Fig. 2.5) a forma mais rápida de verificação é deprimir a válvula ar-água e checar a saída de um esguicho (corresponde a aproximadamente 15 ml em 30 segundos) da ponta do colonoscópio. Uma vez iniciado o procedimento é difícil identificar se há problemas de pressão de ar e insuflação, o que é tecnicamente "difícil" se o cólon se encontra aparentemente "hipercontrátil", quando colabando continuamente e insuflando com dificuldade. É possível evitar grande perda de tempo antes de iniciar o exame corrigindo problemas (ou trocando de aparelho).

Se não há insuflação cheque a fonte de luz. A bomba de ar está ligada? A umbilical e outras conexões estão firmes e a garrafa de água bem rosqueada? O anel de borracha está no local em conexão com a garrafa de água? A válvula ar/água está em perfeitas condições e bem posicionada (ou a válvula de CO_2 está na posição correta, caso em uso), não permitindo vazamento de ar? A insuflação de ar pode ser de difícil avaliação pelo borbulhar na água, mas pode ser comprovada enchendo-se uma luva de borracha colocada na ponta do colonoscópio com ar.

Restos orgânicos e refluxo de muco no canal de ar podem reduzir a insuflação. O responsável é a pequena tubulação de ar / água angulada na ponta do instrumento. O problema pode ser minimizado fazendo-se uma lavagem cuidadosa com fluxo no canal de ar por 30 a 40 segundos, imediatamente após cada exame. Preferentemente com o "dispositivo de lavagem (*flushing*) de canal".

Problemas na lavagem com água são pouco comuns, exceto com garrafa de água vazia ou problemas na válvula ar / água.

Problemas de sucção podem ser causados pelo bloqueio de válvulas, que são óbvios através de inspeção cuidadosa ou trocando-se a válvula, ou pela presença de restos bloqueando o canal de sucção. Caso isso ocorra na haste é possível expelir usando lavagem com seringa na porta de biópsia. Remover a válvula de sucção e cobrir a abertura no controle central com o dedo é uma forma rápida de melhorar a pressão de sucção e resulta em rápida desobstrução de todo o sistema (semelhante a quando se aspira pólipos). Usar a sonda de sucção diretamente na abertura do canal de sucção também pode ser eficiente para desobstrução de restos. Como recurso final, todo o sistema de sucção pode ser desobstruído por injeção retrógrada usando-se seringa de 50 ml e sonda conectada à porta de sucção na umbilical. Empurre a válvula de sucção e cubra a porta de biópsia durante o procedimento para evitar surpresas indesejáveis (por refluxo).

Acessórios

Os acessórios habitualmente utilizados com o colonoscópio são pinças de biópsia, *snares*, pinças de exérese ou *baskets*, agulhas para injeção, escovas de citologia, cateteres para lavagem, balões de dilatação, etc. Acessórios longos e de tamanho intermediário funcionam bem em instrumentais curtos, portanto é necessário adquirir acessórios adequados aos aparelhos mais longos utilizados de rotina. Acessórios de outros fabricantes também funcionam em diferentes aparelhos, alguns melhores que outros; convém se aconselhar com colegas quando da aquisição de novos acessórios e peças de reposição.

Dióxido de carbono

Poucos colonoscopistas, lamentavelmente, utilizam insuflação com CO_2, embora seu uso mereça comentários. O CO_2 foi inicialmente utilizado ao invés do ar, devido ao potencial de explosão de gases colônicos com este último durante eletrocirurgia. Entretanto, com exceção do preparo intestinal com manitol, o cólon preparado não apresenta gases explosivos residuais. Todavia, mesmo para exames de rotina, o uso de CO_2 oferece vantagem por ser eliminado do cólon 100 vezes mais rápido que o ar (através da circulação, para pulmões, e mais tarde, expirado para o exterior). Isso significa que de 10 a 15 minutos após encerrar o procedimento usando insuflação com CO_2, o cólon e o intestino fino estão livres de qualquer gás e o abdome do paciente, desinflado, enquanto a distensão pelo ar pode permanecer e causar desconforto e inchaço abdominal por muitas horas, algo particularmente ruim para pacientes portadores de intestino irritável. Na improvável ocorrência de perfuração ou vazamento de gás (pneumoperitônio), o ar sobre pressão eleva o risco, enquanto o CO_2 é rapidamente absorvido, e um cólon bem preparado reduz acentuadamente.

Pacientes portadores de íleo prolongado, pseudo-obstrução ou distúrbio intestinal funcional podem se beneficiar da segurança adicional e do conforto com a utilização de CO_2 na insuflação, ao invés de ar. Existem sistemas de fornecimento de CO_2 comercialmente disponíveis, com baixa pressão e fluxo contínuo, e recurso de redução da pressão em caso de falhas de segurança. Esses dispositivos acabam com qualquer risco de expor os pacientes ao perigo da alta pressão do cilindro na ocorrência de falhas do fluxômetro convencional. A válvula de insuflação de CO_2 (Fig. 6.3) pode ser substituída pela válvula habitual ar/água, mas na prática é mais fácil continuar usando a válvula ar/água normal, pois o mínimo vazamento de CO_2 na atmosfera da sala não tem consequência alguma, sendo comparável à presença de mais uma pessoa respirando na sala.

O CO_2 é barato e encontra-se prontamente disponível. A vantagem para o paciente está bem estabelecida e comprovada, sendo preconizado por grande número de estudos controlados. Soa um tanto misterioso para nós saber por que ele não é utilizado de rotina, como nos últimos 50 mil exames que realizamos.

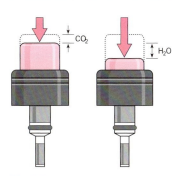

Fig. 6.3 Válvula de CO_2 e válvula de ar convencional, que pode ser usada com CO_2.

"Ressonância magnética" de alças endoscópicas

É necessário saber qual a conformação das alças formadas pela haste durante a inserção do colonoscópio e onde se localiza a ponta. Em 1993 dois grupos do Reino Unido introduziram um protótipo de imagem por ressonância magnética para "identificar" a configuração da haste do aparelho, produzindo uma imagem em 3D no monitor do computador. Pequenas espirais no interior do instrumental (ou em uma sonda passada pelo canal de instrumentação) geram campos magnéticos que energizam grandes sensores em espiral localizados em uma placa colocada ao longo do paciente, sendo digitalizadas produzindo uma imagem em tempo real no monitor gráfico (Fig. 6.4). O sistema, comercializado como ScopeGuide® (Olympus Corporation), produz campos de intensidade idêntica ao sinal de televisão, sendo seguro para uso contínuo, exceto para pacientes que utilizam marca-passos.

Quando usada, a "ressonância magnética" torna a intubação do cólon, antes difícil e traumática, muito mais fácil e rápida de lidar, e também assegura que o endoscopista saiba em todos os momentos se a ponta do colonoscópio atingiu determinadas estruturas, e caso se formaram alças. Permite ainda a conclusão de diversas incertezas na colonoscopia, e representa grande benefício para iniciantes e especialistas. A "ressonância magnética" é muito útil principalmente para pacientes com cólons longos, que podem ser selecionados mediante história de constipação, a presença de hemorroidas ou se o paciente relata demora na reação ao preparo intestinal.

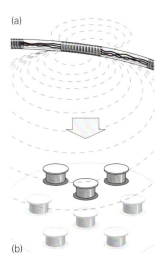

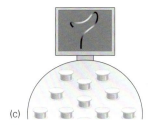

Fig. 6.4 (a) Pequenas espirais gerando campo magnético, que energiza as espirais maiores do sensor localizado em uma placa disposta ao lado do paciente (b) produzindo uma imagem sombreada em 3D no monitor do computador (c).

Anatomia

Anatomia embriológica (e "dificuldades na colonoscopia")

O desenvolvimento embriológico do cólon é complexo e imprevisível, especialmente em se tratando de mesentério e fixações, que provavelmente explicam a grande variedade de configurações nas quais o cólon pode se apresentar durante a colonoscopia. O intestino fetal e o cólon se desenvolvem inicialmente como um tubo muscular sem função unido em sua porção central ao tronco germinativo. Esse tubo muscular se estende para o mesentério longitudinal em formato de U (Fig. 6.5a). Como o embrião no estágio de 5 semanas possui apenas 1 cm de comprimento, a extensão do intestino e cólon (Fig. 6.5b) são forçados para fora da hérnia umbilical (Fig. 6.5c). O *loop* visceral se diferencia então no intestino fino e grosso, externo à cavidade abdominal. No terceiro mês de desenvolvimento o embrião apresenta 4 cm de comprimento e existe espaço na cavidade peritoneal para o intestino fino e depois para o grosso, retornarem ao abdome. Isso ocorre espontaneamente com resultado final de rotação do cólon fazendo com que o ceco repouse sobre o hipocôndrio direito e o cólon descendente na porção esquerda do abdome (Fig. 6.6a).

Com o prosseguimento do alongamento do cólon, o ceco migra normalmente para baixo até a fossa ilíaca direita. Nesse momento, o mesentério do cólon transverso está livre, com o mesentério do cólon descendente e ascendente deslocados contra o peritônio da parede abdominal posterior pelo intestino fino volumoso e preenchido de líquido, fundem-se à parede abdominal pos-

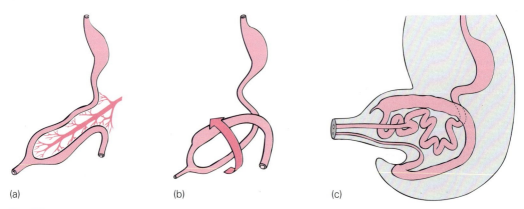

Fig. 6.5 (a) Intestino fetal e cólon iniciam a partir de um mesentério longitudinal (b) e rodam à medida que o intestino fino se alonga; (c) a partir de 5 (embrião de 1 cm) a 10 semanas se encontram na hérnia umbilical.

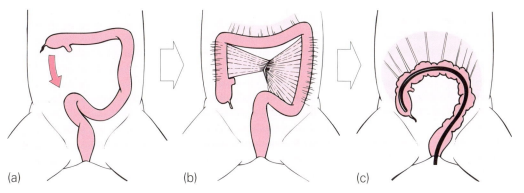

Fig. 6.6 (a) Cólon embriológico se estende sobre seu mesentério (b) e então ocorre fusão parcial do mesentério e peritônio aos 3 meses, (c) embora às vezes o cólon permaneça móvel.

terior fazendo com que o cólon ascendente e descendente se tornem retroperitoneais e fixados (embora nem sempre – ver acima) (Fig. 6.6b).

A *fusão incompleta* do mesocólon à parede posterior do abdome resulta em cólon relativamente livre e flutuante. Esse cólon móvel representa pesadelo para os colonoscopistas, pois não existem pontos fixos através dos quais se consiga alavancagem, e portanto poucas das manobras técnicas habitualmente empregadas funcionam, já que a maioria depende de recuo e alavancagem contra pontos de fixação. A explicação para essas variações da normalidade de desenvolvimento se devem talvez a falhas de inervação entérica do tubo muscular intestinal no desenvolvimento embriológico inicial. Cólon e intestino fetais são atônicos, volumosos e não funcionais, sendo mantidos por mais tempo do que o normal fora do abdome na hérnia umbilical, até que o desenvolvimento da cavidade seja grande o suficiente para reacomodá-lo. O atraso no retorno do grande cólon para o abdome causará perda em um "ponto importante" no momento da fixação retroperitoneal, e fusão futura (geralmente por volta de 10 a 12 semanas após concepção). Na infância, o cólon longo e móvel (e progressivamente disfuncional) pode se apresentar clinicamente como esforço às evacuações e sangramento; na adolescência, como constipação; na idade adulta, como hemorroidas, hábito intestinal variável e flatulência.

Endoscopicamente esse cólon é observado como volumoso, longo, e geralmente com formação de alças atípicas durante o exame, e também pode ser dramaticamente comprimido e encurtado, quando o colonoscópio é recuado para o ceco (geralmente com extensão

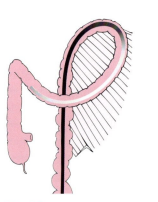

Fig. 6.7 Persistência do mesocólon prescendente ou mesentério

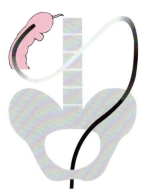

Fig. 6.8 Ceco invertido.

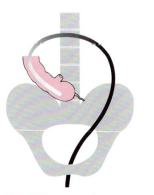

Fig. 6.9 Ceco móvel.

de apenas 50 a 60 cm), devido à falta de fixações. A frequência de parentes de primeiro grau (especialmente do sexo feminino e, às vezes, em várias gerações) que apresentam distúrbio do hábito intestinal, constipação ou flatulência são evidência sugestiva de que se trata de uma alteração geneticamente determinada da normalidade. Se esses parentes são submetidos à endoscopia ou exames de imagem dos cólons (e também estômago e intestinos) serão notadas semelhanças quanto ao comprimento, tamanho e mobilidade.

A frequência de ocorrência de falhas de fusão, persistência mesentérica colônica e mobilidade não é clara na literatura. Verificou-se 36% de mesocólon descendente persistente em cadáveres e mesocólon ascendente em 10%. A persistência de um mesocólon descendente explica a maior parte de presença de alças excessivas e configurações estranhas que podem ser causadas pela passagem do colonoscópio pelo cólon esquerdo e flexura esplênica (Fig. 6.7). Ocasionalmente o ceco falha em descer e se torna fixo no hipocôndrio direito (Fig. 6.8); em outros, onde persiste um mesocólon livre, o ceco é móvel e pode ser empurrado pelo endoscópio assumindo configurações estranhas (Fig. 6.9). Estudos perioperatórios conduzidos por nós mesmos mostraram que os cólons de pacientes orientais são mais previsíveis e fixos se comparados a pacientes europeus.

Anatomia endoscópica

O *canal anal*, com 3 cm de comprimento, se estende até a junção escamocolunar ou "linha pectínea". A inervação sensorial e portanto a sensação de dor mucosa, pode, em alguns indivíduos, se estender até 5 a 7 cm em direção ao reto distal. Ao redor do canal encontram-se os esfíncteres anais, normalmente em contração tônica. O ânus pode ser deformado, com retrações cicatriciais ou se tornar sensível pela presença de patologia local prévia ou atual, que inclui hemorroidas e outros distúrbios. Indivíduos normais também podem apresentar sensação de inchaço devido aos efeitos do preparo intestinal.

Existem duas consequências potencialmente graves devido ao fato de as veias hemorraidárias drenarem para a circulação sistêmica (não portal):

1 *Ressecção*, por engano, de uma "massa" (vaso) pode resultar em hemorragia catastrófica.

2 A injeção intramucosa de adrenalina (epinefrina) em concentração maior que 1:200.000 antes de polipectomia séssil no reto distal apresenta grave risco de indução de eventos cardíacos ou circulatórios potencialmente fatais (enquanto a vasculatura colônica drena, via sistema portal, fazendo com que o fígado metabolize a concentração elevada de adrenalina geralmente usada proximalmente).

O *reto*, atingindo 15 cm próximo da margem anal, pode conter uma "ampola" volumosa em sua porção média assim como três ou mais dobras parciais proeminentes ou "semilunares" (válvulas de Houston), que criam possíveis pontos cegos, onde, (assim como no reto distal), o endoscopista pode deixar de visualizar patologias significativas. Deve-se realizar exame digital, inspeção direta e, quando necessário, utilizar proctoscópio/retoscópio rígidos para completar o exame da região. "Videoproctoscopia" (anoscopia – ver abaixo) é uma forma bastante conveniente de visualizar o canal anal, prolapso de mucosa retal, ou hemorroidas, embora não o restante do reto (que requer insuflação para inspeção mais cuidadosa e, onde possível, retroversão do instrumento). Veias proeminentes e tortuosas são características normais da mucosa retal e não devem ser confundidas com as veias serpiginosas evidentes e raros hemangiomas ou varizes distendidas e tortuosas observadas em alguns casos de hipertensão portal.

O reto é extraperitoneal nos seus 10 a 12 cm distais, que tornam essa porção relativamente segura para manobras terapêuticas, tais como, remoção por dissecção submucosa endoscópica (ver abaixo) de pólipos sésseis. Proximal a essa estrutura adentra a cavidade abdominal, envolvida em peritônio. Enquanto a superfície do cólon é desprovida de nervos sensoriais, portanto não apresenta dor, os pacientes podem experimentar uma sensação de "dor em queimação", aproximadamente 5 a 7 cm acima da margem anal. Isso é facilmente controlável na polipectomia através da injeção local intramucosa de anestésicos.

A "microanatomia" mucosa é visível para o endoscopista experiente. Aqui se inclui a superfície brilhante de revestimento do muco, aproximadamente 30% das células mucosas secretoras de muco e descritas como "células caliciformes", devido às inclusões contendo muco em formato de frasco. Os "destaques" refletidos na superfície pela camada mucosa protetora podem revelar detalhes finos subjacentes, tais como impressões em arco de fibras musculares circulares ou reflexos salpicados em peneira, causados por aberturas ou criptas microscópicas. Pequenas alterações como folículos linfoides proeminentes e pólipos pequenos ou adenomas planos, geralmente chamam a atenção do endoscopista devido ao reflexo ou "reflexos da luz" na camada mucosa. A mucosa colunar epitelial, com espessura de aproximadamente 50 células, é transparente (diferente da camada córnea na superfície do epitélio cutâneo), e através dela pode-se observar, geralmente em detalhe fino, as vênulas e arteríolas pareadas que constituem o "padrão vascular" da submucosa normal.

A musculatura colônica se desenvolve em três feixes musculares externos, ou *teniae coli*, e entre estes, as fibras musculares

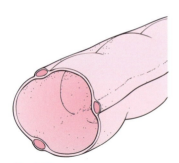

Fig. 6.10 Feixes musculares longitudinais (*teniae coli*) podem causar protuberância visível no cólon.

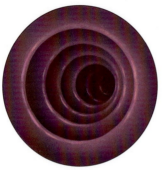

Fig. 6.11 Em geral, o cólon distal é circular com haustrações evidentes.

circulares envolventes. Ambas as camadas musculares são por vetes visíveis para o endoscopista (Fig. 6.10). Uma ou mais das tênias podem ser observadas endoscopicamente como uma prega longitudinal, pois, em geral, um cólon de paredes finas e volumosos pode se tornar saliente entre as tênias. A musculatura circular é observada como enrugamento sob a superfície mucosa, particularmente em cólons "espásticos" e hipertônicos. O cólon distal, que necessita acomodar fezes formadas apresenta musculatura circular notadamente mais espessa do que a do cólon proximal, resultando em aparência tubular (Fig. 6.11), sendo dividida em porções por indentações das haustrações. O cólon transverso de paredes mais finas mantém a forma triangular e é constituído por três tênias.

As ***pregas haustrais*** dividem o interior do cólon. Suas proeminências no interior do cólon proximal criam "pontos cegos"; quando hipertrofiados na doença diverticular do sigmoide podem criar dificuldades mecânicas para o endoscopista.

Em pacientes idosos a anatomia do cólon sigmoide frequentemente encontra-se estreitada e deformada internamente pela presença de anéis da musculatura circular espessada da doença diverticular hipertrófica, e por vezes também fixada externamente por processos pericólicos pós-inflamatórios ou aderências. Pregas mucosas redundantes ou prolapso sobre os anéis de musculatura na doença diverticular podem se apresentar avermelhados por traumatismo, e às vezes na histologia também mostram inflamação focal.

Estruturas externas podem ser observadas através da parede cólonica, geralmente em tom azul acinzentado do fígado ou baço. Pulsos vasculares da artéria ilíaca esquerda adjacente são observados no sigmoide, e pulsos da artéria ilíaca direita são visíveis proximalmente. O pulso aórtico ou cardíaco pode ser observado no cólon transverso. Distensão por gás no intestino delgado ou atividade peristáltica pode ser observada ocasionalmente através da parede do cólon, especialmente quando ele indenta o polo cecal.

Inserção

É necessário realizar ***verificações pré-procedimento*** em todas as funções do endoscópio, fonte de luz, e acessórios antes da inserção (ver acima). Lente limpa e colorido correto (com balanço do CCD) também são muito importantes.

A inserção anal deve ser bem delicada. A ponta do instrumento é romba (a lente não permite angulação), portanto, a inserção muito rápida ou usando força em demasia pode causar dor para o paciente, que apresenta esfíncter justo ou região anal edemaciada.

O epitélio escamoso do ânus e os mecanismos sensoriais dos esfíncteres são as áreas mais sensíveis na região colorretal.

Existem diversas maneiras de se inserir o colonoscópio:
- Muitos colonoscopistas iniciam utilizando duas luvas na mão direita para a realização do exame digital com quantidade generosa de lubrificante antes de inserir o aparelho, visando identificar a presença de patologias em áreas potencialmente "cegas", além de lubrificar previamente e relaxar o canal anal. A ponta do instrumento é então passada obliquamente com leve pressão, sustentada pelo dedo indicador do examinador até que o esfíncter relaxe (Fig. 6.12a).
- Como alternativa, o examinador pode utilizar o polegar para avançar a ponta para dentro no lugar do indicador usado para o exame a medida que este é retirado do canal anal (Fig. 6.12b). A tendência de flexão da seção curva pode ser evitada iniciando-se com o aparelho retificado, fixando os controles de freio de angulação e pressionando delicadamente.
- Na "abordagem direta", espalha-se grande quantidade de gel lubrificante sobre o orifício anal e o instrumento é inserido diretamente (Fig. 6.12c), o que economiza uma luva e poupa alguns segundos. Inflar ar através do endoscópio enquanto se pressiona a ponta no canal permite melhor visualização direta e facilita a inserção.

Esfíncteres justos ou tônicos podem demorar para relaxar, devendo-se solicitar ao paciente que se curve, o que pode ajudar. Conceder mais 15 a 20 segundos para relaxamento do esfíncter representa uma forma mais humanizada de se iniciar o procedimento, especialmente para pacientes com patologia anorretal ou anismo. Esfíncteres de pacientes portadores de colite são notadamente mais

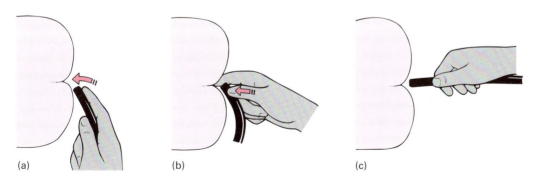

Fig. 6.12 Diferentes métodos de inserção do colonoscópio: (a) ponta sustentada pelo dedo, (b) a ponta é avançada com a retirada do dedo do examinador; ou (c) diretamente com gel.

tônicos que o normal, provavelmente devido à necessidade prolongada de manter o controle sobre o esfíncter, evitando perdas.

Videoproctoscopia

A proctoscopia rígida exerce importante papel em pacientes selecionados, que apresentam sangramento após "colonoscopia normal", para inspeção da área retal na tentativa de identificar prolapsos de mucosa, hemorroidas ou outras patologias. O paciente também consegue observar seu próprio exame, o canal anal ou a aparência das hemorroidas, inserindo-se a ponta do videoendoscópio no proctoscópio após remoção do mandril (o reto esvazia e não pode ser bem observado). O colonoscópio fornece simultaneamente uma fonte segura e adequada de iluminação e excelente forma de mostrar para o paciente pequenos fibromas, a papila anal, ou outras características da região que não são vistas habitualmente. O endoscopista realiza a videoproctoscopia ou anuscopia (Fig. 6.13) pela imagem do monitor, com oportunidade de gravar o vídeo, gerar um arquivo ou imprimir. Em muitos casos de "sangramentos inexplicáveis" esse procedimento mostrará de maneira bastante convincente para o paciente a possibilidade de lesão traumática (hemorroidal ou mucosa) como origem do problema.

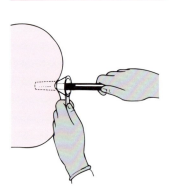

Fig. 6.13 Videoproctoscopia (anuscopia).

Inserção retal

Geralmente, a primeira visão após inserção do colonoscópio no reto é um *red-out* (saída da imagem para visualização de área avermelhada).

Esse fenômeno acontece pois a lente é pressionada contra a mucosa retal. As etapas abaixo devem ser seguidas em sequência:
1 *Insuflar ar* para distender o reto.
2 *Recuar e angular* para rodar levemente tentando encontrar o lúmen. Essa é a primeira das várias vezes durante o procedimento, quando o recuo, a inspeção, e o raciocínio garantem atingir os objetivos com sucesso e mais rapidamente que avançar "às cegas".
3 *Rode a visualização* para que todo líquido se deposite sobre a porção inferior. A porta de aspiração da ponta do colonoscópio fica abaixo do canto inferior direito da imagem (Fig. 6.14), e deve ser colocada intencionalmente no líquido, antes de se ativar a válvula de sucção. É necessário coordenação entre rotação da haste (com a mão direita) e sincronia de angulação para baixo e para cima (com a mão esquerda), a fim de manter a visualização. Durante o procedimento **endoscopistas habilidosos, trabalhando com apenas uma mão, geralmente utilizam a manobra de torção e torque ou a ponta em saca-rolha**. O reto volumoso é o local ideal para se praticar à medida que a haste é inevitavelmente retificada, não sendo necessário uso de força para precisão das manobras com os dedos.

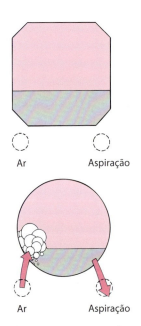

Fig. 6.14 Porta de sucção/instrumentação do colonoscópio que se abre abaixo e a direita da visualização; porta de ar abaixo e para a esquerda.

4 *Aspire líquido ou resíduos* evitando a chance de vazamento anorretal durante o restante do exame. A haste do colonoscópio morna, lubrificada e movendo para frente e para trás geralmente dá ao paciente uma sensação desconfortável de incontinência. Saber que não existe nenhum conteúdo líquido retal que possa eventualmente vazar, e que todo gás pode ser passado sem medo de acidentes, representa vantagem para todos na equipe (não apenas para o endoscopista)
5 *Avance (empurre o aparelho)* somente quando obtiver uma visualização adequada, e apenas com a velocidade que permita razoável visualização.
6 *Aplique torque e manobre ao redor* das primeiras novas curvaturas, usando angulação para baixo e para cima, e torção da haste isoladamente, para conseguir movimentos mais laterais, ao invés de usar desnecessariamente o controle de angulação lateral. A "manobra de torque" (com movimentos de controle de torção de haste e saca-rolha) é parte fundamental da colonoscopia habilidosa.

Retroversão

A retroversão pode ser importante no reto pois este pode ser relativamente volumoso, e surpreendentemente difícil de se examinar completamente, mesmo usando lentes grande-angulares. É necessário cautela, combinando movimentos de angulação e torção suficientes que permitam visualizar as principais pregas ou válvulas de Houston. Em retos volumosos, a porção distal representa potencial ponto cego, embora o tamanho generoso da ampola retal geralmente torne a retroflexão da ponta relativamente fácil. Para realizar tal manobra:
1 *Recue para a porção mais ampla do reto distal;*
2 *Angule completamente ambos os controles;*
3 *Torça a haste vigorosamente e simultaneamente;*
4 *Avance para dentro para inverter a ponta em direção a margem anal* (Fig. 6.15).

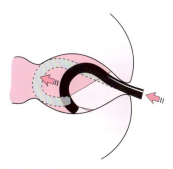
Fig. 6.15 Angule ambos os controles, torça e avance para dentro para retroverter no reto.

A retroversão nem sempre é possível em retos pequenos ou estreitados; se for esse o caso, a lente grande-angular (130°, praticamente uma lente olho-de-peixe) do endoscópio consegue visualizar adequadamente com risco mínimo de pontos cegos.

Manejo com "uma mão", com "duas mãos" ou "em dupla"?

A maioria dos endoscopistas mais habilidosos prefere a técnica de um operador usando "apenas uma mão", onde o próprio colonoscopista maneja os controles de angulação e válvulas com uma mão e insere ou torce a haste com a outra. Entretanto, muitos utilizam ambas as mãos nos controles de angulação, e poucos especialistas trabalham em "dupla", usando um assistente para manipular a haste.

Colonoscopia em dupla

A colonoscopia em dupla depende do assistente, que deve manejar a haste enquanto o endoscopista usa ambas as mãos para manusear a central de controles do aparelho, com a mão esquerda trabalhando no controle de angulação para cima e para baixo e válvulas ar/água/sucção e a mão direita ajustando o controle de angulação direita/esquerda. A ergonometria de manobra do colonoscópio se baseia na dos gastroscópios (e originalmente gastrocâmeras) e é desenhada fundamentalmente para manobrar com as "duas mãos". Entretanto, enquanto o tubo curto de inserção do gastroscópio é de fácil manuseio para o endoscopista, a haste longa e mole do colonoscópio não permite a mesma facilidade de manobras. Nesta técnica cabe ao assistente a função de ajudar a mão direita do endoscopista, que atua sozinho, puxando e avançando conforme as orientações e instruções do endoscopista. O bom assistente aprende a sentir a haste, até determinado ponto, sendo capaz de imprimir alguma torção. Geralmente, no entanto, o assistente avança espontaneamente, podendo causar a formação de alças desnecessárias, não evidentes para o endoscopista e dolorosas para o paciente.

A menos que endoscopista e assistente trabalhem realmente em equipe, envolvendo boa habilidade e interação, a técnica de colonoscopia com duas pessoas pode ser um tanto ilógica e desajeitada, como se poderia esperar de duas pessoas tentando realizar tarefas complicadas simultaneamente, sem saber o que o outro está fazendo.

Em situações difíceis, por exemplo, quando da passagem em posições estranhas ou a utilização de uma alça de polipectomia em um pólipo difícil, muitos endoscopistas envolvem o assistente, solicitando que estes mantenham o controle da haste. Por outro lado, em geral, na colonoscopia, não recomendamos a técnica com duas pessoas.

Técnica de colonoscopia com "duas mãos", um operador

A técnica com "duas mãos" é uma abordagem bastante comum em que o endoscopista usa ambas as mãos nos controles de angulação, quando necessário, mas também manipula a haste para inserção e controle de torque. A técnica com duas mãos é usada principalmente por indivíduos com mãos pequenas, que acham difícil ativar os controles de angulação lateral a não ser com a mão direita. Cada vez que se faz uma angulação lateral o endoscopista larga rapidamente a haste do instrumento, resultando em perda de controle da haste e "sensibilidade" da passagem do aparelho no cólon, causando inserção aos trancos. Alguns endoscopistas compensam ingenuamente fixando a haste do colonoscópio entre a coxa e o leito sempre que a mão direita está no controle.

Eventualmente o uso de manobra com as duas mãos é totalmente adequado, mas se a mão direita é usada com muita frequência para angulação lateral o endoscopista perde em eficiência no controle de torque. Igualmente, se a mão direita fica longe da haste por muito tempo o endoscopista parece indeciso – levando praticamente um segundo ou dois para ajustar o controle de angulação e retornar a mão ao manejo da haste.

Colonoscopia com "uma mão" – controle de torque com "uma mão".

Na colonoscopia com "uma mão", que favorece o manejo do endoscopista em todos os aspectos do controle da central do colonoscópio (controles de angulação, válvulas e chaves), principalmente com a mão esquerda, deixando a mão direita para segurar a haste (Fig. 6.16). Essa abordagem permite melhor manobra do endoscopista e oportunidade de sentir o colonoscópio interagindo com alças e curvaturas.

A postura deve ser relaxada e, tranquilamente, segura-se o colonoscópio. A colonoscopia requer, na maioria das situações,

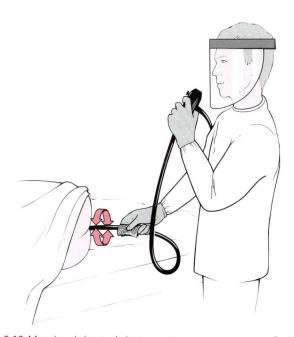

Fig. 6.16 Manobra da haste do instrumento com apenas uma mão.

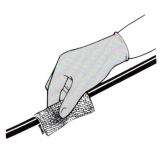

Fig. 6.17 Em geral, a haste do instrumental deve ser segurada com delicadeza e com gaze, permitindo, assim, maior fricção entre o polegar e os dedos.

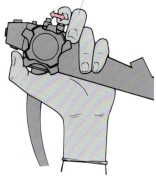

Fig. 6.18 Controle com uma mão: o dedo indicador ativa sozinho as válvulas ar/água e sucção; o dedo médio age como "auxiliar" do polegar para maiores angulações.

movimentos finos e naturais, como um violonista, com posição e equilíbrio nas manobras.

Segure a haste (tubo de inserção) 25 a 30 cm distante do ânus. Muitos endoscopistas erram ao manter o aparelho muito próximo do ânus, necessitando trocar frequentemente de mão, e usando técnica de inserção aos trancos. Segurar a haste mais para trás permite inserção mais delicada, aplicar torque com mais facilidade (mantendo a força de torção) com melhor sensação das forças envolvidas.

Mantenha a haste entre os dedos, com gaze para aplicar fricção adicional de maneira mais higiênica, sentindo e manipulando a haste com maior destreza. A apreensão com os dedos (Fig. 6.17) é usada para manobras mais delicadas e movimentos precisos (como chave ou chave de fenda), ao contrário da apreensão desajeitada com a mão, como quando se usa um martelo ou chaves de fenda maiores. A apreensão com os dedos permite sentir com maior facilidade o movimento da haste (reta e alinhada) ou sentir que existem certas resistências (curvatura ou alças). Rolar a haste entre os dedos e o polegar permite rotação de 360°, comparado com o mínimo de 180° que se consegue com a torção com o punho.

Utilize uma gaze ou toalha de mão para melhor sentir a haste e o atrito, evitando deslizamento em decorrência do lubrificante e melhor higiene e limpeza.

Discipline os dedos da mão esquerda (Fig. 6.18). Segurando a central de controle com apenas dois dedos – o quarto e o quinto dedos – fazendo com que o dedo do meio assuma o papel de "ajuda" do polegar. A maioria dos endoscopistas utiliza, sem pensar e desnecessariamente, os três dedos para segurar a central de controle, por isso acham que os movimentos de angulação total são complicados. A manobra usando apenas uma mão também é mais fácil se o primeiro dedo opera sozinho as válvulas ar/água e sucção, o que também deixa o dedo do meio livre para ajudar o polegar a manusear os controles de angulação. Para indivíduos com mãos razoavelmente grandes é mais prático para o polegar esquerdo alcançar ambos os controles de angulação para cima e para baixo (Fig. 6.19).

Coordene as ações das mãos direita e esquerda. O endoscopista trabalha como se estivesse manipulando uma marionete em forma de cobra, empurrando a mesma através de sua cauda, com controle sobre o direcionamento de sua cabeça e visualização através de seus olhos, porém com vaga ideia sobre o posicionamento de seu corpo – já que o mesmo encontra-se no interior do abdome, fora de seu campo visual. Para endoscopia com apenas uma mão, controlar a "cobra" com destreza e eficiência requer que cada mão seja disciplinada para cumprir sua função da maneira adequada. A mão esquerda sustenta a central de controle, maneja as válvulas ar/água e sucção e controla a angulação para cima e para baixo

(Fig. 6.16), permitindo ainda leves ajustes com o polegar na angulação direta/esquerda, quando necessário (Fig. 6.19). A mão direita, com habilidade artística dos colonoscopistas habilidosos, serve de *feedback* sensorial, além de ser responsável pelos movimentos de ajuste fino. Sabe-se que o cólon é constituído de uma série de curvaturas e convoluções, e necessita-se de múltiplas combinações de angulação da ponta e movimentos de haste, além de constante ativação da válvula ar/água e sucção, e qualquer pequeno atraso ou movimentos descoordenados rapidamente se acumulam, prolongando o exame desnecessariamente.

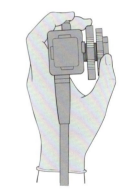

Fig. 6.19 O polegar consegue atingir o controle de angulação lateral (se a mão for posicionada da maneira correta).

- ***Manobre cuidadosamente e com muita cautela.*** Os movimentos de manobra devem ser inicialmente lentos e precisos (não aos trancos erráticos). O início lento e vagaroso em cada movimento de angulação permite interrompê-lo com pouca amplitude, caso a direção da ponta esteja errada. Movimentos rápidos na direção errada também acarretam perda da visualização, tendendo à correção com outro movimento grande, sem eficiência. A agitação para um lado e para ou outro é desnecessária e deselegante. Todos os movimentos devem ser vagarosos e intencionais.
- ***A manobra de torque*** envolve primeiro a angulação para baixo e para cima da maneira correta, e, ao invés de usar os controles de angulação lateral, aplicar torque (torcer, rodar) na haste do aparelho no sentido horário ou anti-horário com a mão direita. Como a ponta é angulada, a rotação realiza movimento em saca-rolha lateralmente (Fig. 6.20), com precisão e rapidez, e fazendo, com frequência, uso desnecessário do controle de angulação lateral. A manobra de torque é inevitavelmente afetada pela direção de angulação da ponta. "Angulação para cima" com torque no sentido horário move a ponta para a direita, enquanto a angulação para baixo move para a esquerda. A manobra de torque também é uma forma de orientar o colonoscópio, para que haja sucção de líquidos de maneira eficiente ou para que se atinja lesões com precisão (ver Fig. 6.14), tornando a coleta de biópsias ou polipectomia mais fáceis e rápidas.

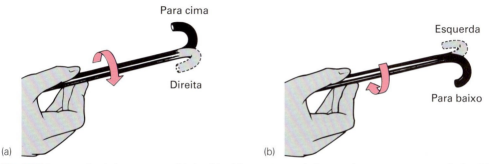

Fig. 6.20 Com torção da haste no sentido horário: (a) a ponta angulada para cima se move para a direita, (b) enquanto a ponta angulada para baixo se move para esquerda.

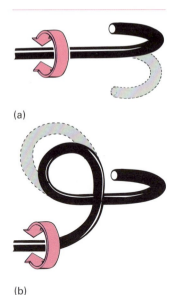

Fig. 6.21 (a) A torção afeta apenas a ponta se a haste estiver retificada, (b) mas afetará uma alça caso exista uma.

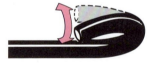

Fig. 6.22 Controle de angulação lateral exerce pouco efeito, seja a ponta angulada ao máximo para cima ou para baixo.

- *A manobra de torque só funciona quando a haste se encontra retificada* (Fig. 6.21a). Quando existe uma alça na haste, as forças de torção aplicadas a ela serão dispersas e perdidas na alça (Fig. 6.21b). Com a haste reta, a torção se torna uma excelente forma de aplicar torque ou movimento em saca-rolha ao redor das curvaturas. A torção é particularmente útil, se a curvatura é aguda ou fixa, quando simplesmente empurrar o aparelho para frente, resulta na formação de alças ao invés do avanço da ponta.
- *O controle de torque sobre uma alça impede manobra de torque*. Os princípios de controle de alças serão discutidos abaixo, e a aplicação de força de torque sobre a haste ajudam a retificar uma alça em espiral. Liberar "torque de alça" (sentido horário ou anti-horário) de modo a "controlar o torque" na outra direção permite novamente a formação de alça, o que pode ser evitado realizando-se o movimento adequado de manobra com os controles de angulação.
- *A angulação forçada é ineficaz*. Com controle de angulação totalmente angulado, aplicar outro controle somente roda um pouco a seção curva, quase sem afetar o grau de angulação (Fig. 6.22). Em curvaturas problemáticas, portanto, concentre a manobra de torque, pois o uso forçado do controle de angulação provavelmente forçará os cabos de angulação sem melhorar a visualização ou auxiliar a inserção.

Sigmoidoscopia – manobras de precisão

O cólon sigmoide é um tubo elástico (Fig. 6.23a); quando inflado se torna longo e tortuoso e ao ser esvaziado passa a ser significativamente mais curto. Quando distendido por um colonoscópio, e principalmente se hiperinsuflado, o intestino forma alças e curvaturas que são inevitáveis (Fig. 6.23b). Entretanto, este também pode sofrer encurtamento, sendo esvaziado e telescopado se encaixando

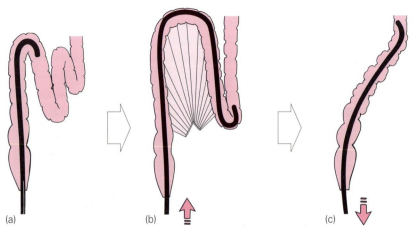

Fig. 6.23 (a) O cólon sigmoide é um tubo elástico, (b) avançando formam-se alças, (c) ao se recuar promove-se o encurtamento retificando o cólon.

em poucos centímetros sobre o colonoscópio (Fig. 6.23c), semelhante ao se enrolar a manga de uma camisa sobre o braço.
- *Aplique sucção de ar com frequência e líquido apenas raramente*. Não é necessário visualização perfeita durante a inserção. Sempre que totalmente distendido, o paciente sente certo desconforto; a sucção do excesso de gases faz com que o cólon se alinhe, encolha e colabe, tornando-se mais curto e de fácil manipulação. Com a aspiração de líquidos pelo reto, durante o restante da fase de inserção, apenas aspire líquido quando absolutamente necessário para manter a boa visualização. Durante a inserção existirão inúmeras "fossas" ou piscinas de líquido residual; a aspiração de cada uma delas é perda de tempo e desnecessária, compromete a visualização e requer reinsuflação. Em geral é melhor inflar antes de aspirar pois a sucção às cegas no acúmulo de líquido é geralmente pouco eficiente e tende a formar "bolhas de sucção" na mucosa. Vale a pena se orientar sobre o nível líquido durante a inserção, pois o líquido residual pode ser mais fácil de ser aspirado e removido com mudanças de posição durante o recuo e retirada do aparelho, quando se faz necessário visualização perfeita.
- *Insufle o menos possível*. Cólon distendido é menos passível de manobras e mais desconfortável. Durante todo o procedimento de exame é necessário insuflar delicadamente mantendo-se a visualização. Entretanto, a política de insuflação é "tanto quanto necessário, tão menos quanto possível", sendo fundamental observar o cólon, sendo contraproducente hiperdistendê-lo.
- *Bolhas devem ser evitadas ou removidas*. Causadas em sua maioria por insuflação sob o líquido (angule antes de insuflar, ver Fig. 6.14) ou pela ação detergente dos sais biliares. As bolhas afetam a precisão de visualização, mas podem ser dispersas instantaneamente através da lavagem com seringa de 20 ml, usando solução de emulsão de silicone pelo canal do instrumento, seguido de 20 ml de ar para limpeza do canal. Preparações utilizadas para se evitar gases em bebês também são adequadas para esse fim.

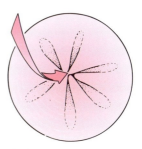

Fig. 6.24 Mire para a convergência das pregas, fibras musculares ou principais pontos refletidos.

- *Utilize todas as dicas visuais*. A visualização perfeita não é fundamental para a progressão do colonoscópio, embora o endoscopista deva sempre contar com certeza sobre a direção correta ou o eixo do lúmen colônico a ser seguido, tomando o cuidado de checar antes de prosseguir avançando. Quando houver visualização parcial ou em *close-up* da superfície mucosa, existem algumas dicas suficientes para detectar a direção luminal:
  – O lúmen (quando esvaziado ou em espasmo) se encontra no centro de convergência das pregas (Fig. 6.24).
  – Mire para a área mais escura (pior iluminação) pois é a mais distante do aparelho e a mais próxima do lúmen (Fig. 6.25).

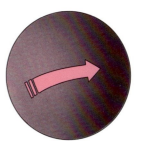

Fig. 6.25 Mire para a área mais escura.

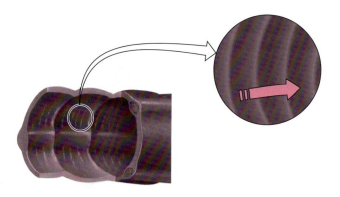
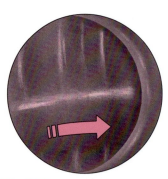

Fig. 6.26 Mire para o centro do arco formado pelas pregas.

Fig. 6.27 Em curvaturas agudas uma saliência longitudinal (*teniae coli*) mostra o eixo a ser seguido.

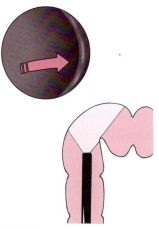

Fig. 6.28 Visualização endoscópica de uma curvatura, com uma prega brilhante no ângulo, e a visualização "aérea".

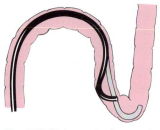

Fig. 6.29 "Pré-manobra" antes de avançar para uma curva aguda.

– Os arcos convexos formados pelo encurtamento visível dos músculos circulares (pregas haustrais) ou os pontos mais importantes refletidos a partir da mucosa, indicam o centro do arco, portanto a direção correta de navegação (Fig. 6.26).

– Em cólons volumosos o feixe muscular da *teniae coli* (Fig. 6.27) mostra uma prega longitudinal que, proveitosamente, segue a direção do lúmen.

- ***Manobra de torque com uma mão, premeditadamente***. Cada curvatura requer tomada de decisão consciente sobre as manobras à frente, mas através da combinação de angulação para cima e para baixo e rotação da haste com permite-se que boa parte do cólon sigmoide seja rapidamente atravessado, com apreensão firme da mesma com os dedos, com pouco ou praticamente nenhum controle de angulação. A progressão da ponta angulada, "em saca-rolha", inicialmente em um sentido e depois no sentido contrário, é uma maneira bastante eficiente de ultrapassar uma sucessão de curvaturas.

- ***Concentre-se na visualização do monitor*** e esqueça o reflexo habitual de observar as reações do paciente ou de outros membros da equipe na sala, sem se distrair enquanto fala com eles. Curvaturas agudas e pequenos pólipos podem desaparecer da visualização quando o endoscopista desvia sua atenção por poucos segundos, levando muito tempo para encontrá-los novamente.

- ***Pratique ações de navegação*** antes das curvaturas, enquanto existe "boa" visualização. A revelação de uma curvatura aguda realmente pode indicar apenas uma prega angular brilhante vista contra fundo escuro (Fig. 6.28). Diferente do estômago, que tem espaço suficiente para se observar o que acontece durante as manobras de navegação, as curvaturas colônicas são ingratas muitas vezes, sendo muito fácil perder a visão e tomar rumos incertos ao se angular em torno delas. Em geral, é sempre melhor parar antes de uma curvatura aguda e tentar progredir melhor o movimento de navegação na situação de impactação seja parar mas ainda conseguir visualizar. "Pré-manobras" permitem que o colonoscópio entre em curvaturas agudas com certa vantagem mecânica (Fig. 6.29).

- *Não havendo visão, recue imediatamente.* Avançar às cegas, especialmente se existe padrão "red-out" (imagem do lúmen é substituída por imagem avermelhada devido ao contato da lente com a mucosa) com total perda de visão, em geral implica potencial perda de tempo, e causa de perfuração. Quando perdido em qualquer ponto do exame, mantenha os controles de angulação parados ou permita seu curso livre, insufle e retire delicadamente o instrumento até enxergar a mucosa e seu padrão vascular (Fig. 6.30). Manobre em direção ao deslizamento angulando os controles ou torcendo a haste, assim, o lúmen do cólon deve voltar ao campo de visão. A movimentação do aparelho às cegas raramente funciona; o ato de recuar deve cumprir sua função, e a seção curva deve assumir sua característica de retificação. Um especialista "perdido" por mais de 5 a 10 segundos acaba admitindo e recua rapidamente tentando retomar a visão e se reorientar; o iniciante se debate por todos os lados em cada ponto difícil e então é surpreendido com um tempo de duração de exame muito prolongado.

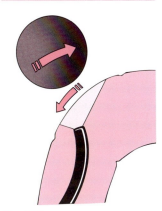

Fig. 6.30 Recue quando perdido – a mucosa escapa por deslizamento em direção ao lúmen.

- **"Deslizamento"** *às cegas sobre a mucosa é admissível*, mas apenas quando inevitável, e por poucos segundos ou poucos centímetros. O colonoscópio desliza facilmente sobre a superfície, deslizando sobre o aspecto de padrão vascular da mucosa e atravessando o campo de visão. Prossiga avançando somente se o deslizamento continua fácil e tranquilo. Se a progressão for interrompida ou gerar dor ao paciente, pare imediatamente, recue e tente novamente. Forçar raramente dará bons resultados na colonoscopia.
- *Tente mudar de posição.* Mudar a posição do paciente de decúbito lateral para dorsal ou lateral direito não apenas permite o reposicionamento gravitacional dos fluidos e gases, mas também é capaz de mover o cólon, em geral resultando em um benefício surpreendente. Alças ou curvaturas que parecem estranhas ou que não podem ser passadas com o paciente em determinada posição, geralmente se tornam bem mais fáceis após mudança de posição.

Anatomia endoscópica do sigmoide e cólon descendente

O cólon sigmoide tem de 40 a 70 cm ou mais de comprimento quando distendido pelo instrumental durante a inserção, embora possa dobrar-se ficando reduzido a apenas 30 a 35 cm, quando o aparelho é retificado completamente; sendo assim, a inspeção cuidadosa é importante durante a inserção, para que não sejam perdidas determinadas lesões durante a fase de retirada. O mesentério no cólon sigmoide está inserido em forma de V, através da margem da pelve, embora seja bastante variável tanto no ponto de inserção quanto ao seu comprimento, sendo frequentemente modificado devido a aderências decorrentes de processos inflamatórios ou cirurgias prévias. Após histerectomia, o cólon sigmoide distal pode ser angulado, fixando-se anteriormente no espaço vago, anteriormente ocupado pelo útero.

O colonoscópio pode estirar o intestino até o limite de seus anexos ou até a restrição da cavidade abdominal. O formato da

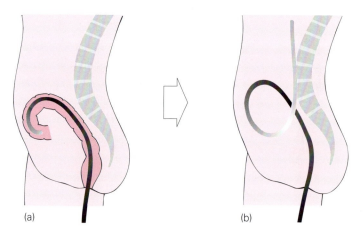

Fig. 6.31 (a) Alça de cólon sigmoide anteriormente, (b) passando para cima, para a goteira paravertebral esquerda.

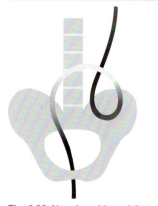

Fig. 6.32 Alça sigmoide – visão anterior (espiral em sentido horário).

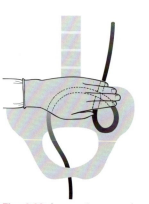

Fig. 6.33 A pressão manual restringe a alça sigmoide espiral.

pelve, com a cavidade sacral curvada e a projeção frontal da protuberância sacral, faz com que o colonoscópio passe anteriormente (Fig. 6.31a) e a haste possa ser sentida, formando uma alça na parece abdominal anterior antes de passar, posteriormente, para o cólon descendente na goteira paravertebral esquerda (Fig. 6.31b) O resultado é a formação de uma alça anteroposterior durante a passagem do cólon sigmoide, e como o cólon descendente está localizado lateralmente ele tende a formar uma alça espiral no sentido horário (Fig. 6.32); a importância dessa ocorrência será discutida adiante. Quando alças sigmoides correm anteriormente contra a parede abdominal, é possível reduzi-las parcialmente ou modificá-las pressionando o abdome inferior esquerdo com a mão (Fig. 6.33)

O cólon descendente é normalmente deslocado para baixo, retroperitonealmente, assim, de modo ideal segue em linha reta, tornando a passagem do colonoscópio mais fácil, exceto quando há curvaturas agudas iatrogênicas na junção com o cólon sigmoide (Fig. 6.34). Essa junção é apenas um marco teórico para radiologistas, mas, uma vez que o cólon sigmoide é deformado para cima pela haste do colonoscópio, a angulação resultante se torna um desafio real para endoscopistas. A intensidade do ângulo da curvatura do cólon sigmoide-descendente depende de fatores anatômicos como a distância da fixação do cólon descendente na pelve, mas também da técnica de inserção utilizada na colonoscopia. Quando o cólon sigmoide é longo e elástico o suficiente, e a fixação retroperitoneal do cólon descendente também se dá na porção inferior da pelve, pode ocorrer a formação de uma angulação aguda, em grampo de cabelo (Fig. 6.35). Por vezes, quando o cólon sigmoide é longo, forma-se uma alça "alfa" em espiral, felizmente para o endoscopista e o paciente, uma vez que isso evita angulação na junção sigmoide-des-

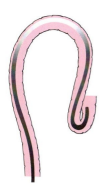

Fig. 6.34 Curvatura iatrogênica fixa em grampo de cabelo na junção do sigmoide e cólon descendente.

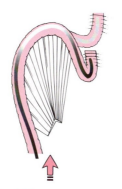

Fig. 6.35 O comprimento do mesentério e a extensão da fixação retroperitoneal determinam a intensidade do ângulo da junção do sigmoide e do cólon descendente.

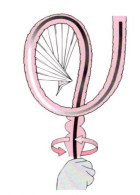

Fig. 6.36 *Loop alfa* – volvo iatrogênico benigno.

cendente. O "alfa" descreve a forma da alça em espiral do cólon sigmoide torcido no mesentério ou no mesocólon sigmoide formando um volvo, parcialmente iatrogênico (Fig. 6.36). A formação de alça depende do fator anatômico, pois a pequena base em "V" invertido do mesocólon sigmoide sofre fácil torção, caso o cólon seja longo o suficiente, não existindo aderências, e o cólon descendente encontra-se fixado de maneira habitual.

Variações de fixação mesentérica podem ocorrer em pelo menos 15% dos indivíduos por falhas parciais ou completas de fixação retroperitoneal do cólon descendente durante a formação intrauterina (ver pág. 17). O resultado é a persistência de graus variados de mesocólon descendente, que por outro lado representam considerável efeito sobre o formato que o colonoscópio assume durante o exame e o modo como o mesmo pode exercer força sobre a parede do cólon. O cólon descendente pode, por exemplo, correr para cima pela linha média (Fig. 6.37), ou permitir a formação de alça alfa "invertida" (Fig. 6.38). Os cirurgiões estão cientes de que existem variações de paciente para paciente quanto à facilidade de mobilização do cólon e seu posicionamento fora da cavidade abdominal; de vez em quando o cólon todo pode ser levantado, sem dissecação. O cólon "fácil" de mobilizar para o cirurgião é, no entanto, imprevisível e "difícil" para a inserção do endoscópio, pois é muito móvel e forma alças atípicas.

Sigmoidoscopia: as curvaturas

Os cólons variam quanto à elasticidade e sensibilidade à dor, o cólon sigmoide em particular. Um determinado grau de alças bem tolerado por um paciente pode ser inaceitável e traumático para outro. A porção mais desafiadora da colonoscopia é atravessar o

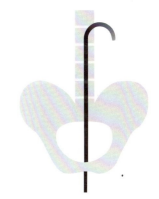

Fig. 6.37 O endoscópio pode deslocar um cólon distal totalmente móvel para cima da linha média para o diafragma.

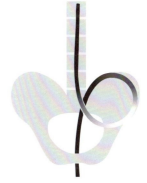

Fig. 6.38 *Loop alfa* reverso devido ao mesocólon descendente persistente.

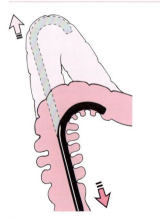

Fig. 6.39 Recuar retifica a curvatura aguda e melhora a visualização.

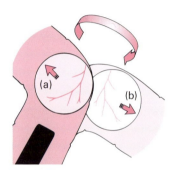

Fig. 6.40 Rotação do padrão vascular de (a) para (b) indica rotação do cólon, fazendo com que o endoscopista também tenha que mudar a direção da manobra.

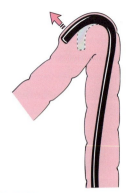

Fig. 6.41 Reduza a angulação na flexura esplênica, para evitar impactação do aparelho no cólon pela conformação em "haste de bengala" (*walking-stick handle*).

sigmoide com segurança, delicadeza e o mais rápido possível. A melhor forma de se atingir esse objetivo depende da anatomia e da fisiologia de cada paciente, a destreza com o instrumento escolhido e as habilidades manuais, além de critério do endoscopista.

Reduza curvaturas agudas ou móveis recuando. Já tendo angulado ao redor de uma curvatura aguda, se a visualização for ruim, recue delicadamente o colonoscópio enganchado, o que simultaneamente deve reduzir o ângulo, reduzir o intestino distalmente, retificá-lo proximalmente, desimpactando a ponta, permitindo uma visualização melhor (Fig. 6.39). Como o cólon pode rodar sobre seus anexos, as curvaturas podem se alterar durante essas manobras, e qualquer rotação visível em *close-up* como rotação do padrão vascular visível (Fig. 6.40). Observe atentamente a rotação do padrão vascular em *close-up* para saber qual direção seguir, se uma curvatura móvel rodar quando do avanço e recuo do colonoscópio.

O colonoscópio passará por uma curvatura aguda mais facilmente se:

- *O eixo da curvatura está orientado para cima ou para baixo* (mais fácil para a angulação com o dedo);
- *A haste está retificada* (para avançar de maneira mais eficiente);
- *O intestino se encontra discretamente esvaziado (desinflado)*;
- *A seção curva não esteja muito angulada* (para ajudar a deslizar).

Excesso de angulação, usando ambos os controles, tende a pressionar o colonoscópio numa curvatura, tornando improvável seu deslizamento. Nessa busca para se obter uma visualização melhor em uma curvatura difícil é fácil esquecer o efeito improdutivo de progredir com o aparelho em uma conformação em "haste de bengala" (Fig. 6.41).

Ver o lúmen nem sempre significa que é seguro avançar. A possível angulação aguda com endoscópios modernos (ver Fig. 6.23b) pode enganar o endoscopista, fornecendo uma falsa boa visualização à frente, quando a seção curva se encontra dobrada ao meio e infelizmente impactada numa curvatura aguda (como a junção sigmoide descendente).

Na dúvida, recue.

Sigmoidoscopia: as alças

Os cólons variam muito de comprimento e fixações, com maiores restrições devido aos órgãos à sua volta e os limites da cavidade abdominal ou aderências. Homens jovens apresentam cólons curtos em sua grande maioria, exceto se constipados ou apresentando hemorroidas. Mulheres tendem a apresentar cólons mais longos, principalmente aquelas que apresentam constipação. Cólons mais longos permitem a formação de mais alças, mas geralmente são menos sensíveis à dor (parcialmente porque o cólon se move facilmente), portanto, o paciente sofre menos do que o endoscopista.

A formação de alças no sigmoide, é inevitável à medida que o colonoscópio é avançado para o ápice do cólon sigmoide. **Indicações sugerindo a formação de alças são**:
- **Perda da relação "um a um"** entre a quantidade de haste sendo inserida pelo ânus e o movimento no interior do cólon da ponta do endoscópio.
- **"Dor abdominal"**, é o sinal de advertência mais comum, e apenas aceitável caso o desconforto seja leve e a ponta do colonoscópio avance rapidamente.
- **"Movimento paradoxal"**, o instrumento aparentemente desliza para fora à medida que a haste é avançada para dentro (ou vice-versa), o que sugere uma alça substancial.
- **Os controles de angulação aparentam estar "emperrados"**. À medica que o colonoscópio forma alças, aumenta o atrito nos cabos que se estendem dos controles de angulação até a seção curva, fazendo com que os controles apresentem mais endurecimento, mas com menos efeito sobre as manobras.

Endoscopistas pouco experientes geralmente não percebem essas dicas, tornam-se surdos quanto às queixas e protestos do paciente (ou os subestimam devido à sedação), e acreditam que o manejo forçado do colonoscópio é "normal". A colonoscopia deve (na maioria dos casos) ser um procedimento delicado e com destreza, controlado com os dedos e movimentos finos e suaves.

A distensão e pressão causadas pelo instrumento durante a formação de uma alça é sentida pelo paciente como dor abdominal ou sensação de urgência fecal. O paciente deve ser advertido, antes de se utilizar da força e sempre que se começa a avançar, o que pode causar a formação de alças gerando desconforto (p. ex.: "você vai sentir uma dor em sopro por alguns segundos, mas não há perigo"). O desconforto do avançar deve ser tolerado por um determinado tempo – não mais que 20 a 30 segundos. A dor causada pela formação de alças cessa de uma vez quando o instrumento é levemente retirado, portanto não há desculpa para longos períodos com dor, mesmo em exames com recorrência de formação de alças.

Pressão abdominal manual pode ser útil, mas apenas quando o sigmoide forma alças anteriormente, próximo da parede abdominal (Fig. 6.31), o que é bem possível em um abdome protuberante ou "barriga de cerveja". O assistente comprime o abdome inferior inespecificamente, causando oposição às alças, reduzindo assim a dor por distensão e fazendo com que o colonoscópio deslize mais facilmente. A pressão manual do assistente só é relevante durante os 20 a 30 segundos necessários para resistir à formação de alças durante o avanço do colonoscópio. Não há necessidade de cansar o assistente solicitando maior pressão manual, especialmente porque em 50% dos pacientes as alças sigmoides não se localizam próximas à superfície abdominal e sim em outras localizações.

Avançar delicadamente pelo cólon sigmoide é permitido, já que é fácil e não requer uso indevido de força. Com manobras cuidadosas e combinadas a "pressão persuasiva" o colonoscópio deve desli-

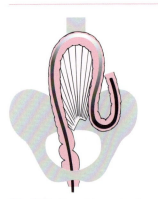

Fig. 6.42 Sigmoide muito longo permite que o colonoscópio "avance muito" evitando formar uma curvatura em grampo de cabelo.

zar pelas curvaturas do sigmoide e para cima ao cólon descendente (Fig. 6.42).

O avanço do aparelho deve ser aplicado gradualmente, evitando-se empurrões. Alças sigmoides curtas necessitam de sutileza e geralmente causam mais dor, pois seus anexos mesentéricos curtos são restritivos e a força de distensão é localizada e óbvia. O avanço é melhor e mais eficiente em cólons longos, que tendem a acomodar o instrumento, permitindo que ele deslize mais livremente sem curvas agudas e provavelmente mais favorável à formação de alças (espirais).

É perigoso ignorar a dor (ou suprimi-la com sedação pesada ou anestesia) e avançar para um alça, quando a ponta do colonoscópio encontra-se acotovelada e não progride.

Cólons curtos ou sensíveis à dor – recue e retifique a alça "N"

Embora algum grau de formação de alças seja inevitável, à medida que o instrumento avança para dentro, em um cólon curto o endoscopista pode, sutilmente, recuar repetidamente, evitando insuflação, e sempre que possível esvaziando, sendo capaz de atingir a passagem "virtual" direta do sigmoide ao cólon descendente com o mínimo de distensão (Fig. 6.43). Essa manobra é elegante do ponto de vista técnico, e confortável para o paciente.

Alça "N" para cima em cólon curto é a alça clássica na colonoscopia. Alças "N" fazem com que a ponta do colonoscópio atinjam a junção sigmoide-descendente em ângulo agudo ou curvatura em grampo de cabelo (Fig. 6.44), mas isso pode ser potencialmente retificado, para que o instrumento seja capaz de deslizar diretamente (e sem dor) para o cólon descendente.

Na junção sigmoide-descendente o colonoscópio entra na fixação retroperitoneal, portanto é um bom lugar para tentar recuar e assumir o controle da alça sigmoide, enquanto a ponta e a seção curva são fixadas. A passagem direta, acima, para o cólon descen-

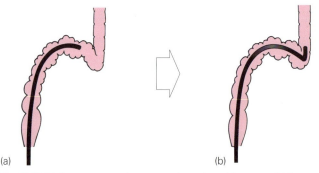

(a)   (b)

Fig. 6.43 (a) Recue e esvazie mantendo o sigmoide curto, (b) isso pode permitir passagem direta para o cólon descendente.

dente é o ideal, tentando manobrar a ponta pela junção sem forçar para cima a alça sigmoide. Isso requer sutileza; mesmo especialistas podem ter problemas para obter sucesso, recuando, torcendo, e manobrando com cautela (geralmente com visualização ruim). Em geral, um endoscopista menos habilidoso, já tendo deslizado pelo sigmoide com confiança, provocará uma distensão (iatrogênica) de uma alça sigmoide (Fig. 6.45a), criando uma curvatura aguda em grampo de cabelo (e dificuldade adicional) como resultado. Tomar mais cuidado, usar menos ar, menos avanço e depois recuar vigorosamente (Fig. 6.45b) pode ser recompensador pela passagem "direta" do sigmoide ao cólon descendente (Fig. 6.45c).

A *"espiral N" pode ser um elemento útil*, pois a maioria das alças sigmoides corre em espiral no sentido horário – anteriormente para fora da pelve, sobre a borda pélvica, depois curvando-se lateralmente e posteriormente para o cólon descendente (ver Fig. 6.31). O formato da espiral resultante pode ser usado pelo endoscopista que trabalha com apenas uma mão, para fazer o saca-rolha diretamente ao redor (com forte torção da haste em sentido anti-horário), para o descendente, com o mínimo de força de avanço, portanto sem formar novamente alças (Fig. 6.46).

Em cólon sensível à dor sugere-se tentar a abordagem de 'espiral N" com progressão curta do colonoscópio. Recuando e esvaziando durante a inserção no sigmoide e tomando cuidado extra (e tempo) para retirar, torcendo no sentido horário e tentando retificar na junção sigmoide-descendente (ver abaixo), geralmente atin-

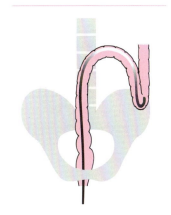

Fig. 6.44 Distensão em alça N para cima, no cólon sigmoide.

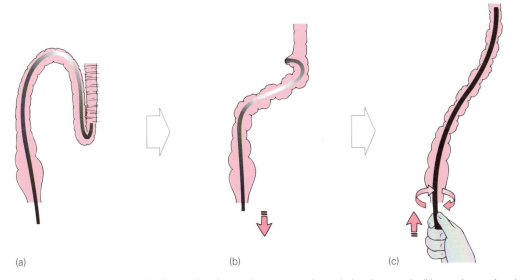

(a) (b) (c)

Fig. 6.45 (a) A ponta é enganchada no cólon descendente retroperitoneal, depois recuada; (b) quando o endoscópio é retificado ao máximo (às vezes "às cegas"), a ponta é redirecionada; (c) endoscópio avançado para dentro, geralmente com torção em sentido horário, para cima do cólon descendente.

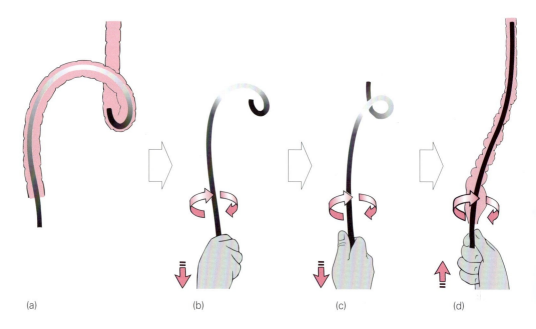

Fig. 6.46 (a) Alça N com a ponta na junção sigmoide-descendente, (b) aplique torque no sentido horário e recue, (c) continue torcendo e identifique o lúmen do cólon descendente, (d) depois recue para dentro (ainda torcendo forçosamente, evitando a formação de alças).

girá uma passagem direta indolor para o cólon descendente. Isso explica bem por que a técnica de alguns endoscopistas permitem que estes realizem uma boa colonoscopia sem ou com pouca sedação enquanto outros dependem de rotina de sedação pesada ou anestesia.

Na junção sigmoide-descendente tente estas etapas:
1 *Recue a haste* para reduzir a alça, para criar um ângulo mais favorável de abordagem da junção e também otimizar a mecânica do instrumento (Fig. 6.43).
2 *Aspire* (sem perder a visualização) para encurtar o cólon, fazendo isso da maneira mais delicada possível.
3 *Aplique pressão abdominal.* O assistente pressiona o abdome inferior esquerdo comprimindo a alça ou reduzindo o espaço abdominal.
4 *Recue com torção da alça* na esperança de que a força em saca-rolha direcione o ângulo da ponta para o cólon descendente e mantenha-o na posição (ver Fig. 6.46). O "recuo com torção em sentido horário" usa a fixação da ponta, associado à retirada do colonoscópio para encurtar ("prega", "sanfona", "harmônica") o sigmoide sobre a haste do colonoscópio, enquanto desliza simultaneamente a ponta sobre o cólon descendente. Às vezes o ato de recuar engancha a ponta na parede do cólon, impactando a mucosa (Fig. 6.45b).

É necessário cuidadoso controle de angulação, qualquer movimento errado pode fazer perder a fixação da ponta retroperitoneal e causar a queda do instrumento de volta ao sigmoide. Quando a manobra tem êxito (Fig. 6.45c) o endoscopista tem a boa sensação de ter ganho algo sem esforço, passando diretamente para o cólon descendente sem formar alças e sem dor.

5 *Mude a posição do paciente para posição supina ou lateral direita*. Isso pode melhorar a visualização da junção sigmoide-descendente (o ar sobe e a água desce) e pode por vezes fazer com que o cólon descendente distal caia em uma configuração mais favorável para passagem.

6 *O avanço "forçado" através da alça deve ser a última opção*. Por vezes, é melhor avisar o paciente e realizar o avanço "forçado" através da alça cautelosamente (ver Fig. 6.42), ao invés de se debater com diversas tentativas sem sucesso no encurtamento. Poucos segundos (geralmente de 20 a 30 segundos) de cuidadosa "pressão persuasiva" podem deslizar a ponta do instrumento ao redor da curvatura e então permitir a retificação novamente.

Cólons mais longos – utilize espirais ou alças em alfa

Suspeite de uma espiral ou alça em alfa se a inserção parecer fácil. Se durante a inserção não se identificar flexura aguda, em particular no cólon sigmoide, e o instrumento parece deslizar por uma boa extensão sem problemas ou angulações agudas, é possível que esteja em formação uma espiral ou uma alça em alfa. Caso isso ocorra (e se confirmado pela fluoroscopia ou ressonância magnética), avance para o cólon descendente proximal ou flexura esplênica antes de tentar qualquer manobra de retificação ou retirada. Mesmo se o paciente apresenta-se com discreta dor por distensão, certifique-se que tudo está correndo bem e continue, manobrando cuidadosamente até que a ponta tenha passado pelo cólon descendente preenchido de líquido para a flexura esplênica, atingindo aproximadamente 90 cm (Fig. 6.47). Retificar a meio caminho ao redor de uma alça em espiral é um erro, pois isso pode causar a rotação da configuração de espiral alfa de volta à configuração de alça N, resultando em maior dificuldade em atingir o cólon descendente (alternativamente ele pode cair para trás, necessitar de reinserção e assim prolongar a fase de desconforto da inserção).

Um cólon sigmoide longo tende a avançar espontaneamente em uma alça em espiral. Pode ocorrer uma alça em espiral em aproximadamente 60% dos pacientes. Em 10% a alça espiral é plana contra a parede abdominal posterior em formato de "alfa", como descrito originalmente com o paciente deitado para radiografia e fluoroscopia (Fig. 6.48). Usar a ressonância magnética ou imagem em 3D (ScopeGuide®, Olyumpus) permite que as alças

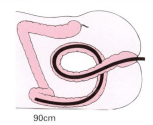

Fig. 6.47 Na alça alfa o colonoscópio corre através do cólon descendente preenchido de líquido para a flexura esplênica a 90 cm (pela visão do endoscopista).

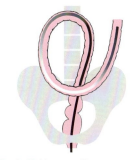

Fig. 6.48 Alça em alfa.

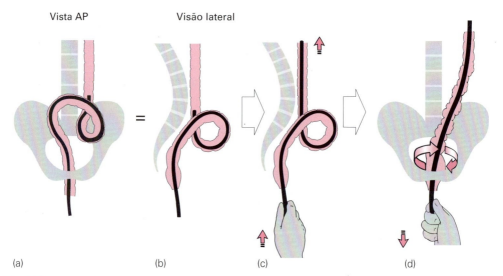

Fig. 6.49 Diversas alças "N" (a), também observadas em visão lateral (b) na realidade são espirais, portanto (c) avance em direção à flexura antes (d) de se retificar novamente.

sejam avaliadas por visão lateral bem como visão anteroposterior (Figs. 6.49a,b), mostrando uma frequência muito maior de configuração em espiral. Qualquer alça em espiral é uma bênção, já que o formato significa que não há nenhuma curva aguda entre o sigmoide e o cólon descendente, assim, com contínuo avanço para dentro (Fig. 6.49c) o colonoscópio pode deslizar com relativa facilidade no cólon descendente sem resistência, antes de ser retificado (Fig. 6.49d).

Podem ser necessárias várias tentativas para criar uma alça em espiral. A inserção em um sigmoide tortuoso e longo pode fazer com que o endoscopista lute para desimpactar a ponta do colonoscópio de diversas angulações agudas, mas essa ação pode reposicionar o cólon em formato de espiral, com melhora repentina da visualização e oportunidade de sucesso. Esse processo de intimidação (delicada) do cólon para produzir uma alça em espiral foi historicamente denominado de "manobra alfa" (Fig. 6.50). Envolvia tipicamente uma força de torção no sentido anti-horário sob controle com radiografia e auxiliava na inserção dos primeiros colonoscópios, que possuíam características de angulação limitada, para proteger o feixe de fibras de vidro bastante frágil. O conceito de encorajar a configuração de alça em espiral, ou tirar o máximo de oportunidade quando isso ocorre espontaneamente, continua de grande valor como opção para os instrumentos mais modernos (especialmente se a ressonância magnética está disponível para orientação e guia).

Capítulo 6 – Colonoscopia e Sigmoidoscopia Flexível   141

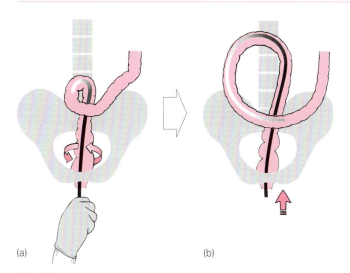

Fig. 6.50 A "manobra alfa": durante a inserção no sigmoide, (a) tente a rotação em sentido anti-horário guiando a ponta em direção ao ceco, (b) e avance formando um alfa ou alça em espiral.

Retificando uma alça em espiral

A alça em espiral ou alfa deve ser removida em determinado estágio, geralmente antes de avançar para a flexura esplênica, evitando causar estresse ao paciente e ao colonoscópio. A maioria dos colonoscopistas prefere retificar a alça (para 50 cm) à medida que o cólon descendente ou flexura esplênica é atingido com segurança (a 90 cm), e então passar pela flexura com o instrumento retificado. Entretanto, todo colonoscopista já se sentiu desapontado por ver a ponta deslizar para trás, na tentativa de retificação realizada precocemente, antes que a ponta seja fixada de maneira adequada por atrito e angulação. Por vezes, pode ser melhor, num cólon raramente longo mas móvel, passar pela flexura esplênica para o cólon transverso com a alça espiral ainda no local.

A retificação da alça em espiral é a versão simples e exagerada da manobra "recuar e torcer" descrita acima, que combina retirada com rotação forte no sentido horário para remover a alça em poucos segundos (Fig. 6.51). A retirada da haste reduz inicialmente o tamanho da alça e torna a torção rotacional mais fácil. A torção isoladamente faz com que o sigmoide em espiral se transforme no formato N, embora não retificando a alça. Através da combinação simultânea das duas ações, simultaneamente e rapidamente recuando e torcendo o instrumento inteiro, a alça é removida fácil e suavemente para 50 a 60 cm, geralmente em apenas 2 a 3 segundos e com melhora óbvia da resistência à passagem do aparelho à medida que a haste se retifica (ver Fig. 6.46). A torção em sentido horário é usada para avançar a ponta para dentro em direção à flexura esplênica.

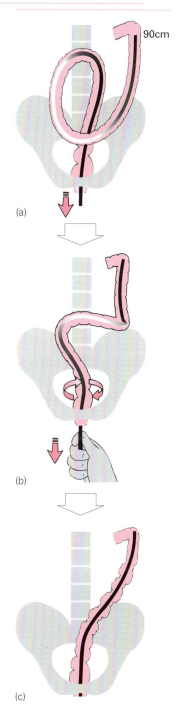

Fig. 6.51 (a) Alça alfa (b) correção da rotação com torção em sentido horário e retirada (c), para retificar completamente.

A correção da rotação deve ser mais fácil e atraumática. Se a retificação da alça se mostra difícil ou se o paciente apresenta desconforto a situação deve ser reavaliada. Não utilize força excessiva. A alça sigmoide que se formou pode não ser uma alça espiral em sentido horário, mas um "alfa reverso" (ver abaixo). Na ausência de ressonância magnética o endoscopista deve avaliar a situação pela sensação (e resultados).

Alças sigmoides atípicas e o "alfa invertido"

Quando os anexos são pouco móveis podem se formar alças espirais "atípicas", particularmente no cólon descendente (ver abaixo). O colonoscópio pode forçar um cólon móvel formando uma espiral em sentido anti-horário, ou mesmo um complexo de alças mistas em sentido horário e anti-horário. Na prática essa variação faz pouca diferença para o endoscopista, exceto quanto à necessidade de aplicar a direção correta de força para correção de rotação quando se recua para retificação. Alças anti-horárias "alfa invertidas" (ver Fig. 6.38) permitem que a ponta do colonoscópio deslize para o descendente tão fácil quanto uma alça espiral, sem indicação óbvia de que há algo estranho ou raro. Aproximadamente 90% das alças sigmoides espirais são em sentido horário e fazem como que o endoscopista que não leva em consideração essa hipótese desperdice tempo, tornando as coisas ainda piores ao tentar corrigir a rotação da alça atípica (em sentido anti-horário) com torção em sentido horário convencional. Caso esteja disponível o exame de imagem por ressonância magnética, a configuração das alças e sua solução são óbvias. Quando se confia na sensibilidade da haste e demais conjecturas, tentar torção em sentido anti-horário caso o sigmoide aparentemente não exiba retificação. Ocasionalmente a torção para correção da rotação deve ser a primeira em uma direção, depois na outra direção.

Remova as alças da haste externamente ao paciente

A retificação de alças colônicas resulta na formação de alças na haste do aparelho, externamente ao paciente. Devido à estrutura mecânica do colonoscópio, com revestimento protetor e quatro cabos de angulação, significa que a presença de qualquer alça na haste aumenta a resistência do instrumento aos movimentos de torção/torque. A formação de alças também reduz a angulação da ponta causando maior atrito nos cabos de angulação. Por essa razão as alças da haste são indesejáveis do ponto de vista mecânico, mesmo quando ocorrem exteriores ao paciente. A haste deve correr em leve curva em direção ao ânus, sem curvaturas desnecessárias. Qualquer alça formada externamente ao paciente deve ser corrigida, desfeita e retificada. Isso é facilmente realizado pela rotação da central de controle, para transferir a alça para a umbilical (que pode acomodar até três alças sem comprometer sua estrutura interna) (Fig. 6.52). Algumas vezes é necessário desconectar a luz-guia conectada a partir da fonte de luz e depois reposicionar a umbilical. Uma alterna-

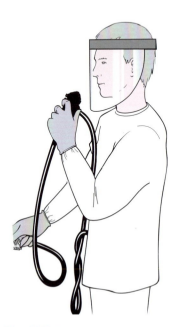

Fig. 6.52 Formação de alças na haste externa ao paciente pode ser transferida para a umbilical, rodando a central de controle.

tiva para endoscopistas habilidosos é corrigir a rotação da alça da haste externa aplicando torção, enquanto se manobra a ponta no lúmen, com o colonoscópio retificado rodando sobre o eixo.

Doença diverticular

Em doença diverticular grave o lúmen pode se apresentar estreitado, com aderências pericólicas, causando problemas na tomada de decisão da direção certa a seguir (Fig. 6.53a). Entretanto, uma vez que o instrumento foi completamente inserido e colocado através dessa área, o efeito restritivo do sigmoide anormalmente rígido pode facilitar o restante do procedimento de exame evitando a formação repetida de alças sigmoides. O segredo na doença diverticular é ter grande paciência, tendo cuidado na visualização e nas manobras, associando movimentos maiores que o habitual para recuo e retirada, rotação ou saca-rolha. Vale notar que a visão em *close-up* de um divertículo significa que a ponta se en-

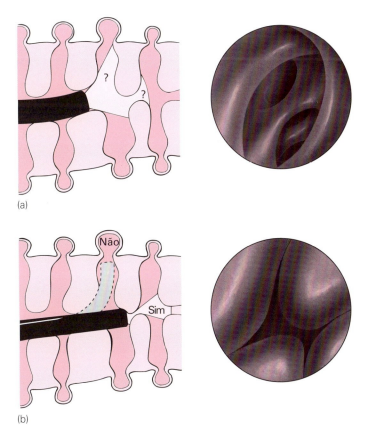

Fig. 6.53 (a) A escolha da via certa pode ser difícil na doença diverticular; (b) visão circular indica a presença do divertículo – o lúmen está a 90°, e geralmente esmagado.

contra em ângulo reto do lúmen, devendo ser defletida ou recuada, o que permite encontrar o lúmen, que em geral, se encontra deformado e não evidente (Fig. 6.53b).

A utilização de um colonoscópio pediátrico mais flexível ou um gastroscópio pode tornar um cólon aparentemente estreitado, intransponível, fixo ou de sigmoide longo relativamente fácil de examinar, o que em determinadas situações pode poupar o paciente de procedimento cirúrgico. Conseguindo passar pela doença diverticular grave em sigmoide angulado ou fixo (especialmente no caso de utilização de colonoscópios curtos), o endoscopista encara seu pior pesadelo caso o cólon proximal seja longo e móvel.

Caso a ponta esteja fixada ou impactada, é impossível manobrar. A ponta e a seção curva dos endoscópios flexíveis normalmente pode ser angulada, pois se encontra livre e move-se facilmente. Se a ponta se encontra fixada, a tentativa de angulação apenas move a haste ao redor (Fig. 6.54). Isso é um fator limitante inerente aos endoscópios flexíveis, por isso endoscopistas podem não conseguir usar manobras com eficiência na doença diverticular fixa ou obter melhor visualização no caso de constrições bem apertadas. O torque é menos afetado nesses casos, outra razão porque a manobra de torque é tão útil.

"Colonoscopia por imersão (submersa)" pode auxiliar a passagem em alguns pacientes com musculatura demasiadamente hipertrofiada, pregas mucosas redundantes, onde pode ser difícil obter uma visão adequada. A água distende um segmento estreitado melhor do que o ar, com vantagens combinadas de ser não compressível, permanecendo no cólon sigmoide (ao invés da tendência do ar de subir e distender apenas o cólon proximal), e mantendo as pregas mucosas distantes da lente permitindo melhor visualização em *close-up*.

Prepare-se para abandonar o exame se aderências pós-operatórias ou diverticulares fixarem o cólon, tornando a passagem impossível ou arriscada. Caso haja dificuldade, caso a ponta do aparelho pareça fixa e não possa ser movida adequadamente por angulação ou torção, e o paciente se queixar de dor durante a tentativa de inserção, há risco de perfuração, e a tentativa deve ser abandonada. Algumas vezes um endoscópio diferente (p. ex.: colonoscópio pediátrico ou gastroscópio) ou outro endoscopista conseguem melhores resultados com sucesso. Somente colonoscopistas mais experientes e com boas razões clínicas conseguem colocar o paciente e o instrumental em risco nessas situações; em geral, os mais experientes estão melhor preparados para interromper o procedimento e encaminhar o paciente para colografia por tomografia computadorizada.

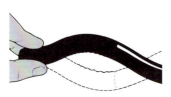

Fig. 6.54 Se a ponta for flexionada ela não poderá ser manobrada (a haste é movida ao invés da ponta).

Cólon descendente

O cólon descendente pode ter 20 cm de extensão "retilínea", sendo passado em poucos segundos. Por motivos gravitacionais já descritos, quando o paciente se encontra na posição lateral esquerda ocorre deposição de líquido de maneira caracteristicamente horizontal (Fig. 6.55). Em geral, existe uma interface de ar acima do líquido no cólon descendente (ou sangue em casos de emergência), permitindo que o colonoscópio seja manobrado sobre ele. Caso o líquido torne a manobra difícil, ao invés de gastar tempo fazendo sucção e reinsuflação, pode ser mais rápido virar o paciente sobre seu dorso ou lado direito, preenchendo o cólon descendente com ar. Além disso, o truque de mudança de posição, e o uso frequente de torção em sentido horário, ou pressão manual para minimizar novamente a formação de alças no cólon sigmoide, não há necessidade de realizar manobras ou habilidade especial no cólon descendente normal. No caso de cólons longos, o descendente pode ser tão tortuoso que o endoscopista, se debatendo frente a diversas curvaturas e fossas preenchidas por líquido, acredita que o colonoscópio atingiu o cólon proximal, quando apenas chegou à flexura esplênica.

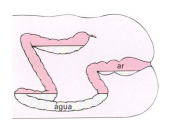

Fig. 6.55 Nível de líquidos na posição lateral esquerda.

Mobilidade de cólon distal e alças "invertidas"

Se o cólon descendente é móvel, sem fixações retroperitoneais, a anatomia normal pode desaparecer. No máximo o colonoscópio corre pelo cólon distal, "sigmoide" e "descendente", direto pela linha média (ver Fig. 6.37), resultando em uma "flexura esplênica invertida" e consequentes problemas mecânicos tardios no procedimento de exame. O endoscopista é alertado sobre isto quando a rotação em sentido anti-horário auxilia a inserção na junção sigmoide-descendente. Isso indica que a alça espiral em sentido anti-horário, não convencional, ou "alfa invertido" foi formada pelo instrumento (ver Fig. 6.38), com o corolário de outras adversidades que podem ocorrer durante a inserção. O endoscopista pode usar torção em sentido anti-horário para avançar no cólon descendente móvel para fora, contra a margem lateral da cavidade abdominal. Isso retoma a configuração convencional fazendo com que o instrumento corra medialmente (ao invés do contrário) pela flexura esplênica, sendo capaz de adotar a forma favorável de uma "interrogação" atingindo o ceco. Tais manipulações aparentemente misteriosas se tornam compreensíveis através do controle da fluoroscopia ou imagem por ressonância magnética com ScopeGuide®.

Flexura esplênica

Anatomia endoscópica

A flexura esplênica é o local onde o cólon se angula medial e anteriormente, abaixo da margem dorsal esquerda, inacessível à pressão manual. A posição da flexura é fixa de acordo com o grau de mobilidade da prega do peritônio – ligamento frênico-cólico – que se prende à superfície diafragmática (Fig. 6.56). Em alguns

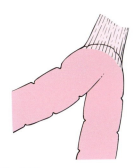

Fig. 6.56 Ligamento frênico-cólico.

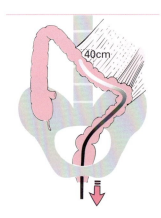

Fig. 6.57 A flexura esplênica pode ser recuada a 40 cm se o ligamento frênico-cólico estiver livre.

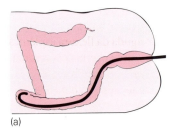 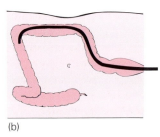

Fig. 6.58 (a) Na posição lateral esquerda o cólon transverso tomba, tornando a flexura esplênica aguda, (b) enquanto na posição lateral direita (ou supina) a gravidade roda a flexura para fora, tornando mais fácil a passagem.

indivíduos a flexura esplênica é limitada acima pelo hipocôndrio, embora em outros se encontra relativamente livre, podendo ser puxada para baixo em direção à pelve (Fig. 6.57). Um ligamento frênico-cólico frouxo, característica comum de cólons longos e móveis, torna o controle do cólon transverso mais difícil, privando o endoscopista de qualquer ponto fixo ou fulcro que venha a ser usado para alavancar manobras de recuo (efeito balanço). A configuração da flexura esplênica também é afetada pela posição do paciente, em decorrência dos efeitos sobre o cólon transverso, que tomba sob efeito da gravidade na posição lateral (Fig. 6.58a) ou é puxado aberto na posição lateral direita (Fig. 6.58b).

Inserção em torno da flexura esplênica

A flexura esplênica representa o "meio-termo" durante a colonoscopia e é um excelente momento para assegurar que o instrumental se encontra adequadamente retificado, e em torno de 50 cm a contar do ânus. Isso assegura que o colonoscópio se encontra sob perfeito controle antes de atingir o cólon proximal. A razão mais comum ao enfrentar imprevistos e problemas no cólon proximal se deve ao fato de o colonoscópio ter sido retificado inadequadamente na flexura esplênica. A persistência de alças torna o restante do procedimento cada vez mais difícil ou praticamente impossível. Se a flexura esplênica é passada com a haste reta (com 50 cm), utilizando as regras anteriores, o restante da inserção da colonoscopia deve ser, em geral, encerrada dentro de um ou dois minutos.

Todos que acham a flexura hepática ou o cólon proximal difíceis de passar devem aplicar a "regra de 50 cm" na flexura esplênica, e é provável que grande parte do problema seja resolvido, pois o cólon distal foi retificado da maneira adequada.

A passagem pelo ápice da flexura esplênica é geralmente óbvio quando o instrumento emerge do líquido para o meio preenchido com ar, geralmente triangular, do cólon transverso (Fig. 6.59). Entretanto, enquanto a seção curva angulada e flexível do colonoscópio passa sem grandes esforços, o segmento mais rígido, distando

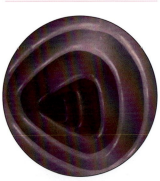

Fig. 6.59 Em geral, o cólon transverso é triangular

de 10 a 15 cm da ponta do aparelho, não segue tão facilmente. Esse problema é acentuado na posição lateral esquerda, pois a queda do cólon transverso causa angulação aguda da flexura esplênica (ver Fig. 6.58a) comparado à sua configuração aberta pela gravidade em posição supina ou lateral direita (ver Fig. 6.58b).

Para passar a flexura esplênica sem uso de força ou sem formar alças novamente:

1 *Retifique o colonoscópio.* Recue com a ponta enganchada na flexura até que o instrumento fique próximo a 50 cm do ânus (a distância pode ser de 40 a 60 cm, de acordo com a mobilidade da flexura ou a angulação ao seu redor). Essa manobra retifica alças sigmoides, rebaixa a flexura e circunda *(são descritas avulsões esplênicas ou rompimento capsular, portanto seja delicado).*

2 *Caso seja utilizado um endoscópio de rigidez variável, torne-o mais rígido.* Uma vez atingida a flexura esplênica e o instrumental, retificado, endureça a haste (o efeito começa a 30 cm da ponta, com a porção mais importante permanecendo flexível) para fazer com que a região sigmoide pare de formar novas alças e auxilie no avanço deslizando a ponta na flexura. Com a porção mais importante da haste no cólon transverso e segura, **diminua** a rigidez do instrumento de volta ao normal, permitindo que o restante da haste deslize ao redor da flexura mais facilmente.

3 *Evite excesso de angulação da ponta.* A completa angulação da "seção curva" resulta em angulação tão aguda que tende a impactar a flexura esplênica, evitando posterior inserção (efeito de "haste de bengala"). Obtendo-se visualização do cólon transverso e recuando, conscientemente deve-se angular fazendo com que o instrumento corra por fora da curva (ver Fig. 6.41), mesmo se isso signifique piorar um pouco a visualização.

4 *Desinfle o cólon discretamente* para encurtar a flexura, tornando-a maleável.

5 *Aplique pressão manual auxiliar* sobre o cólon sigmoide (Fig. 6.60). Qualquer resistência verificada na flexura esplênica resulta, provavelmente, na distensão do cólon sigmoide para cima, formando uma alça N ou alça espiral, que dissipam cada vez mais a força para dentro aplicada sobre a haste, caso a alça aumente. Para o endoscopista que trabalha com apenas uma mão torna-se imediatamente óbvio que essa alça está se formando devido à perda da relação "um a um" entre inserção e progressão da ponta; em outras palavras, a haste é empurrada mas a ponta se move pouco ou praticamente nada. Recue novamente para retificar a haste, caso ocorra isso.

6 *Utilize torque em sentido horário na haste.* Como explicado anteriormente, o curso em espiral em sentido horário do cólon sigmoide, a partir da pelve até o ponto de fixação no cólon descendente, significa que aplicando torque em sentido horário à haste do colonoscópio, há uma tendência a formar uma resistência à

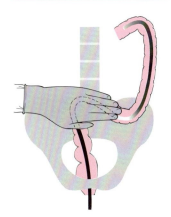

Fig. 6.60 Controle a formação de alças sigmoides através da pressão manual auxiliando a passagem da flexura esplênica.

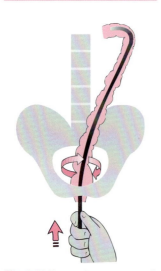

Fig. 6.61 Torça a haste em sentido horário enquanto avança para manter o sigmoide retificado.

formação de alças no cólon sigmoide durante a inserção do aparelho (Fig. 6.61). O torque em sentido horário somente é eficaz para manter a haste retificada, se qualquer alça significativa for removida puxando o colonoscópio, e se o cólon descendente se encontra fixado normalmente. Como a ponta está angulada, aplicar torque em sentido horário sobre a haste pode afetar a visão luminal dentro do cólon transverso, e reajuste dos controles de angulação podem ser necessários para redirecionar a ponta.

7 *Empurre, porém lentamente*. A ponta do instrumento não consegue ser avançada ao redor da flexura esplênica sem um determinado grau de intensidade no avanço adentro. Assim, como a torção em sentido horário é necessária, também é preciso pressão contínua delicada adentro (agressividade excessiva ao avançar formarão novamente alças sigmoides). Para conseguir necessita-se de pressão adentro sobre a haste, causando gradual deslize da ponta para dentro do cólon transverso. Enquanto se avança, desinfle novamente, e compense manobrando. A combinação de várias manobras juntas ou em sequência, usando os controles de angulação, contorcendo a seção curva e utilizando a válvula de sucção para que o intestino colabe, pode ajudar a ponta a deslizar ao redor da flexura esplênica.

8 *Não funcionando, recue e comece novamente*. Se a ponta não progride e torna-se óbvio que uma alça sigmoide está sendo formada pela porção da haste inserida, recue e realize todas as manobras e ações acima citadas antes de avançar novamente. Talvez seja necessário duas ou três tentativas para se obter sucesso.

9 *Mesmo assim, se ainda não funcionar, mude a posição do paciente e tente novamente*. Como indicado anteriormente, a posição lateral esquerda utilizada pela grande maioria dos endoscopistas apresenta o efeito indesejável de fazer com que o cólon transverso tombe (Fig. 6.58a) e torne a flexura esplênica agudamente angulada. Mudar a posição do paciente, virando-o sobre seu dorso ou o lado direito exerce efeito contrário. O cólon transverso tomba para o lado direito e, geralmente puxa a flexura esplênica em curva leve, sem praticamente nenhuma "flexura" aparente (ver Fig 6.58b), com auxílio da gravidade.

Resumo: passagem da flexura esplênica

1 *Recue para retificar o endoscópio (a aproximadamente 50 cm).*
2 *Enrijeça o endoscópio de rigidez variável.*
3 *Evite excesso de angulação da ponta.*
4 *Desinfle o colo.*
5 *Aplique pressão manual auxiliar.*
6 *Utilize torque em sentido horário na haste.*
7 *Avance, porém, lentamente.*
8 *Não funcionando, recue e comece novamente.*
9 *Mude de posição para o dorso ou lado direito e tente novamente.*

Mudança de posição

A mudança de posição leva apenas alguns segundos, e o paciente deve ser retornado para a posição lateral esquerda para inflar, permitindo visualização adequada do cólon proximal, antes de atingir o ceco. O movimento pode ser incômodo para pacientes obesos, deficientes, ou sob sedação pesada. Portanto, deve-se proceder a mudança de posição caso fiquemos "empacados" na flexura esplênica por 60 segundos ou mais, e com várias tentativas de passagem direta, primeiro na posição lateral esquerda, depois em posição supina, antes da rotação total à direita. A capacidade de realizar as mudanças de posição com facilidade é boa razão adicional para redução da sedação de rotina (ou mesmo evitá-la totalmente, se possível).

A mudança de posição deve-se tornar rotina simples:
1 Mude de mão, segurando a central de controles do instrumento na mão direita.
2 Levante o pé direito do paciente com sua mão esquerda, levante ambas as pernas.
3 Deslize a haste para o outro lado das pernas.
4 O paciente já pode ser virado.
Mantendo a haste distante dos calcanhares do paciente, não há como errar. A manobra completa de mudança de posição leva de 20 a 30 segundos nos pacientes com sedação leve. Mudanças de posição posteriores levam menos tempo ainda, pois o paciente já entendeu que é necessário.

Dispositivo enrijecedor ou *overtube*

O *overtube* enrijecedor, (por vezes denominado *splinting device*) mantém a alça do cólon sigmoide reta e permite a fácil passagem para o cólon proximal. Além de ser utilizado para enrijecer a alça do cólon sigmoide, o *overtube* pode ser muito útil para troca de colonoscópios, ou remoção de amostras coletadas de polipectomia múltipla. O *overtube* somente pode ser inserido quando o cólon sigmoide foi totalmente retificado e a ponta do instrumento se encontra no cólon descendente proximal ou flexura esplênica. A utilização de *overtubes* parece ter caído em desuso devido à sua natureza desajeitada e imprevisível. Com o uso de imagens que permitem avaliar com precisão a formação descontrolada de alças sigmoides e também retificação, é possível que o *overtube* se torne útil novamente para determinadas situações apenas como acessório.

Os *overtubes* originais, demasiadamente duros (reforçados com cabos) apresentam desvantagens que desencorajam seu uso pela maioria dos endoscopistas. O *overtube* era adaptado ao instrumento antes de se iniciar o procedimento (ou retirar completamente o endoscópio antes de colocá-lo), e a inserção podia às vezes ser traumática, havendo descrições de perfurações.

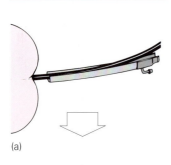

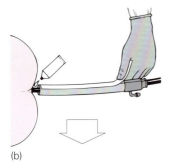

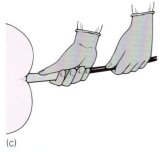

Fig. 6.62 (a) Insira o *overtube* com fenda longitudinal sobre a haste do colonoscópio, (b) sele a fenda com fita adesiva e lubrifique, (c) deslize o *overtube* para dentro, segurando a haste do colonoscópio.

Overtubes flexíveis de plástico com fenda longitudinal não apresentam essas desvantagens, além disso, protótipos atraumáticos constituídos de materiais, bastante flexíveis e livres de atrito (Gortex), mostraram boa eficácia. O *overtube* com fenda é colocado sobre a haste do colonoscópio após retificação a 50 cm da flexura esplênica (Fig. 6.62a). O *overtube* com fenda é selado com fita adesiva e lubrificado com gel (Fig. 6.62b), depois inserido (sem fluoroscopia) através do cólon sigmoide encurtado permanecendo de fácil inserção e sem causar desconforto ao paciente (Fig. 6.62c).

A resistência à inserção de um overtube significa risco de impactação contra uma prega, alça ou flexura; o desconforto representa o mesmo problema. Ambos são indicações de que a inserção ou o uso de força pode apresentar riscos. O cabo do *overtube* é segurado pelo assistente e a haste do colonoscópio passada por dentro dele. A última versão do *overtube* foi o "ShapeLock®", que incorporava uma camisa de plástico atraumático circundando um esqueleto de metal bastante flexível que podia ser "travado" no formato, quando passado sobre o colonoscópio. Uma vez travado na posição, toda força adicional aplicada para dentro, sobre o colonoscópio, é direcionada para a ponta, permitindo inserção profunda enquanto se evita a formação de alças.

A flexura esplênica "invertida"

A passagem atípica pela flexura esplênica é observada em aproximadamente 5% dos pacientes, quando temos disponíveis exames de imagem. A ponta do instrumento passa lateralmente ao invés de medialmente ao redor da flexura esplênica, pois o cólon descendente se move centralmente no mesocólon (Fig. 6.63) (ver pág. 118). Isso representa mais do que apenas interesse acadêmico, uma vez que a passagem lateral ao redor da flexura desloca o cólon descendente medialmente, e o avanço do instrumento força o cólon transverso para baixo em alça longa. O instrumento se encontra sob estresse mecânico e difícil de se manobrar, a flexura hepática é abordada por baixo em ângulo desvantajoso, tornando difícil atingir o ceco e praticamente impossível manobrar para a válvula ileocecal. Com uma alça esplênica invertida, mesmo com a ponta do instrumento enganchada na flexura hepática, a configuração da alça invertida mantém para baixo a alça transversa, interrompendo sua retificação e elevação, não permitindo a formação da configuração ideal de ponto de interrogação.

Correção da rotação da alça invertida da flexura esplênica é possível e evitará tais problemas tardiamente no procedimento de exame. Isso pode ser realizado torcendo-se a haste vigorosamente no sentido anti-horário (e não torção no sentido horário habitual), geralmente depois da retirada da ponta em direção à flexura esplênica. O exame subsequente é muito mais rápido e também mais confortável para o paciente; portanto o tempo gasto nesta manobra é de grande valor. A correção da rotação em sentido anti-horário faz a ponta girar ao redor do ligamento frênico-cólico, movendo-se medialmente (Fig. 6.64a). Depois disso, mantenha o torque anti-horário enquanto se avança, e o instrumento poderá ser passado pelo cólon transverso na configuração habitual, forçando o cólon descendente para trás lateralmente contra a parede abdominal (Fig. 6.64b).

A retificação anti-horária é de fácil realização por exame de imagem mas também é possível pela sensação do torque, usando as orientações e imaginação, sempre que se suspeitar da formação de alças atípicas no cólon proximal. A formação de uma flexura esplênica invertida/cólon descendente móvel é uma das razões para uma colonoscopia inesperadamente difícil. Algumas vezes a melhor solução, no caso de suspeita deste problema, na ausência de exames de imagem e se a tentativa de correção de rotação no sentido anti-horário falhar, o mais simples é assumir o movimento e "avançar através da alça" com maior vigor que o habitual (se necessário usando sedação adicional), e abandonar o procedimento assim que se consegue uma visão razoável do cólon direito. Pelas razões citadas acima, na presença de uma flexura esplênica invertida, é raro entrar no íleo sem correção de rotação e retificação, pois o instrumento apresentará alça e estresse não angulando suficientemente. Caso a ileoscopia seja obrigatória e diante de alças invertidas, será necessário recuar o instrumento até 50 cm na flexura esplênica, tentando corrigir a rotação no sentido anti-horário, e passar novamente. O insucesso dessa manobra, e a tentativa

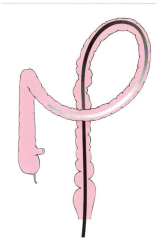

Fig.6.63 Flexura esplênica "invertida" resultando em alça transversa longa.

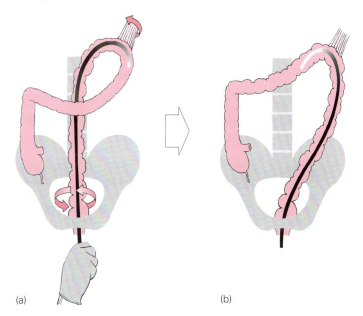

Fig. 6.64 (a) Rotação em sentido anti-horário (b) gira o cólon móvel de volta à posição normal.

de angular a ponta forçosamente no íleo, provavelmente causa estresse na seção curva sem que se consiga se atingir o objetivo.

Cólon transverso

Anatomia endoscópica

Em 30% dos indivíduos o cólon transverso se localiza anteriormente logo abaixo da parede abdominal, à frente dos corpos vertebrais, duodeno, e pâncreas, e se relaciona com os lobos direito e esquerdo do fígado (Fig. 6.65). Encontra-se envolvido por uma prega dupla de peritônio denominada mesocólon transverso (Fig. 6.66), que se origina da parede posterior do abdome e desce posteriormente para o estômago, variando consideravelmente de comprimento. Ao enema baritado, em 62% dos indivíduos do sexo feminino em posição ereta o cólon transverso vai até a pelve, comparado a 26% no sexo masculino. Essa alça transversa mais longa é responsável em grande parte pelos 10 a 20 cm do maior tamanho do cólon em média, verificado nas mulheres, apesar da menor estatura (comprimento total do cólon de 80 a 180 cm), e provavelmente contribui para nossa experiência que mostra que 70% das colonoscopias difíceis são realizadas em mulheres (a histerectomia prévia representa apenas uma pequena contribuição). A profundidade de formação da alça do cólon transverso para baixo pela pressão do colonoscópio também afeta o ângulo do endoscópio sobre a borda da flexura esplênica, da mesma forma que o tamanho da alça do cólon sigmoide causa uma curvatura aguda no cólon sigmoide-descendente. Como o mesocólon transverso (Fig. 6.67a) tem base larga, é raro formar uma *alça "gama"* (Fig. 6.67b).

A configuração do cólon transverso em triângulo (Fig. 6.59) depende da relativa pouca espessura dos músculos circulares quando comparadas com os três feixes de fibras longitudinais ou *teniae coli* (Fig. 6.68). Em alguns pacientes (que apresentam colite de longa duração e outros normais) a musculatura circular é mais

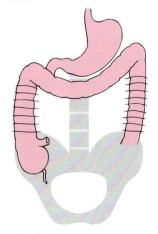

Fig. 6.65 Visão anterior do cólon transverso, sobre duodeno e pâncreas. Os cólons descendente e ascendente são fixados no retroperitônio.

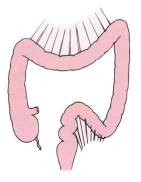

Fig. 6.66 Mesentérios do cólon – mesocólon transverso e sigmoide.

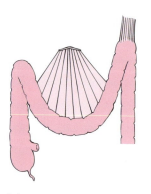

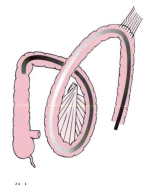

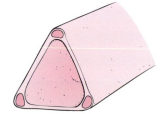

(a) (b)

Fig. 6.67 (a) Mesocólon transverso. (b) Alça gama.

Fig. 6.68 Configuração triangular devido às três *teniae coli*.

espessa e o cólon transverso pode ser tubular. Na flexura transversa média e na flexura hepática ambos apresentam uma real visão frontal das pregas haustrais. A característica de aparência em "borda de faca" ou "escada" (Fig. 6.69) facilmente permite confundir a flexura transversa média com a flexura hepática. A curvatura transversa média é menos volumosa, não deve exibir um sinal azul e pode evidenciar acinzentado do fígado e pulsação transmitida a partir do coração (dupla) ou aorta (simples). Pode ser evidenciada pelo exame de imagem, palpação local da parede abdominal anterior ou transiluminação (com sala escura).

Inserção pelo cólon transverso

A inserção no transverso é fácil, a não ser que o cólon sigmoide se encontre em alça, reduzindo assim a pressão transmitida pela haste. No cólon transverso médio, entretanto, a ponta do colonoscópio angulado frequentemente forma uma curva surpreendentemente aguda, empurrando a alça para baixo na pelve. O cólon transverso tombado, frequente em mulheres e indivíduos que apresentam cólons longos, inevitavelmente resulta em maior resistência por atrito; e o uso de força resulta na formação secundária de alça sigmoide. Essa combinação representa um obstáculo importante para os endoscopistas mais "intempestivos", que ainda não aprenderam a sabedoria do encurtamento e do controle das alças colônicas.

A prega longitudinal da *teniae coli* antemesentérica pode formar uma protuberância em um cólon transverso volumoso indicando o eixo correto – como marcas brancas no asfalto de ruas e estradas (Fig. 6.70). É bastante útil considerar esta apresentação em angulações muito agudas, o que ocorre quando o cólon transverso médio é empurrado para baixo pelo endoscópio; uma *teniae coli* pode ser acompanhada "às cegas" empurrando ou angulando a curvatura do endoscópio para ver o lúmen abaixo (Fig. 6.71).

Depois de passar pelo ponto médio do transverso, a progressão pode ser difícil e lenta, necessitando considerável pressão de avanço, "subindo a ladeira" para a porção proximal da alça do cólon transverso (Fig. 6.72a). Em alguns pacientes essa abordagem agressiva pode ser evitada se o cólon transverso puder ser reduzido, através da desinflação do cólon e usando recuo vigoroso do aparelho. A ponta, enganchada ao redor da alça transversa levanta e achata o cólon transverso (Fig. 6.72b), fazendo com que a ponta avance à medida que a haste é retirada. Esse é o fenômeno de "movimento paradoxal". A pressão manual pode ser útil se aplicada sobre o cólon sigmoide durante o avanço adentro, ou no hipocôndrio para levantar a alça transversa. Caso existam problemas, as mudanças de posição (geralmente na posição lateral esquerda, por vezes em posição supina, lateral direita ou mesmo em posição pronadora) podem ajudar.

Quando a ponta se localiza no cólon transverso proximal o ***torque anti-horário*** ajuda a avançar em direção da flexura hepática.

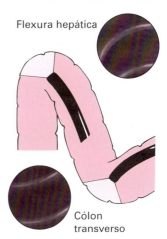

Fig. 6.69 Haustração semelhante à "borda de faca" observada no meio do cólon transverso e flexura hepática.

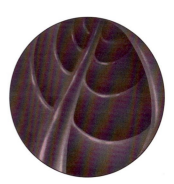

Fig. 6.70 Feixe longitudinal da *teniae coli* mostrando o eixo do cólon.

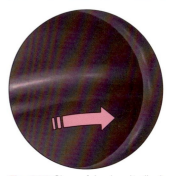

Fig. 6.71 Siga o feixe longitudinal (*teniae coli*) ao redor de uma curva aguda.

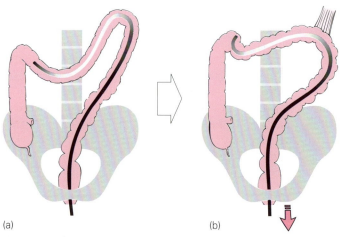

Fig. 6.72 (a) Se a passagem pelo cólon transverso proximal é difícil (b) recue para levantar e encurtá-lo.

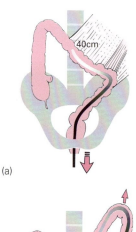

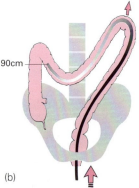

Fig. 6.73 (a) Manobras de retirada são ineficientes caso o ligamento frênico-cólico seja frouxo. (b) empurrando o colonoscópio simplesmente refazem a alça.

Esse fenômeno resulta do achatamento da espiral anti-horária formada pela haste correndo anteriormente e medialmente ao redor da flexura esplênica a partir do cólon descendente para o cólon transverso.

No cólon transverso – para atingir a flexura hepática:
1 *Recue para levantar a alça transversa.*
2 *Desinfle.*
3 *Tente torção no sentido anti-horário.*
4 *Tente pressão manual no hipocôndrio esquerdo.*
5 *Ou pressão manual sobre o sigmoide.*

Uma flexura esplênica móvel pode sofrer os efeitos adversos das manobras para "levantar o transverso". O fulcro, ou efeito "balanço" causado pelo ligamento frênico-cólico, que fixa a flexura esplênica é crucial. Em alguns pacientes esse anexo é frouxo, permitindo que a flexura esplênica seja puxada até 40 cm (ao invés da regra habitual dos 50 cm) (Fig. 6.73a); verifica-se então que o cólon é hipermóvel e não responde a nenhum dos movimentos normais de recuo ou torção, normalmente eficientes (Fig. 6.73b). Quando isso ocorre, o uso da força é ineficaz, mas o desinflar, a pressão manual, e a postura (geralmente posição lateral direita é a melhor), aliado à perseverança e delicadeza, pode, eventualmente, direcionar a ponta para a flexura hepática. Força e agressividade apenas pioram as coisas, não alterando em nada a situação, enquanto uma boa dose de sutileza e paciência (eventual) permite atingir os objetivos desejados com sucesso.

Cólon transverso longo e redundante pode formar *alça gama* (Fig. 6.74), o que também pode ser observado por ressonância magnética. A alça gama é grande e pouco móvel, devido ao seu volumoso tamanho (colidindo com o intestino fino e outros órgãos durante a tentativa de correção da rotação), e porque a mobilidade do cólon torna difícil identificar um ponto onde a angulação possa ancorar a ponta. Assim, toda vez que o instrumento é recuado ele cede. Nas raras ocasiões em que uma alça gama é removida com sucesso, a combinação de retirada e torção vigorosa (geralmente em sentido anti-horário) levanta o cólon transverso a uma posição mais próxima do convencional. Com ajuda de ressonância magnética as chances de sucesso são consideravelmente maiores, pois ela mostra de maneira clara qual torção aplicar, e se a manobra de correção da rotação funcionou. A utilização da ressonância magnética também é útil para evitar a formação de uma alça gama, torcendo vigorosamente no sentido anti-horário e recuando para manter o transverso encurtado.

Pressão manual sobre cólon transverso e sigmoide

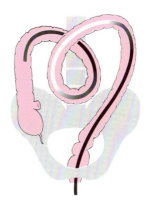

Fig. 6.74 Alça gama em cólon transverso redundante.

A pressão manual é útil em aproximadamente 30% dos cólons transversos, reduzindo a tendência do colonoscópio de formar alças dentro da cavidade abdominal e encorajando o acesso mais direto à flexura hepática e ceco. O racional da pressão exercida no abdome inferior esquerdo sobre a formação de alças de cólon sigmoide já foi descrita (ver Fig. 6.60), e a tendência do sigmoide de formar novamente alças em todos os estágios do procedimento de exame também já foi mencionada. Devido a essa tendência, a pressão manual sobre o cólon sigmoide é uma ótima abordagem, sempre que o aparelho apresentar alças (mesmo no transverso), e sua aplicação é, denominada *"pressão manual inespecífica"*.

Pressão manual inicial, leve e breve, pode afetar o cólon transverso, caso o mesmo passe próximo o suficiente da parede abdominal para ser acessível. Essa manobra é denominada **pressão manual "específica"**. No cólon proximal, toda vez que poucos centímetros de inserção são necessários para a progressão do aparelho, não se consegue essa progressão, tente utilizar pressão manual abdominal – primeiro "inespecífica" (no abdome inferior esquerdo) e se isso não resolver, use pressão "específica", de acordo com o resultado da palpação em:

- **Região de hipocôndrio esquerdo** (para empurrar a alça em direção à flexura hepática);
- **Meio do abdome** atua contra a queda do cólon transverso (Fig. 6.75); ou
- **Hipocôndrio direito** (impacta diretamente sobre a flexura hepática).

Flexura hepática

A flexura hepática, do ponto de vista anatômico e do endoscópico, é uma curvatura em formato de grampo de cabelo, em aproxi-

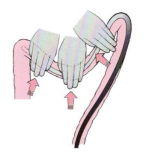

Fig. 6.75 Pressão manual "específica" pode elevar o cólon transverso.

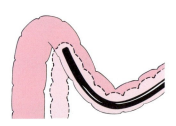

Fig. 6.76 Aspire para encolher a flexura hepática em direção ao colonoscópio.

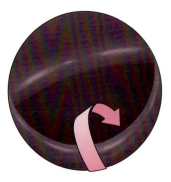

Fig. 6.77 Promova sucção na mesma direção, depois angule (180°) ao redor da flexura hepática aguda.

madamente 180°, semelhante em muitos aspectos à junção sigmoide-descendente, embora mais volumosa e constante, quanto à fixação.

Passagem pela flexura hepática

1 *Acesse de uma certa distância* a direção correta até próximo a flexura pois, depois de atingi-la com a ponta, estará tão próximo da mucosa oposta que é difícil manobrar, exceto se houver um planejamento pré-determinado. Evite, a todo custo, o impacto da ponta forçosamente contra a parede oposta ou ela vai tocar nas pregas haustrais, não permitindo visão alguma.

2 *Aspire cuidadosamente o ar* da flexura hepática, para colabá-la na direção da ponta, embora não totalmente, à medida que se move o aparelho (Fig. 6.76).

3 *Peça para o paciente inspirar* (e segurar a respiração) o que rebaixa o diafragma, e geralmente a flexura também.

4 *Manobre a ponta "às cegas" na direção previamente determinada* até próximo à flexura. Como a flexura hepática é bem aguda, requer confiança angulá-la a aproximadamente 180° na mesma direção sem boa visualização (Fig. 6.77). Utilize ambos os controles de angulação para conseguir angulação completa; adicione torção em sentido horário.

5 *Recue o aparelho* de 30 a 50 cm para elevar o cólon transverso e retificar o colonoscópio (Fig. 6.78a), passando para o cólon ascendente.

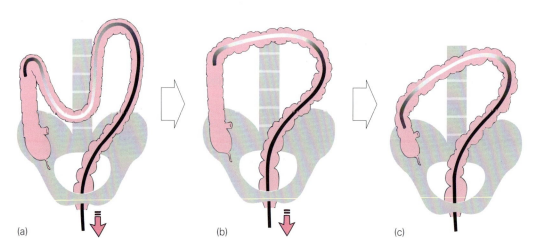

Fig. 6.78 (a) Quando próximo à flexura hepática, e visualizando o cólon ascendente, (b) recue para retificar, (c) e aspire para colabar o cólon e passar em direção ao ceco.

6 *Aspire ar novamente* assim que visualizar o cólon ascendente, encurte o cólon e baixe o colonoscópio em direção ao ceco (Fig. 6.78c).

A combinação dessas manobras deve ser utilizada simultaneamente. A aspiração traz a flexura hepática em direção à ponta até que a prega interior da flexura possa ser passada, o colonoscópio é retirado (tanto por manipulação da haste ou pelo endoscopista ao puxar o colonoscópio para fora, usando ambas as mãos simultaneamente, trabalhando nos controles de angulação), assim a ponta é manobrada ao máximo, até que possa ser sugada para baixo em direção ao cólon ascendente. Foi traçada uma paralela entre "gancho, retirada e torção em sentido horário" na alça transversa e flexura hepática e "torção a direita e retirada" para encurtamento da alça N do sigmoide no ângulo sigmoide-descendente. A mesma manobra do instrumento pode ser aplicada para ambos, mas devem ser exagerados na flexura hepática devido à sua maior dimensão.

Mudança de posição

A mudança de posição é outra manobra que auxilia a orientação da ponta do colonoscópio nas proximidades da flexura hepática. A mudança de posição do paciente (para posição supina, pronadora, ou às vezes posição lateral direita) é útil nos casos em que há dificuldade de se passar na usual posição lateral esquerda. Usar força bruta na flexura hepática raramente vale a pena, já que a combinação de alças sigmoide e de cólon transverso está relacionada ao comprimento de colonoscópios longos. Com o aparelho realmente retificado na flexura hepática, somente 70 cm da haste devem permanecer no paciente (essa é uma das situações onde a verificação da distância assegura que o colonoscópio está reto, proporcionando inserção mais fácil e não dolorosa).

Flexura hepática ou esplênica?

Quando as manobras não são eficazes como se espera na flexura hepática, mesmo após várias tentativas, deve-se suspeitar que o colonoscópio está, na realidade, na flexura esplênica. Em cólon redundante, o excesso de otimismo faz com que fiquemos perdidos e em desespero. A dica, em geral, é que a flexura hepática (na posição lateral esquerda) é seca ou preenchida por ar, enquanto a esplênica encontra-se preenchida por líquido.

Cólon ascendente e região ileocecal

Anatomia endoscópica

O *cólon ascendente* está localizado posteriormente e se origina a partir da flexura hepática, correndo depois anteriormente, unindo-se ao ceco, e encontra-se abaixo da parede anterior do abdome. Em geral é acessível à palpação com o dedo ou transiluminação. Em 90% dos indivíduos o cólon ascendente e o ceco estão fixados ao retroperitônio, embora o restante pode ser móvel com a persistência do mesocólon, assumindo posições variáveis.

O *ceco* é o remanescente evolutivo e a porção inativa proximal do cólon localizada entre o ponto de entrada da valva ileocecal e o orifício do apêndice. Em geral mede 5 cm de comprimento, embora, às vezes, possa ser surpreendentemente volumoso e difícil de ser corretamente examinado. Como se encontra fora do fluxo normal, em geral o ceco tem preparo ruim, necessitando de irrigação, para permitir melhor visualização. A *prega cecal profunda*, conhecida pelos cirurgiões, resulta, em geral, da angulação anterior do ceco. Essa angulação justifica por que o ceco e o apêndice são de difícil visualização a partir do cólon ascendente e por que a mudança de posição (para prona ou supina parcial) pode auxiliar o deslizamento do colonoscópio em direção ao polo cecal e apêndice.

No polo cecal as três teniaes coli podem se fundir ao redor do apêndice (pés de galinha ou "sinal da Mercedes Benz") (Fig. 6.79), embora a anatomia seja variável. Entre a teniae coli e a haustração cecal acentuada pode haver a formação de bolsas externas que são de difícil exame.

Geralmente o orifício do apêndice é uma fenda bastante discreta, em meia-lua, com o apêndice ao centro e dobrado ao redor do ceco. Como o apêndice assume a característica de estar dobrado e em direção ao centro do abdome, serve de orientação quanto à probabilidade local de se adentrar o íleo (ver abaixo como "encontrar a valva ileocecal"). Apenas raramente se consegue ver o orifício do apêndice diretamente como um tubo, provavelmente quando o ceco é totalmente móvel. Às vezes o apêndice pode não ser óbvio no centro dos giros das pregas mucosas – semelhante a uma torta dinamarquesa. O apêndice operado geralmente tem a mesma aparência, a menos que tenha sido totalmente erradicado ou invaginado e reduzido a um toco, podendo relembrar às vezes um pólipo (cuidado – colha biópsia mas não tente polipectomia!).

A valva ileocecal é encontrada na proeminência da prega ileocecal envolvendo o ceco e aproximadamente 5 cm atrás de seu polo. Infelizmente para o endoscopista, o orifício da valva é geralmente uma fenda na porção invisível, acima da porção "cecal" da prega ileocecal. Na maioria das vezes o endoscopista consegue ver apenas a protuberância da fenda do lábio superior. Por-

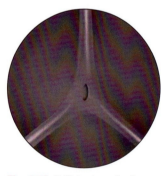

Fig. 6.79 Orifício do apêndice na fusão das três *teniae coli*.

tanto é raro ver o orifício diretamente na ausência de manobras específicas de *close-up*.

Atingindo o ceco

Ao ver o cólon ascendente, a tentação é avançar, embora, em geral, resulte novamente na formão de alça do transverso com a ponta deslizando para trás. O segredo é desinsuflar. O colabamento resultante da flexura hepática volumosa e o cólon ascendente fará com que a ponta seja rebaixada em direção ao ceco (ver Fig. 6.78c); rebaixando também a posição relativa da flexura hepática para a flexura esplênica; com essa vantagem mecânica, o avanço para dentro se torna mais eficiente. Aspire e manobre cuidadosamente para baixo e para o centro do lúmen desinsuflado, avance poucos centímetros para dentro do ceco. Caso seja difícil atingir os últimos centímetros em direção ao polo cecal, mude a posição do paciente para semiprona (mesmo mudanças de posição parciais de 20° a 30° podem ajudar) ou, se isso não funcionar, mude para posição supina. Uma vez no ceco, o intestino pode ser novamente insuflado para se obter melhor visualização.

O ceco pode ser volumoso com pregas haustrais pronunciadas internas e tendência a espasmo, causando confusão ao exame. É possível confundir se realmente o polo foi atingido. Uma dica é que a prega da valva ileocecal, a maior prega circunferencial na junção do cólon ascendente e o ceco – no qual se situa a protuberância de saída da valva – tem tendência a estar em espasmo tônico. A prega contraída pode ser facilmente confundida com o orifício do apêndice ou com a valva ileocecal. Insuflar e avançar para dentro a ponta do instrumento e/ou usar o **medicamento antiespasmódico IV** adicional revelará o polo cavernoso cecal do outro lado.

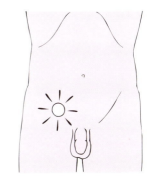

Fig. 6.80 Transiluminação profunda na fossa ilíaca sugere o ceco.

Cuidado ao identificar marcos antes de considerar realizada a "colonoscopia completa". O orifício do apêndice e a valva ileocecal devem ser identificados como marcos. "Fracas" evidências, entretanto sugestivas, são atribuídas ao fato de se visualizar a fossa ilíaca direita por transiluminação (Fig. 6.80) ou por indentação à palpação com os dedos da região cecal (Fig. 6.81). Ao mesmo tempo, o colonoscópio deve assumir, após recuo, uns 70 a 80 cm. Em geral o polo cecal é difícil de se examinar, nem sempre totalmente limpo, e às vezes em espasmo tônico; um preparo bom é conseguido na realidade até o cólon ascendente (ou até a flexura hepática) apenas. Se o preparo no ceco está "bom de mais para ser verdade", se há incapacidade de localizar a abertura da valva ileocecal ou se a distância da haste no recuo é de 60 a 70 cm apenas, pode-se suspeitar que não atingimos o fundo do ceco.

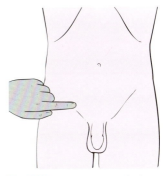

Fig. 6.81 Pressão com o dedo na fossa ilíaca indenta o ceco.

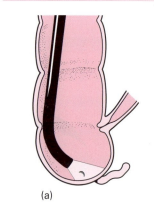
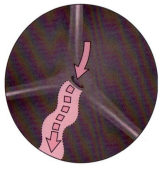
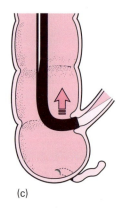

Fig. 6.82 Angule em direção do lúmen do apêndice, (b) e recue até que o lábio proximal da valva ileocecal apareça no campo de visualização.

Detecção da válvula ileocecal

O *"truque do apêndice" ou sinal do "arco e flecha"* é uma forma engenhosa de se identificar a valva ileocecal, e simultaneamente também entrar no íleo – "azar duplo" quando funciona da primeira vez.

1 Identifique o orifício do apêndice (Fig. 6.82a).
2 Imagine um arco apontando na direção do lúmen do apêndice (Fig. 6.82b).
3 Angule na direção e recue (ainda angulado) por aproximadamente 3 a 4 cm (Fig. 6.82c).
4 Nesse ponto, espere que o lábio proximal da valva ileocecal apareça para iniciar o movimento com a lente. Observamos saliências brilhantes de *close-up* dos vilos ileais aparentes, ao invés da mucosa do cólon com criptas pontilhadas polidas.
5 Insufle vagarosa e completamente e torça ou angule delicadamente, cavando para dentro do íleo.

O "truque do apêndice" tem sucesso quando (como habitual) o apêndice é curvado em direção ao centro do abdome, a partir dessa direção o íleo também adentra o ceco. O apêndice age com eficiência como indicador de direção (melhor que um anemômetro de um aeroporto que indica a direção dos ventos).

A outra forma de identificar a valva é recuar aproximadamente 8 a 10 cm do polo cecal e buscar pela primeira prega haustral circular, aproximadamente 5 cm para trás do polo. Nessa prega "ileocecal" estará o espessamento ou protuberância indicadores da valva ileocecal. Erro comum é olhar para a valva quando a ponta do endoscópio se encontra no polo cecal, ao invés de recuar para o meio do cólon ascendente para se obter a visualização geral de longe, mais apropriada. Olhando para a prega ileocecal, com ceco moderadamente insuflado, parte dele deve ser visto menos perfeitamente côncavo que o restante a válvula ileocecal. A válvula ileocecal pode se encontrar simplesmente plano, protuberante (principalmente desinsuflado, formando uma protuberância ou apresentando conteúdo ileal), mostrando característica "semelhante à da nádega", duas protuberâncias, ou menos frequentemente, lábios protuberantes ou a aparência de um "vulcão" (Fig. 6.83). É raro ver diretamente o orifício da fenda ou lábios distendidos da valva, pois a abertura, em geral, é do lado cecal da prega ileocecal. O melhor que o endoscopista consegue atingir, em geral, é visão parcial, em *close-up*, tangencial, e somente após manobras cuidadosas. Mudar o paciente de posição pode ser útil, se a visualização inicial for ruim ou desvantajosa para a entrada da ponta.

Entrando no íleo

A entrada diretamente no íleo é realizada mais facilmente pela combinação de ações:
1 *Pratique à distância* (aproximadamente 10 cm para trás do polo cecal) os movimentos mais fáceis, de preferência combinando

torção da haste e angulação para baixo, apontando a ponta em direção à valva (Fig. 6.84a). É possível rodar o endoscópio para que a valva se localize na posição para baixo (6 horas) em relação à ponta, isso permite entrar com movimento fácil de angulação (movimentos laterais ou oblíquos são mais estranhos, quando se utiliza apenas uma mão), e porque a saída de ar da ponta se situa abaixo da lente, embora seja necessário entrar na valva primeiro para abrir o íleo com insuflação.

2 *Passe a ponta do colonoscópio* sobre a prega da valva ileocecal na região da protuberância valvar e angule em direção à valva (Fig. 6.48b). Passe um pouco mais do limite para que a ação de angulação direcione a ponta para a abertura ou próximo dela.

3 *Desinsufle o ceco* parcialmente para tornar a valva mais maleável (Fig. 6.84b).

4 *Recue o colonoscópio*, angulando para baixo até que a ponta toque nos delicados lábios da valva, mostrando tecido "*red out*" por transiluminação (Fig. 6.84c), indicando em *close-up* a aparência granular da superfície vilosa (diferente do branco pálido brilhante da mucosa colônica).

5 *Ao avistar o vermelho vivo, pare todos os movimentos*, e então

6 *Insufle ar* para abrir os lábios (Fig. 6.84d) e aguarde, torcendo delicadamente ou angulando o colonoscópio poucos milímetros, se necessário até que a direção do lúmen se torne aparente. Caso tenha utilizado quantidade suficiente de angulação para entrar na valva, talvez seja necessário, reduzir a angulação para retificar na saída, e permitir o deslizamento da ponta para dentro.

7 *Talvez sejam necessárias tentativas múltiplas para se atingir o objetivo,* para localizar a valva e entrar no íleo, e se necessário rodando para porções levemente diferentes da prega ileocecal, enganchando sobre ela e recuando para passar a área repetidamente. A cada tentativa seguida, tente aprender com a situação anterior, refinando os movimentos da ponta, em um centímetro ou dois, e alguns graus em ambas as direções. A mudança de posição do paciente também pode ser útil.

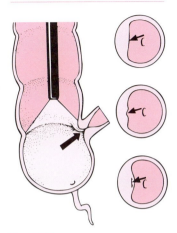

Fig. 6.83 A valva ileocecal é uma protuberância na prega ileocecal – protuberância achatada, simples, dupla ou em "vulcão".

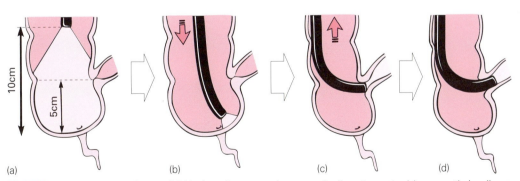

Fig. 6.84 (a) Localize a valva ileocecal, (b) insira adiante, angule, e esvazie discretamente, (c) recue até visualizar o "vermelho vivo", (d) e insufle para abrir a valva.

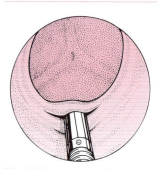

Fig. 6.85 A pinça de biópsia pode ser usada para localizar a fenda da valva, e para passar por ela.

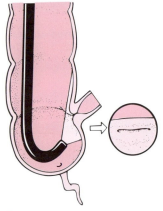

Fig. 6.86 Valva tipo fenda só pode ser visível em retroversão (em cólon grande).

8 *A pinça de biópsia pode ser usada como fio-guia.* Caso só se consiga obter visualização a distância, parcial ou incerta da protuberância de abertura ileal, é possível usar a pinça de biópsia para localizar e depois passar para a abertura da valva (Fig. 6.85), para se obter uma biópsia "às cegas", ou para agir como "ancora". A pinça fixa a posição da ponta relativa à valva e facilita a passagem do endoscópio através dela (como um fio-guia). Mesmo que a entrada no íleo não seja desejada, a pinça aberta pode ser usada para enganchar de volta na protuberância do lábio superior da valva para visualizar a abertura ideal e realizar a correta identificação.

A entrada no íleo pode ser realizada em retroflexão. Provavelmente essa última "manobra de alivio" só funcionará em um cólon muito grande, e caso o colonoscópio seja completamente retificado e responda adequadamente. É uma opção útil quando na valva ileocecal é semelhante a uma fenda e invisível de cima (Fig. 6.86). Retroverta a ponta para visualizar e em sequência entrar na valva por baixo (Fig. 6.87a). É necessário fazer angulação bem aguda do colonoscópio, com o máximo de angulação para cima e para baixo e lateral, e geralmente alguma torção da haste também. Talvez seja necessário avançar vigorosamente, para impactar suficientemente abaixo do polo cecal, para visualizar a valva. O comprimento adicional de alguns videoendoscópios devido à eletrônica CCD, faz com que, em um cólon de tamanho normal, a ponta retroverta para o meio do ascendente sem visão da valva. Nos raros casos em que a valva pode ser vista, recue para impactar a ponta nela (Fig. 6.87b), insufle para abrir os lábios e corrija a angulação, recuando mais um pouco para entrar no íleo, com ou sem pinça (Fig. 6.87c).

Problemas ao entrar na válvula ileocecal ocorrem por vários motivos. O endoscópio pode estar na flexura hepática, não no ceco. Mesmo se a ponta estiver no local certo, a protuberância "escolhida" na prega da valva ileocecal pode não ser correta; algumas aberturas da valva são totalmente planas e semelhantes à fenda, invisíveis do lado inverso da prega. Considera-se erro direcionar a lente objetiva (centro da ponta do endoscópio) exatamente para a fenda; isso pode resultar na impactação da ponta do colonoscópio contra o lábio superior da fenda da valva (Fig. 6.88). O excesso de tentativas

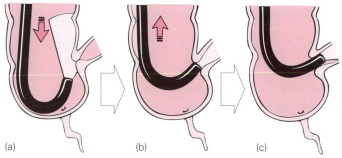

Fig. 6.87 (a) Se necessário aplique retroflexão para visualizar a valva, (b) recue para impactar, (c) e insufle e corrija a angulação para entrar no íleo.

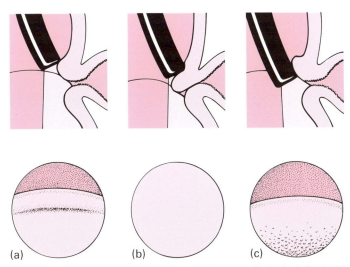

Fig. 6.88 Entrada na valva ileocecal. (a) Visualização a distância da fenda da valva. (b) Avançando diretamente pode impactar contra o lábio superior. (c) Muitas tentativas permitem que a ponta se angule da maneira correta.

sobre a abertura fará com que a ponta angulada infiltre no íleo com sucesso, mesmo que a visualização não tenha sido tão boa.

Nos casos de doença inflamatória ativa (especialmente doença de Crohn), caso em que o colonoscopista deseja examinar o íleo terminal, são justamente os casos onde a valva se encontra mais estreitada e, mesmo com visão limitada, é possível colher biópsia, embora a valva pode não ser passada. Por outro lado em alguns casos de colite de longa duração ou pacientes previamente curados, a valva pode ser atrófica e bem dilatada, sem os lábios habitualmente proeminentes.

Inspeção do íleo terminal

A superfície do íleo terminal tem aparência granular ao ar, mas submersa em água os vilos flutuam assumindo bonito padrão – como corais ou lã de ovelha. Geralmente a superfície ileal tem folículos linfoides elevados lembrando pequenos pólipos, ou pólipos agregados, em placas como as de Peyer. Por vezes, o íleo é muito parecido com o cólon, com superfície em tom pálido brilhante e submucosa com padrão vascular visível. Após ressecção do cólon a diferença entre cólon e íleo pode ser imperceptível devido à atrofia dos vilos. Usando o spray de corante (índigo carmim a 0,1%), para evidenciar os detalhes de superfície, é possível diferenciar entre o padrão granular ou em "lixa" da mucosa ileal, e os pequenos sulcos circunferenciais da superfície colônica que conferem um efeito em "impressão digital".

O íleo é mole, peristáltico e passível de se colabar quando comparado ao cólon. Ao invés de tentar inserção forçada, as grandes distâncias podem ser atravessadas com manobras delicadas e deflação, para que o intestino colabe sobre o colonoscópio. Em cada curvatura aguda é melhor desinsuflar um pouco, enganchando, recuando, e manobrando delicadamente (se necessário, praticamente "às cegas") ao redor e para dentro, antes de recuar novamente para corrigir a linha de visão – abordagem de "dois passos para frente e um passo para trás", que se aplica na colonoscopia. Quando a ponta do colonoscópio se encontra no íleo, ela pode ser passada de 30 a 50 cm, com cuidado e paciência, embora essa extensão de intestino possa estar dobrada em apenas 20 cm do instrumento. A distensão com ar no intestino fino deve ser mantida em níveis mínimos, pois é desconfortável e de lenta recuperação após o exame – outra razão para usar CO_2 de rotina.

Exame do cólon

O objetivo da colonoscopia é observar todas as porções do cólon da melhor maneira possível. As visões que podem ser obtidas através da colonoscopia moderna são deslumbrantes e perfeitas, mas o endoscopista precisa se empenhar muito para conseguir atingir seus objetivos. Os problemas mais comuns da colonoscopia ocorrem durante a inserção, e por isso existe vasta literatura abordando tais questões. Entretanto, os 6 a 8 minutos necessários para o procedimento de exame, até a retirada, são os mais críticos. Durante a fase de retirada o endoscopista deve ser bastante habilidoso, vagaroso, e algo obsessivo visando minimizar pontos cegos, confusão na sucção, irrigação de resíduos, devendo estar bem preparado para reinserir e reexaminar cada prega ou alça antes mal visualizada. O exame deve envolver dedicação e habilidade, durante a inserção, concentrando-se na visualização, maximizando o campo, mesmo para lesões pequenas ou adenomas planos entre as pregas do cólon.

A melhor visualização é obtida durante a retirada se comparado à inserção, portanto é necessário mais cuidado e atenção no exame durante a saída. Entretanto, em muitas áreas, especialmente ao redor de curvaturas, visões diferentes e às vezes melhores podem ser obtidas durante a inserção. Por essa razão, quando se obtém perfeita visão de um pequeno pólipo ou outra lesão durante a inserção, é melhor lidar com ela de uma vez (usando *snare*, colhendo biópsia, ou através do exame com imagem, se necessário), ao invés de enfrentar a humilhante experiência de não encontrar a lesão novamente na saída, desperdiçando tempo, portanto. Um exemplo convincente para o endoscopista que duvida da diferença entre inserção e retirada é o grande número de orifícios de divertículos observados durante a inserção ao redor de curvaturas (pois a parede do cólon é vista dos dois lados) comparado à pouca visualização no exame ao sair.

O cólon é encurtado e amassado durante a inserção e, durante a retirada, as porções convolutas e compactadas (cólon transverso e cólon sigmoide) podem liberar a ponta com tamanha velocidade que costuma ser difícil assegurar visão completa. Em curvaturas agudas ou haustrações acentuadas pode haver pontos cegos durante a retirada. É necessário lançar mão de movimentos cuidadosos de triagem e varredura, com torção, tentando pesquisar todas as porções de cada prega haustral e algumas até necessitando ser reexaminadas várias vezes. A porção externa de flexuras em curvaturas pode ser vista na primeira passada, mas geralmente o colonoscópio tem que ser reinserido e curvado em gancho para conseguir boa visualização do outro lado. Curvaturas agudas, incluindo as flexuras hepática e esplênica, junção cólon sigmoide-descendente, e porções maiores e mais volumosas do ceco e reto são todas potencias pontos cegos onde o endoscopista precisa tomar cuidado especial evitando "perdê-las" (Fig. 6.89).

Mudanças de posição podem ajudar uma inserção mais adequada. A flexura esplênica e o cólon descendente são rapidamente preenchidos com ar e esvaziados de líquido solicitando ao paciente que rode para a posição lateral direita. Nossa conduta de rotina é rodar os pacientes levemente para a posição direita oblíqua para inspecionar o cólon esquerdo (flexura esplênica e cólon descendente), voltando à posição lateral esquerda novamente para visualizar melhor o cólon sigmoide e o reto.

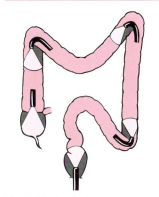

Fig. 6.89 Prováveis pontos cegos na visualização colonoscópica.

A técnica com apenas uma mão entra em jogo durante a inspeção na retirada. O endoscopista possui controle preciso e os movimentos em saca-rolha, realizados com torção da haste, uma forma rápida de triar uma curvatura e prega haustral, permitindo que problemas nessa região sejam rapidamente reexaminados várias vezes. O uso de assistente para atuar em dupla manuseando o instrumento gera dificuldades de comunicação e coordenação; isso torna o procedimento de exame muito mais difícil, comprometendo a precisão de sua completa realização.

O endoscopista deve ser obsessivo e honesto, relatando não apenas o que é observado, mas também se as visualizações não são perfeitas devido a dificuldades técnicas ou mau preparo intestinal. Mesmo durante um exame aparentemente perfeito, o endoscopista perde pelo menos de 5 a 10% da superfície mucosa, e em exames problemáticos, talvez uma margem entre 20 a 30% (embora lesões grandes e protuberantes tenham menos probabilidade de serem perdidas). Os que duvidam podem ler "*tanden colonoscopy*" e "*back to back studies*", em que dois colonoscopistas experientes examinam o mesmo paciente na mesma visita, e comparações com colografia por tomografia, descrevendo 12 a 17% de "perda" de adenomas grandes (1 cm) na colonoscopia. Da mesma forma, descreve-se que a taxa de detecção de adenomas, varia muito entre endoscopistas mais cuidadosos, vagarosos e escrupulosos e os "mais rápidos e mercantilistas", que não se dedicam à triagem e pesquisa ou programas de detecção precoce.

Controle de qualidade da colonoscopia é uma questão difícil, embora os endoscopistas possam (e devam) ser constantemente avaliados quanto ao número de exames realizados, número de exames cecais completos, taxa de detecção de adenomas em exames de rastreamento, tempo total, tempo de retirada, etc. Melhores mecanismos e programas de controle da qualidade são necessários e urgentes. Como parte desse processo existem possibilidades óbvias de simulação permitindo treino de habilidades e precisão na detecção de pólipos, usando cólons padronizados e simuladores.

Localização

A incerteza quanto à exata localização é um dos piores problemas para os endoscopistas, principalmente durante a sigmoidoscopia flexível ou a colonoscopia limitada, e até mesmo durante a suposta colonoscopia completa ou "total". Essa dificuldade de localização pode levar a erros quanto ao julgamento de onde o aparelho encontra-se, e portanto quais manobras empregar. Erros de localização em endoscopia também podem ser catastróficos, caso o cirurgião se depare com informações errôneas ao se preparar para realizar ressecções.

Distância imprecisa de inserção do aparelho. Embora muitas vezes utilizada por colonoscopistas menos experientes, visando expressar a posição do aparelho ou lesões identificadas ("o colonoscópio foi inserido a 90 cm", "identificamos um pólipo a 30 cm", etc.), a distância da inserção não fornece medida precisa. A elasticidade do cólon torna essa informação sem sentido; a 70 cm o aparelho pode se localizar dentro do cólon sigmoide, no ceco, ou qualquer outra localização. Na retirada, entretanto, não havendo aderências e com fixações mesentéricas normais, o cólon sofrerá encurtamento e retificação previsíveis (Fig. 6.90), fazendo com que a medida forneça a localização aproximada. Na retirada, o ceco deve estar a 70–80 cm, o cólon transverso a 60 cm, a flexura esplênica a 50 cm, o cólon descendente a 40 cm, e o cólon sigmoide a 30 cm (Fig. 6.91). Os últimos dois valores dependem, obviamente, de o cólon sigmoide encontrar-se retificado. Muitas vezes é difícil convencer entusiastas da proctossigmoidoscopia rígida que 25 cm do aparelho ainda podem estar no reto, enquanto colonoscópios flexíveis (na retirada) podem se localizar no cólon sigmoide proximal. Da mesma forma, às vezes é possível que o colonoscópio seja retificado entre 55 a 60 cm quando a ponta se encontra no ceco.

Localização anatômica imprecisa durante a inserção. Em praticamente metade dos casos de uma série de casos, o especialista estava errado! Em 25%, a persistência de uma alça (espiral ou "N") fez com que o endoscopista julgasse que a localização da ponta fosse a flexura esplênica, quando na verdade a ponta se encontrava na junção cólon sigmoide-descendente. Em 20%, uma flexura esplênica móvel, rebaixada a 10 cm do ânus, induz a uma decisão errada dos endoscopistas quanto ao aparelho se localizar na junção cólon sigmoide-descendente (ver Fig. 6.57). Falta de precisão semelhante pode ser demonstrada por exames de ressonância magnética.

A aparência interna do cólon pode ser enganadora. A haustração e o contorno colônico nos cólons sigmoide e descendente são geralmente circulares (ver Fig. 6.11), enquanto os feixes musculares longitudinais ou *teniae coli* compõem a característica triangular geralmente observada no cólon transverso (ver Fig. 6.59). O cólon descendente, entretanto, pode ter aspecto triangular ou o cólon transverso aspecto circular. Evidências visíveis de vísceras extracolônicas ocorrem normalmente na flexura hepática, onde

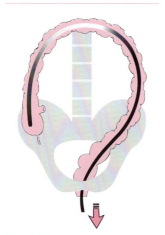

Fig. 6.90 Recuar o colonoscópio encurta o cólon.

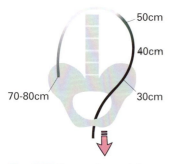

Fig. 6.91 Se o colonoscópio se encontra no ceco, a 70-80 cm, outras estruturas e localizações anatômicas se encontram em medidas previsíveis.

parece haver um contato com o fígado, que tem cor azul acinzentada, embora outros contatos semelhantes com estruturas externas também possam ocorrer na flexura esplênica ou cólon descendente. A combinação de uma curvatura aguda com haustração bem definida e coloração azul são características da flexura hepática, sendo útil, porém não infalível, como marco endoscópico. A pulsação de artérias adjacentes pode ser observada no cólon sigmoide (artéria ilíaca comum esquerda), cólon transverso (aorta), e por vezes cólon ascendente (ilíaca direita).

A valva ileocecal é o único marco anatômico definitivo do cólon, com vilos geralmente visíveis, embora já enfatizado que nem sempre é de fácil identificação, sendo possíveis erros de identificação, a menos que o íleo seja penetrado ou o orifício e os vilos possam ser visualizados.

Níveis líquidos podem ser surpreendentemente úteis para fins de localização, especialmente após lavagem oral. Depois de o radiologista virar o paciente para a posição lateral direta ou lateral esquerda, para preencher as porções do cólon com bário (Fig. 6.92), o endoscopista (geralmente com o paciente em posição lateral esquerda) sabe que a ponta do aparelho se encontra no cólon descendente quando entra no meio líquido (ver Fig. 6.55), e que se encontra no cólon transverso quando deixa o líquido entrando no lúmen triangular, que se encontra preenchido com ar do cólon transverso. Entretanto um longo cólon transverso, quando cede, também pode conter grande quantidade de líquido, portanto, este cólon móvel pode ser difícil de se localizar.

A transiluminação da parede abdominal pode ser útil se outras modalidades de imagem não estiverem disponíveis, embora para pacientes obesos este procedimento necessite de sala totalmente escura. Vale lembrar que o cólon descendente se encontra tão posterior que não se vê nenhuma luz, e a superfície que marca as flexuras esplênica e hepática se dá por transiluminação através das costelas, posteriormente. A presença de luz na fossa ilíaca direita é sugestiva, embora não conclusiva, de que o instrumento se encontre no ceco; aspecto semelhante é visto se a ponta é esticada e ocorre transiluminação do sigmoide ou cólon transverso médio.

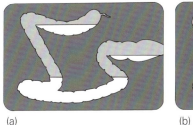 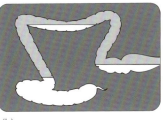

(a)   (b)

Fig. 6.92 Enema baritado em (a) posição lateral esquerda e (b) posição lateral direita.

Indentação com o dedo, palpação ou percurssão podem ser eficientes, especialmente no cólon ascendente ou ceco, onde a aposição próxima da parede abdominal permite a identificação da impressão do dedo, de fácil visualização para o endoscopista, exceto se o paciente for obeso. Na dúvida faça a indentação em diversos pontos e fique atento quanto à possibilidade de forças transmitidas, que darão falsa impressão de localização.

A localização da ponta do aparelho ou lesões encontradas durante a colonoscopia devem ser, portanto, descritas pelo endoscopista em termos anatômicos amplos (p. ex.: "pólipo observado na retirada do instrumento a 30 cm do cólon sigmoide proximal"). Em geral a distância de inserção do aparelho deve ser omitida para evitar confusão a indivíduos não familiarizados com o possível grau de encurtamento do cólon. Pode ocorrer localização imprecisa mesmo quando se emprega exames de imagem e, em geral, o endoscopista precisa confiar na combinação de avaliações – distância inserida, distância após retirada, retificação da haste, aspecto endoscópico (e disponibilidade de ressonância magnética), e a possível visualização dos dedos através da palpação e transiluminação. Conhecendo as armadilhas e agindo com cautela a localização costuma ser razoavelmente precisa, embora mesmo endoscopistas experientes podem confundir cólon sigmoide com flexura esplênica, ou flexura esplênica com flexura hepática, o que representa erro grave de localização de uma determinada lesão antes de cirurgia.

Aparência normal

A mucosa colônica mostra habitualmente padrão vascular fino, ramificado, composto de pares de feixes vasculares paralelos contendo uma vênula (maior, mais azulada) e uma arteríola. A veias se tornam particularmente proeminentes no reto, notadamente no canal anal, caso seja utilizado um proctoscópio que impeça o retorno venoso e distenda o plexo hemorroidário. O padrão vascular no cólon depende da transparência do epitélio colônico normal, pois os vasos visíveis se encontram na submucosa. Se os capilares epiteliais encontram-se dilatados (como ocorre após preparo intestinal), o padrão vascular se encontra parcialmente obscurecido. Caso a hiperemia seja acentuada (como na doença intestinal inflamatória), não existe padrão vascular visível. Se a camada epitelial encontra-se espessada (como na "atrofia" da doença inflamatória crônica inativa), a mucosa tem coloração pálida sem aspectos característicos, embora possa apresentar biópsias normais. A demonstração mais convincente de como o endoscopista visualiza mal a superfície epitelial é realizada através da aplicação de spray de corante (índigo carmim 0,1 – 0,4%) na mucosa colônica. Pequenas irregularidades e folículos linfoides são evidenciados e forma-se um fino padrão entrelaçado de sulcos na superfície onde o corante se deposita, caso não haja excesso de muco na superfície.

Vasos proeminentes não devem ser encarados como alteração da normalidade, provavelmente não são hemangiomatosos ou varicosos, a menos que apresentem-se notadamente tortuosos ou serpiginosos. Pode ocorrer trauma mucoso durante a inserção do colonoscópio, podendo ser observadas vermelhidão ou manchas de sangue na retirada, especialmente no sigmoide ou em locais onde a ponta do colonoscópio traumatizou alças do cólon sigmoide ou outras porções do cólon. Por vezes é bom irrigar ou colher biópsias, para se assegurar de que esses aspectos não são evidência de alterações inflamatórias.

Aparência anormal

O propósito deste livro não é abordar mais do que os principais pontos óbvios sobre patologia endoscópica, as quais encontram-se muito bem descrita e ilustrada em diversos atlas de endoscopia. Felizmente, para os endoscopistas, praticamente todas as alterações colônicas são mucosas, que se apresentam como alterações de coloração, ou se projetam para o interior do lúmen, portanto de fácil visualização, excisão e biópsia.

Lesão submucosa

Lesões submucosas, que podem ser de diagnóstico muito difícil, incluem carcinoma secundário, endometriose, e alguns hemangiomas de grandes vasos. O endoscopista se depara com uma má avaliação do contorno colônico devido às distorções da lente grande-angular e da iluminação plana dos endoscópios. Também é possível não visualizar nada, ou muito pouco, comparado aos radiologistas quanto a comunicações extracolônicas, como trajetos e fístulas. Endoscopistas experientes, que passam por experiências amargas aprendem a ser humildes quanto à interpretação visual, sendo também cautelosos, colhendo amostras relevantes e adequadas para o parecer da patologia.

Pólipos

A mucosa colônica normal é pálida, bem como as alterações submucosas, incluindo lipomas ou pneumatose intestinal. Os **menores pólipos** (de qualquer histologia) também são pálidos e outros, com 1 a 2 mm de diâmetro são transparentes e invisíveis, exceto através de reflexo da luz ou spray de corante. Para pólipos de 3 a 4 mm de diâmetro, existe também pouca diferença quanto à aparência mucosa normal, hiperplásica, adenomatosa, ou outras formas de apresentação de pólipos, embora adenomas pequenos geralmente sejam vermelhos e foscos, ou apresentem superfície de aspecto cerebriforme ("giros" ou "sulcos"). A combinação de endoscópios de alta resolução ou magnificação aliados a corantes vitais (azul de metileno) ou uso de *spray* de corante (*índigo carmim*), para evidenciar a superfície mucosa, ou ainda o uso de imagem de banda estreita (*narrow band imaging* – NBI), dão ao endoscopista visões microscópicas reais, embora o real impacto clínico seja incerto.

Imagem de banda estreita (NBI) é uma tecnologia que utiliza uma luz filtrada azulada e melhora a visualização da superfície mucosa, com detalhes ricos da vascularização de pólipos e câncer precoce. Adenomas (se comparado a pólipos metaplásicos) são mais vasculares e de coloração marrom escura no campo de visão, alteração simples de cor que auxilia sua detecção. **Melanose** permite identificar facilmente até os menores pólipos caso o paciente seja usuário de laxantes, já que a aparência parda da melanose coli (geralmente mais acentuada no cólon direito) não cora pólipos, que se destacam como ilhotas pálidas, ou como a valva ileocecal. **Adenomas vilosos** são pálidos, brilhantes e moles, com superfície áspera e mais comuns no reto.

Pólipos hiperplásicos maiores ou serrilhados (com 7 a 15 mm diâmetro e sésseis) ocorrendo no cólon proximal, de coloração marrom e aspecto gelatinoso, pois o muco superficial adsorve bile. À visualização com iluminação e imagem em banda estreita mostram-se pálidos como a mucosa normal circundante.

Pólipos malignos são obviamente irregulares, podendo apresentar sangramento fácil na superfície, ou são pálidos e firmes à palpação com pinças de biópsia. Sinais de doença maligna em pólipos pediculados servem de advertência ao endoscopista para que realize total eletrocoagulação da base da lesão, com cuidado para obter parecer histológico do pedículo, e para tatuar o local do pólipo cuidadosamente permitindo sua localização e acompanhamento no caso indicação cirúrgica posterior.

Carcinoma

Em geral os carcinomas são bem evidentes. Maiores que pólipos, com base extensa e irregular. Tumores ulcerativos são raros nos cólons e se assemelham à úlcera gástrica maligna. Entretanto, podem ocorrer "tumores precoces" pequenos, geralmente com 6 a 20 mm de diâmetro, com centro discretamente deprimido.

Outras situações que também mimetizam tumores malignos são massas de tecido de granulação em anastomoses, tecidos de granulação polipoides na colite ulcerativa crônica, e (raramente) a fase aguda de processos isquêmicos. Sempre é necessário colher biópsias para comprovação, lembrando que o patologista somente consegue descrever "tecido displásico" pois não há evidência diagnóstica de doença maligna invasiva nas pequenas amostras colhidas. Por isso, sempre que possível, devem ser colhidas amostras com alças de polipectomia. Mesmo com pinças de biópsia padrão, é possível colher amostras surpreendentemente grandes usando a abordagem de "avulsão" ou "*push biopsy*"; retirando o colonoscópio, mantendo-se a pinça exteriotizada, evitando cortar as porções de tecido ao puxar a pinça através do canal de biópsia.

Doença intestinal Inflamatória

Sempre devem ser colhidas biópsias em pacientes que apresentam aumento do ritmo intestinal, incotinêncio fecal ou hipótese clínica de doença inflamatória. "Colite microscópica", ulcerativa ou doença de Crohn com evidente alteração histológica, pode ter aspecto completamente normal para o endoscopista. Da mesma forma, "colite colagenosa" pode ser causa de diarreia inexplicável devido à grande "placa" de colágeno sob a superfície epitelial, que também tem aspecto normal à endoscopia e cujo diagnóstico só pode ser realizado através de biópsias (devem ser colhidas pelo menos quatro biópsias em diferentes intervalos ao redor do cólon) em pacientes que apresentam diarreia.

As alterações mucosas podem variar muito nas diferentes apresentações da doença intestinal inflamatória. A mucosa inflamada pode mostrar o mais sutil borramento do padrão vascular, discreto avermelhado ou tendência a ser friável (de fácil sangramento). As biópsias colonoscópicas raramente permitem diagnóstico de granulomas na doença de Crohn, embora o padrão de úlceras "aftoides" semelhantes a vulcões, múltiplas e sobre padrão vascular normal seja característico. O diagnóstico diferencial dos vários distúrbios inflamatórios específicos e não específicos é difícil: doenças infecciosas, ulcerativas, isquêmicas, irradiação, e colite de Crohn podem ser surpreendentemente parecidas em estágios agudos; a biópsia permita a diferenciação.

A úlcera resultante de biópsia retal prévia ou úlcera solitária do reto podem ser endoscopicamente idênticas à úlcera da doença de Crohn, enquanto úlceras de tuberculose são semelhantes, mas com bordas infiltradas, e as úlceras da amebíase são mais friáveis. Também pode ocorrer ulceração na colite ulcerativa crônica e doença isquêmica, mas sobre fundo de mucosa inflamada. O aspecto endoscópico deve ser levado em consideração sendo associado ao contexto clínico e parecer da histologia. Em geral, nos estágios avançados ou graves é geralmente impossível para os endoscopistas e patologistas serem categóricos quanto ao diagnóstico diferencial.

Sangramento retal de origem desconhecida, anemia, ou perda de sangue oculto

Perda sanguínea ou anemia são razões comuns para se submeter à colonoscopia. Embora a colonoscopia permita boa abordagem no caso de tumores ou pólipos não diagnosticados através da radiologia, 50 a 60% dos pacientes não mostram alterações claras, o que levanta à hipótese ou expectativa de saber se algo foi perdido ou não diagnosticado na colonoscopia.

Hemorroidas podem ser vistas com o colonoscópio, geralmente com retroversão no reto, e ainda melhor com proctoscópio usado após retirada do colonoscópio. A ponta do colonoscópio deve ser inserida através do proctoscópio (Fig. 6.13) permitindo mostrar ao paciente o aspecto da região anorretal ou fazer imagens impressas com "videoproctoscopia".

Hemangiomas são raros, podendo assumir diversas formas e aspectos, desde importante e evidente alteração de coloração submucosa com grandes vasos serpiginosos a teleangiectasias, ou nevos solitários minúsculos, que podem ser facilmente perdidos quando em pregas ou curvaturas.

Angiodisplasias são raras e ocorrem principalmente no ceco ou cólon ascendente, embora também possam estar presentes no intestino delgado. Possuem aspecto variável, podendo ser solitárias ou múltiplas (geralmente duas ou três) e de coloração vermelho brilhante; podem ainda ser pequenas placas vasculares, teleangiectasias ou mesmo lesões puntiformes com 1 a 2 mm.

Estomas

Como se consegue inserir um dedo em qualquer estoma, um colonoscópio padrão ou pediátrico passará facilmente sem maiores problemas, embora um gastroscópio pediátrico possa ser necessário. A alteração de aparência, coloração cianótica, não saudável ou mesmo pequenos sangramentos locais, é comum nos estomas durante o exame e sem maiores consequências.

Através de uma ileostomia, os 20 cm distais do íleo são facilmente examinados (melhor com colonoscópio pediátrico), embora a inserção além desse ponto dependa das aderências formadas. Assim como no cólon sigmoide, o segredo da passagem através do intestino delgado é recuar o instrumento repetidas vezes, assim que cada curvatura for atingida, o intestino se enrola sobre o aparelho, retificando o próximo segmento curto. Assim, mesmo que apenas 30 a 40 cm do aparelho sejam inseridos, até 50 a 100 cm do intestino podem ser visualizados.

Em geral, pacientes colostomizados são fáceis de examinar, pois frequentemente o cólon sigmoide já foi removido. Entretanto o cólon pode ser notadamente longo, necessitando de preparo completo do intestino. Lavagens para colostomia são menos eficientes. Os primeiros centímetros através da parede abdominal e proximal da colostomia são muitas vezes complicados de se transpor e examinar, em parte devido à saída contínua de ar insuflado. Caso exista uma colostomia em alça, os lados aferente e eferente (proximal e distal) devem ser examinados.

Bolsas ileoanais pélvicas são fáceis de examinar com aparelhos padrão. O exame limitado de um conduíte ileal é possível usando-se um endoscópio pediátrico (colonoscópio ou gastroscópio).

Colonoscopia pediátrica

A colonoscopia pediátrica, do neonatal aos 3 a 5 anos de idade, é melhor realizada com um colonoscópio pediátrico mais fino (1 cm) e preferentemente bem flexível. Em crianças mais velhas, dependendo do estado emocional, pode-se utilizar o colonoscópio padrão para adulto, e para adolescentes ele é obrigatório. O ânus infantil aceita o quinto dedo do adulto, em consequência, um endoscópio de tamanho similar. O esfíncter neonatal requer dilatação delicada por um minuto ou dois, através de sondas moles (como a sonda nasogástrica). A principal vantagem do colonoscópio pediátrico é a maior flexibilidade ou "maciez" da haste se comparado ao seu pequeno diâmetro. É fácil hiperdistender alças móveis e elásticas do cólon em crianças com colonoscópios adultos. Em geral, também é erro usar gastroscópios pediátricos, pois são mais rígidos.

O preparo intestinal nas crianças é geralmente eficiente. Podem ser utilizadas soluções orais de sabor agradável, como xarope de senosídeos, citrato de magnésio, ou eletrólitos PEG. Enema com soro fisiológico pode limpar a maior parte do cólon em bebês; enemas fosfatados são contraindicados.

A anestesia geral é frequentemente utilizada, embora crianças de qualquer idade possam se submeter à colonoscopia sem serem submetidas à anestesia geral, se o endoscopista for experiente. Também podem ser usados medicamentos intravasculares de ação central, porém se faz necessário a presença de um pediatra com experiência em ressuscitação, para maior segurança. Neonatos por vezes podem ser examinados com mais segurança sem necessidade de sedação.

Colonoscopia perioperatória

Sangramento exsanguíneo é uma indicação rara para colonoscopia perioperatória já que a angiografia é geralmente a opção preferida. "Na mesa de cirurgia" utiliza-se o preparo de lavagem por cecostomia para permitir visualização adequada. Em outras situações, a colonoscopia perioperatória é justificada apenas se as tentativas de colonoscopia falharam em pacientes que reconhecidamente apresentam pólipos, ou se há neoplasia estenosante e intransponível, devendo ser inspecionado o cólon proximal visando excluir lesões concomitantes no momento da ressecção.

Deve-se utilizar preparo de lavagem oral ou preparo intestinal para colonoscopia, para pacientes que não apresentam obstruções pois outros regimes de preparo pré-operatório deixam resíduos sólidos fecais. Caso o intestino esteja totalmente obstruído, deve-se realizar lavagem na mesa através de sonda provisória para cecostomia ou colotomia proximal com sutura circular "em bolsa" para lesões obstrutivas. Durante a colonoscopia perioperatória, o excesso de insuflação de ar preenche o intestino delgado e faz com que o cirurgião se depare com uma confusão de alças distendidas de difícil manejo. Essa ocorrência pode ser evitada se o endoscopista utilizar insuflação com CO_2 ao invés de ar, ou caso o cirurgião coloque um clampeador no íleo terminal e o endoscopista aspire cuidadosamente na retirada.

Para examinar o intestino delgado por laparotomia, em pacientes portadores de Peutz-Jeghers, por exemplo, caso não se tenha disponível um enteroscópio, pode-se utilizar um colonoscópio longo (preferentemente de rigidez variável), por via oral ou através de

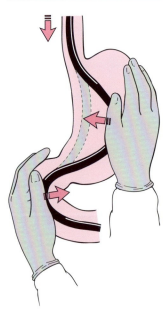

Fig. 6.93 Retificação do estômago e duodeno perioperatório.

incisão no intestino; sendo necessários 70 cm do instrumento para atingir o ligamento de Treitz via oral, ou o ceco por acesso anal. É útil se o cirurgião mobilizar ou apoiar manualmente as porções fixas do duodeno (Fig. 6.93), caso o colonoscópio seja passado via oral. O intestino delgado deve ser manipulado com delicadeza na endoscopia evitando trauma ou íleo pós-operatório.

Também é importante insuflar o mínimo possível. Clampeadores devem ser colocados sequencialmente em cada segmento do intestino delgado, após o mesmo ter sido evacuado. O cirurgião inspeciona por trans-iluminação o intestino por fora (com as luzes da sala apagadas) enquanto o colonoscopista inspeciona internamente. O cirurgião marca as lesões a serem ressecadas com pontos, enquanto o endoscopista realiza polipectomia convencional com alça. Uma das principais fontes de confusão são as hemorragias artefatas de submucosa que ocorrem devido à manipulação do intestino delgado.

Leitura adicional

Geral

Larsen WJ. *Human Embryology*. New York: Churchill Livingstone, 2001.

Waye JD, Rex DK, Williams CB. *Colonoscopy*. Oxford: Blackwell Publishing, 2003. *Extensively referenced multi-author textbook covering all aspects in detail—new edition in progress.*

Williams CB, Waye JD, Sakai Y. *Colonoscopy—the DVD*. Tokyo: Olympus Optical (& agents), 2003.

Preparo, medicamentos e manuseio

Bell GD. Premedication, preparation, and surveillance. *Endoscopy* 2002; 34: 2–12.

Bretthauer M, Lynge AB, Thiis-Evensen E, Hoff G, Fausa O, Aabakken L. Carbon dioxide insufflation in colonoscopy: safe and effective in sedated patients. *Endoscopy* 2005; 37: 706–709.

Church J, Delaney C. Randomized, controlled trial of carbon dioxide insufflation during colonoscopy. *Dis Colon Rectum* 2003; 46: 322–26.

East JE, Suzuki N, Arebi N, Bassett P, Saunders BP. Position changes improve visibility during colonoscope withdrawal: a randomized, blinded, crossover trial. *Gastrointest Endosc* 2007; 65: 263–69.

Forbes GM, Collins BJ. Nitrous oxide for colonoscopy: a randomized controlled study. *Gastrointest Endosc* 2000; 51(3): 271–77.

Froehlich F, Wietlisbach V, Gonvers JJ, Burnand B, Vader JP. Impact of colonic cleansing on quality and diagnostic yield of colonoscopy: the European Panel of Appropriateness of Gastrointestinal Endoscopy European multicenter study. *Gastrointest Endosc* 2005; 61: 378–84.

Kim LS, Koch J, Yee J, Halvorsen R, Cello JP, Rockey DC. Comparison of patients' experiences during imaging tests of the colon. *Gastrointest Endosc* 2001; 54: 67–74.

Martin JP, Sexton BF, Saunders BP, Atkin WS. Inhaled patient-administered nitrous oxide/oxygen mixture does not impair driving ability when used as analgesia during screening flexible sigmoidoscopy. *Gastrointest Endosc* 2000; 51: 701–703.

Técnicas e indicações

Barclay RL, Vicari JJ, Doughty AS, Johanson JF, Greenlaw RL. Colonoscopic withdrawal times and adenoma detection during screening colonoscopy. *N Engl J Med* 2006; 355: 2533–41.

Friedman S, Rubin PH, Bodian C, Goldstein E, Harpaz N, Present DH. Screening and surveillance colonoscopy in chronic Crohn's colitis. *Gastroenterology* 2001; 120: 820–26.

Kiesslich R, Neurath MF. Surveillance colonoscopy in ulcerative colitis: magnifying chromoendoscopy in the spotlight. *Gut* 2004; 53: 165–67.

Nelson DB. Technical assessment of direct colonoscopy screening: procedural success, safety, and feasibility. *Gastrointest Endosc Clin North Am* 2002; 12: 77–84.

Rex DK. Colonoscopic withdrawal technique is associated with adenoma miss rates. *Gastrointest Endosc* 2000; 51: 33–36.

Rex DK, Overley C, Kinser K, Coates M *et al*. Safety of propofol administered by registered nurses with gastroenterologist supervision in 2000 endoscopic cases. *Am J Gastroenterol* 2002; 97: 1159–63.

Saunders BP, Masaki T, Sawada T, Halligan S, Phillips RK, Muto T, Williams CB. A peroperative comparison of Western and Oriental colonic anatomy and mesenteric attachments. *Int J Colorectal Dis* 1995; 10(4): 216–21.

Shah SG, Brooker JC, Williams CB, Thapar C, Suzuki N, Saunders BP. The variable stiffness colonoscope: assessment of efficacy by magnetic endoscope imaging. *Gastrointest Endosc* 2002; 56: 195–201.

van Rijn JC, Reitsma JB, Stoker J, Bossuyt PM, van Deventer SJ, Dekker E. Polyp miss rate determined by tandem colonoscopy: a systematic review. *Am J Gastroenterol* 2006; 101: 343–50.

Wexner SD, Garbus JE, Singh JJ. A prospective analysis of 13,580 colonoscopies. Reevaluation of credentialing guidelines. *Surg Endosc* 2002; 15: 251–61.

Riscos e complicações

Kavin RM, Sinicrope F, Esker AH. Management of perforation of the colon at colonoscopy. *Am J Gastroenterol* 1992; 87: 161–67.

Rutgeerts P, Wang TH, Llorens PS, Zuccaro G, Jr. Gastrointestinal endoscopy and the patient with a risk of bleeding disorder. *Gastrointest Endosc* 1999; 49: 134–36.

Tran DQ, Rosen L, Kim R, Riether RD, Stasik JJ, Khubchandani IT. Actual colonoscopy: what are the risks of perforation? *Am Surg* 2001; 67: 845–47.

7 Colonoscopia Terapêutica

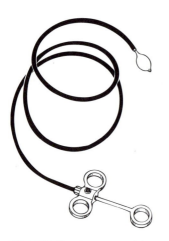

Fig. 7.1 Utilize alças comerciais com as quais esteja bem familiarizado.

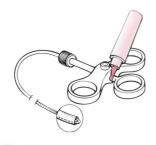

Fig. 7.2 Marque o cabo com a alça totalmente fechada.

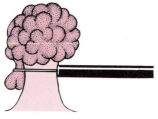

Fig. 7.3 O tecido do pólipo pode ser laçado na alça de polipectomia, reduzindo sua eficiência.

Equipamento

São necessários poucos equipamentos para realização de polipectomia endoscópica, e em muitos casos, quanto menos, melhor. Traz mais segurança ao procedimento estar totalmente familiarizado com a unidade de eletrocirurgia e determinados acessórios, o que facilita o reconhecimento de quando a polipectomia vai bem ou mal.

Alças de polipectomia

Existem diversas marcas de alças de polipectomia disponíveis no mercado, com diferentes características de manuseio e espessura de cabo, que afetam o controle da polipectomia. Alças descartáveis contam com vantagem de sempre estarem em boas condições, prontas para o uso e bastante previsíveis. Alças reutilizáveis, bem como cabos, podem sofrer deformação ou serem remontados em tubos de revestimento plástico não padronizados. Muitos endoscopistas preferem utilizar alças padrões maiores (2,5 cm de diâmetro) e minialças (1 cm de diâmetro) para pólipos menores (Fig. 7.1). A escolha é uma questão de preferência pessoal.

Qualquer que seja o tipo da alça existem diversos pontos a serem examinados *antes* de se começar a polipectomia.

1 *Marque o cabo da alça com lápis ou caneta marcadora, no ponto onde a alça está fechada* na ponta da camisa externa (Fig. 7.2). É discutível se isso realmente representa o fator de segurança mais importante na polipectomia. Permite que o assiprótesee interrompa o fechamento da alça, antes que o cabo recue muito para dentro da bainha, impedindo que pequenos pedículos sejam fatiados "a frio", mecanicamente, sem eletrocoagulação adequada. Também permite identificar se o pedículo é mais calibroso do que aparenta ou se parte do pólipo não foi apreendido pela alça (Fig. 7.3).

A marcação, pode ser realizada *após* inserção, embora menos conveniente, observando o momento em que o cabo emerge do cateter da alça. Muitas alças possuem marcação numérica impressa em relevo, mas fazer uma marca nova é sempre mais seguro, pois comprova que o ponto do fechamento do cabo foi checado sendo mais fácil de se visualizar.

2 *A sensação de que a alça corre suavemente é fundamental quanto à questão segurança*. A alça e o cabo devem abrir e fechar facilmente para que o endoscopista (ou assiprótesee) seja capaz de estimar o que acontece, se a alça sair do campo de visão, atrás de um pólipo ou seu pedículo. Acessórios descartáveis evitam essa ocorrência, porém quando se utiliza uma alça reutilizável e o cabo interior se torna curvado e incapacitado de se mover livremente, eles devem ser descartados.

3 *A espessura do cabo da alça* afeta enormemente a velocidade de eletrocoagulação e transecção. A maioria das alças é constituída de cabos bastante espessos, portanto apresentam baixo risco de fatiar a lesão involuntariamente, e com uma área de contato maior, favorecem boa coagulação local ao invés de eletrocorte. Algumas alças descartáveis possuem cabos delgados e necessitam de baixa corrente ou cuidado redobrado no fechamento, para evitar cortar demasiadamente rápido, antes da completa coagulação dos vasos do pedículo. Cuidado ao utilizar determinadas alças, se não estiver devidamente familiarizado.

4 *A pressão de compressão* é muito importante, especialmente na remoção de pólipos grandes com alça de polipectomia. Deve-se manter a alça fechada, distando 15 mm da extremidade da bainha antes do uso (Fig. 7.4a). Com isso se assegura que a alça comprimirá o pedículo delicadamente mesmo se o plástico da camisa externa formar uma prega ou discreta dobra sob pressão, problema em pedículos grandes (ver pág. 182). Se a pressão de compressão for inadequada (Fig. 7.4b) o corte final dependerá inteiramente do alto poder de corte elétrico, podendo não coagular completamente os vasos centrais do pedículo, causando assim consequências desastrosas (sangramento). Se a alça se fechar muito distante (Fig. 7.4c) pode ocorrer fatiamento antes de se aplicar eletrocoagulação, que poderá resultar em sangramento.

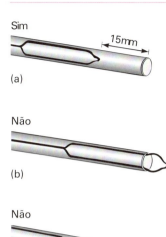

Fig. 7.4 (a) Alça fechada 15 mm está correta; (b) cabo muito frouxo; (c) cabo muito justo.

Outros dispositivos

- *Pinças de* **hot biopsy** podem ser usadas para destruir pequenos pólipos de até 5 mm de diâmetro e também para eletrocoagulação de teleangiectasias ou angiodisplasias, quando não se encontra disponível a coagulação com plasma de argônio (APC) (ver pág. 187, 204).
- *Recuperação de pólipos* é possível com uma grande variedade de acessórios, como um *basket* de metal tipo Dormia, uma rede de náilon Roth, pinças dentadas para coleta, e dispositivo para recolher pólipo (cata-pólipo). Todos podem ser úteis, especialmente para remoção de múltiplos espécimes ou resseção em pielemeal, embora a alça seja geralmente adequada para remover pólipos ressecados, além de poupar tempo sem a troca de acessórios.
- *Agulhas de injeção* necessárias para injeção de soro fisiológico ou adrenalina (epinefrina), para elevação de pólipos sésseis, ou prevenir ou interromper sangramentos, ou ainda para tatuar a localização de pólipos para polipectomia.
- *Cânulas de* spray *corante (cromoscopia)* permitem visualização ou interpretação de detalhes de superfície de pólipos pequenos ou planos, e a margem de pólipos sésseis, embora o corante possa (talvez mais facilmente) ser injetado com seringas sem a necessidade de cânula.
- *Colocação de dispositivo de alça de náilon ou clipe* tem seu lugar de destaque para determinadas situações, para prevenir sangramento após polipectomia ou para tratá-lo. Os clipes de metal mais comuns possuem garras muito pequenas, que podem ser usados em pedículos espessos, e em sua grande parte envolvem risco; a alça de

náilon é de difícil colocação sobre um pólipo de cabeça muito grande. Entretanto, ambos podem ser colocados sobre o pedículo residual quando há sangramento ou quando há maior risco de sangramento, assim como em pacientes portadores de diátese hemorrágica, ou pacientes que utilizam anticoagulantes, ou medicamentos semelhantes. De maneira ideal, tanto alças (Endloop® Olympus) como clipes devem estar disponíveis, prontos, e esterilizados caso ocorra um sangramento repentino. Uma vez que são de fácil preparo e montagem em situações delicadas e de urgência, e os clipes de uso único não apresentam nenhum problema, bastando uma simples pressão para abrir e outra (pressão) para fechá-los.

- *Cânulas APC* são utilizadas para frente (ver abaixo) – ou laterais – dependendo da direção do fluxo de saída de gás. Diferentes variedades se aplicam para cada situação, pois existe potencial de produzir uma nuvem de gás argônio localizada sobre a área a ser eletrocoagulada.
- *Acessórios especiais,* aqui podem ser incluídas as "facas" (fios de corte), ganchos, etc., que se encontram em desenvolvimento e evolução para permitir dissecção endoscópica submucosa (ESD) de lesões sésseis maiores, de forma mais rápida e segura, embora fora do alcance para a maioria dos endoscopistas.

Princípios de eletrocirurgia em pólipos

Eletrocirurgia ou correntes diatérmicas geram calor e coagulação de vasos sanguíneos locais. O tecido coagulado também se torna mais fácil de ser atravessado pelo fio da alça, embora de importância secundária. O calor é produzido no tecido pela passagem de eletricidade (elétrons), o fluxo dos elétrons causa colisão de íons intracelulares com liberação de energia calorífica no processo (Fig. 7.5). A alta frequência ou corrente elétrica de "radiofrequência" utilizada alterna de direção até um milhão de vezes por segundo (10^6 ciclos/s ou 1 MHZ) (Fig. 7.6).

Não existe choque ou dor com frequências tão elevadas, pois não existe tempo para que o músculo e a membrana nervosa despolarizem antes da corrente alternar novamente, portanto não há contração muscular ou impulso nervoso aferente. A corrente eletrocirúrgica não é, portanto, sentida pelo paciente, e da mesma forma, não há risco para o músculo cardíaco. Em contraste, a baixa frequência de corrente utilizada em domicílios residenciais, causa choque devido à corrente alternada de 50 a 60 vezes por segundo (50 ciclos/s) (Fig. 7.7). A baixa potência utilizada nas polipectomias raramente causa queimaduras térmicas diretamente sobre a pele do paciente ou operador, embora sejam de pequena magnitude. Os pacientes devem utilizar "placas adesivas" ou eletrodos de retorno assegurando bom contato com a pele, e são emitidos sons de advertência sobre segurança pelo circuito, caso ocorram problemas de conexão. O único real perigo da corrente na eletrocirurgia é o efeito térmico sobre a parede do intestino no local da eletrocoagulação.

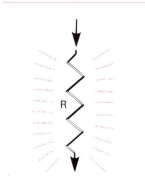

Fig. 7.5 Calor gerado pela eletricidade (elétrons) que passam pela resistência (R) – no caso, o tecido.

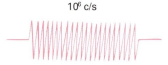

Fig. 7.6 Corrente alternada eletrocirúrgica 1.000.000 ciclos por segundo, que produz calor sem causar choque.

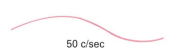

Fig. 7.7 Corrente alternada de uso domiciliar 50 a 60 ciclos por segundo, que produz calor e choque.

Marca-passos cardíacos modernos não são afetados com as potências relativamente baixas utilizadas na eletrocirurgia endoscópica. Outro fator adicional à segurança é a passagem de corrente de eletrocirurgia entre o local da polipectomia no abdome e a placa do paciente (geralmente localizada na coxa), razoavelmente distante do marca-passo. Entretanto desfibriladores cardíacos implantados podem apresentar disparos decorrentes da corrente de eletrocirurgia, sendo recomendada a presença de um técnico para monitoramento do ECG do paciente no momento da polipectomia e desativação temporária do desfibrilador. Em caso de dúvida consultar sempre o cardiologista do paciente.

Corrente de corte e coagulação

A *corrente de corte* possui onda contínua (de alta potência) com picos de voltagem relativamente baixos (Fig. 7.8). O fluxo de corrente alternada excita as moléculas de ar formando uma "nuvem iônica" carregada, visível como faíscas de temperatura elevada, que vaporizam a superfície da camada celular. Devido à baixa voltagem, entretanto, a corrente de corte tem menos capacidade de atravessar e dissecar os tecidos, promovendo pouco calor em profundidade.

A *corrente de coagulação* tem picos intermitentes de alta voltagem, intercalados por períodos "ociosos", que duram aproximadamente 80% do tempo (Fig. 7.9). A maior voltagem permite dispersão da corrente em profundidade, sobre o tecido a ser dissecado, enquanto o período ocioso reduz (exceto no modo de alta potência) a tendência de ionização do gás, formação de faísca e destruição local de tecido.

A **corrente mista** combina ambos os formatos de onda (Fig. 7.10), algumas unidades oferecem a possibilidade de selecionar combinações com características de maior intensidade de "corte" ao invés de "coagulação". A diferença entre diversas marcas de unidades de eletrocirurgia significa que as características de saída são mais complexas do que o que sugerimos aqui, em resumo, algumas marcas parecem oferecer melhor hemostasia se comparadas a outras. Portanto, ao mudar de uma unidade para outra é importante ter cautela e iniciar utilizando modos de baixa potência. Se possível, teste a unidade em uma lesão pequena ou na periferia de uma lesão maior, ao invés de utilizá-la em "grandes desafios" sem testar antes se arrepender.

A **corrente "autocorte"**, produzida pelo circuito de algumas unidades de eletrocirurgia "inteligentes", ajusta automaticamente a potência de saída adequada à resistência do tecido a ser aquecido, com a intenção de produzir uma transecção previsível. Essa manobra pode representar um fator de segurança para pólipos sésseis grandes em porções delicadas do cólon, mas verificamos que para a hemostasia em polipectomias de rotina ela é insuficiente. O endoscopista também fica impossibilitado de controlar o dano causado pelo aquecimento local, por perder a "sensação" de fechamento da alça de polipectomia (ver abaixo). Portanto preferimos utilizar a corrente de coagulação (muitas vezes descrita como coagulação baixa (*soft coagulation*) em unidades de eletrocirurgia).

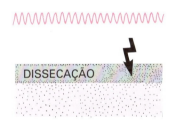

Fig. 7.8 Corrente de corte–contínua (alta potência): pulsos de baixa voltagem não ultrapassar tecidos dissecados.

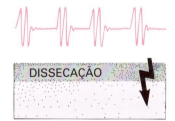

Fig. 7.9 Corrente de coagulação – pulsos de alta potência intermitentes podem ser usados na dissecação de tecidos.

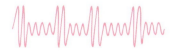

Fig. 7.10 Corrente mista combina as características das correntes de corte e de coagulação.

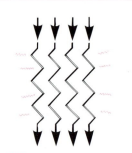

Fig. 7.11 O fluxo de corrente é mais fácil em grandes áreas de resistência tecidual e que produz pouco calor.

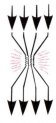

Fig. 7.12 Densidade de corrente resultante de constrição tecidual causa aumento do calor.

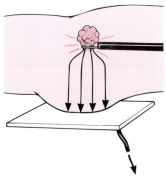

Fig. 7.13 Calor ocorre na alça fechada, e não na placa.

Densidade de corrente

O tecido aquece devido à sua resistência elétrica elevada, geralmente em torno de 100 ohms, embora a resistência varie de acordo com cada tecido (a gordura é má condutora, portanto, aquece pouco). A perda de água (desidratação) durante o aquecimento aumenta a resistência, e o tecido ressecado também se torna mecanicamente mais endurecido para a transecção. Quando a corrente elétrica se dissemina e atravessa uma grande área de tecido, sendo dispersa e perdida, a resistência geral baixa, e o efeito térmico também é reduzido (Fig. 7.11). Para se obter eletrocoagulação de maneira eficiente o fluxo de corrente deve se restringir à menor área de tecido possível; isso representa o princípio de "densidade de corrente" (Fig. 7.12). O princípio é básico e se aplica a todas as formas de eletrocirurgia, o que explica por que o calor gerado é imperceptível na grande área de pele em contato com a "placa de retorno" do paciente, enquanto ocorre calor intenso na alça de polipectomia fechada (Fig. 7.13). Mesmo uma área de contato relativamente pequena entre a nádega ou a coxa e a placa do paciente é adequada. Não é necessário utilizar gel de contato para eletrodos na placa, na potência utilizada para polipectomia endoscópica.

O fundamental na polipectomia é a termocoagulação do cerne do pedículo ou da base do pólipo, no plexo de veias e artérias, *antes* da realização da transecção. O fechamento da alça de polipectomia interrompe o fluxo sanguíneo ("coaptação") e concentra a corrente promovendo termocoagulação no cerne (Fig. 7.14). A compressão da alça é crítica, pois a área através da qual a corrente se concentra (densidade da corrente) diminui de maneira exponencial, ao quadrado, à medida que o aumento progressivo da alça se fecha ($\pi r2$), causando assim uma relação exponencial entre o fechamento da alça e o aumento progressivo da densidade da corrente. O calor produzido aumenta proporcionalmente com o incremento da densidade de corrente, portanto o calor aumenta de maneira exponencial, ao cubo, em relação ao fechamento da alça (p. ex.: discreto aumento do fechamento da alça no pedículo de um pólipo aumenta muito o calor produzido). Por outro lado, o fato de a alça fechada ser a parte mais estreita do pedículo significa que a base do pedículo e a parede do intestino não devem sofrer aquecimento nenhum, ou o mínimo possível, o que explica as raras perfurações intestinais durante ou após polipectomia de pólipos pediculados. A pressão de contato entre o cabo da alça e a superfície do pólipo e a espessura do cabo da alça (quanto mais fino o cabo mais intenso o aquecimento) são fatores complementares, onde se aplica uma relação exponencial entre a área de contato e o calor produzido.

A coagulação aumenta proporcionalmente com o aumento do modo de potência no display da unidade de eletrocirurgia eletrocautério (Fig. 7.15) e aumenta diretamente com o passar do tempo (ignorando fatores de confusão, tais como, dissipação de calor) (Fig. 7.16).

O fechamento da alça de polipectomia é a variável mais importante, devido ao aumento exponencial ao cubo da produção de calor com o fechamento da alça (Fig. 7.17). Quando a alça se encontra muito frouxa, não é possível aumentar a temperatura do tecido de maneira apropriada; quando muito apertada promove o aquecimento demasiadamente rápido do tecido. Pedículos delicados de pólipos pequenos devem ser, portanto, coagulados rapidamente. Pedículos maiores, menos compressíveis, requerem modo de potência discretamente maior e mais tempo para que se consiga a coagulação do tecido. Visualmente pode ser difícil se ter certeza absoluta do diâmetro e consistência de um pedículo, pois a visão pode não ser tão boa e as lentes grande-angulares provocam distorção causando certa confusão. A "sensação" do pedículo também pode não ser muito precisa, especialmente com alças que possuem camisa (bainha) fina e de plástico compressível, o que pode resultar em problemas de manipulação da alça, que amassa a camisa quando o pedículo é estreitado (apertado) indevidamente (Fig. 7.18). Para evitar a formação dessas dobras na camisa (bainha da alça) é importante fazer a verificação de fechamento da alça mantendo a mesma no interior da bainha, distando 15 mm da ponta. Da mesma forma, essa manobra permite maior tempo de reação frente ao que está ocorrendo, já que a recomendação é realizar a polipectomia usando apenas corrente de coagulação, e modo de baixa potência (correspondente apenas 15 a 25 W). Somente ocasionalmente será necessário aumentar a potência, caso não ocorra coagulação visível; o tempo adicional geralmente cumpre esta função. O modo "autocorte" de algumas unidades de eletrocirurgia ajusta a saída automática de aquecimento apropriado durante a remoção com alça.

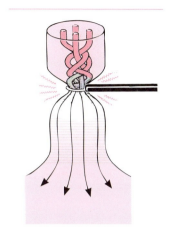

Fig. 7.14 Todo o plexo de vasos do pedículo deve se eletrocoagulado antes da seção.

"Slow cook" é um princípio fundamental da polipectomia, para eletrocoagular uma extensão adequada do tecido do pedículo antes da seção. Ocorre um branqueamento visível à medida que as proteínas se desnaturam, acompanhado de edema (ou mesmo vapor), assim que o tecido do pedículo "cozinha". Lembre-se de que alguns tecidos de necrose podem se estender além da zona de branqueamento óbvio devido à eletrocoagulação, o que representa uma particularidade, devendo-se evitar ulceração da mucosa e sangramentos secundários após *hot biopsy*. Mas como toda a água do tecido eletrocoagulado evapora, os elétrons não se movem mais através do tecido do pedículo do pólipo, devendo-se puxar o cabo mecanicamente – em princípio, o procedimento é arriscado, pois os vasos apresentam paredes mais espessas e são geralmente os últimos a sofrerem dano. Inevitavelmente demora um pouco mais para aquecer o tecido no modo de corrente de baixa potência. Caso leve mais que 30 a 40 segundos,

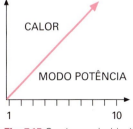

Fig. 7.15 O calor produzido é diretamente proporcional à potência...

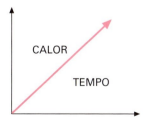

Fig. 7.16 ... e diretamente proporcional ao tempo...

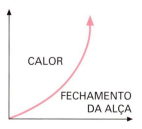

Fig. 7.17 ... mas aumenta exponencialmente ao cubo do fechamento da alça.

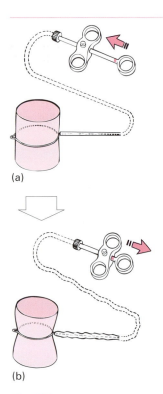

Fig. 7.18 Ao utilizar uma alça de polipectomia em um pedículo (a), a camisa plástica pode sofrer dobras antes do fechamento correto (b).

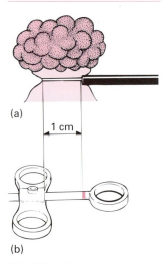

Fig. 7.19 (a) Pedículos espessos podem sangrar – pense em utilizar injeção antes. (b) A distância da marca ao fechamento indica o tamanho do pedículo.

o risco de dissipação de calor a distância (e dano à parede do intestino) aumenta, sendo talvez melhor aumentar o modo de potência para acelerar o procedimento. O modo de potência máxima utilizado deve ser equivalente a não mais que 30 a 50 W.

Pedículos espessos (1 cm ou mais de diâmetro) são mais difíceis de coagular, com risco de eletrocoagulação inadequada dos vasos centrais, particularmente se o pedículo é firme e não compressível e se o plexo vascular é grande e de paredes espessas. Talvez seja necessário utilizar um modo de potência maior para iniciar a eletrocoagulação na periferia ou apertar a alça para iniciar a eletrocoagulação, com rápido aumento do calor, e com o efeito indesejável de que a alça comece a transecionar, fechando no pedículo, com grande aumento do calor produzido. Isso resulta em eletrocorte da porção central, precisamente a porção que necessita de coagulação lenta e controlada. Fatores adicionais, como escape de corrente em pontos de contato "adjacentes", podem complicar ainda mais, como será descrito adiante.

Caso não ocorra coagulação visível no pedículo de um pólipo grande, verifique:

- Se o circuito e as conexões estão corretas;
- Se a alça e o cateter estão perfeitamente montados, devendo ser manuseados de maneira correta, e devendo estar totalmente fechados;
- O pedículo foi incluído na alça de maneira correta, ou a cabeça foi laçada fora do local (ver Fig. 7.3);
- Se o pedículo é muito espesso, pense na aplicação de injeção de adrenalina (ver Fig. 7.19) e tenha de prontidão uma alça de náilon ou um clipe;
- A alça de polipectomia pode ser reposicionada mais alto no pedículo onde ele é mais estreito.

No caso de medo de complicações ou se o operador é pouco experiente, esse pode ser o momento de liberar a alça e deixar que um colega assuma o procedimento (ver abaixo como liberar uma alça de polipectomia "emperrada").

Polipectomia

Pólipos pediculados

Mesmo endoscopistas experientes podem enfrentar dificuldades ao remover determinados pólipos utilizando a alça de polipectomia. Iniciantes, com pouca habilidade no manuseio do colonoscópio, talvez não consigam enxergar, ou perdem de vista, ou ainda conseguem apenas visualizações inadequadas do pólipo, resultando em polipectomia incompleta e nada segura.

As etapas e procedimentos a seguir devem ser acompanhados, para garantir segurança e eficiência na polipectomia:

1 Verifique e marque a alça de polipectomia. O assiprótese entusiasmado, porém sem experiência, pode "fatiar como queijo" o pedículo do pólipo antes de fazer a correta eletrocoagulação fechando a alça com muita intensidade. Isso será bem provável, se o cabo da alça for fino ou o pedículo do pólipo for pequeno, indicar o local onde a ponta da alça de polipectomia foi fechada, até o final da camisa externa. Essa manobra é visual e pode ser realizada antes de começar ou quando a alça já se encontra no cólon (ver Fig. 7.2). Ao laçar um pedículo espesso, a marca dará a medida aproximada, muito útil, servindo de advertência quanto à possibilidade de problemas (Fig. 7.19b).

2 *Conheça a unidade de eletrocirurgia.* Ao utilizar a unidade de eletrocirurgia pela primeira vez, comece com o modo de potência mais baixo e use toques de 2 a 3 segundos para cada aumento. Descubra o modo de potência mínimo (geralmente 2,5 a 3s) que causa eletrocoagulação visivelmente controlada em pedículos menores.

3 *Desenvolva uma rotina padrão para polipectomia* e siga sempre o mesmo esquema. Verifique as conexões, a posição da placa, e o modo de potência da unidade de eletrocirurgia, antes de cada polipectomia. Certifique-se de que o pedal está bem localizado, preferencialmente onde pode ser sentido com o pé, sem ter que olhar para ele, nem procurá-lo em momentos delicados, por exemplo, depois de ter laçado o pólipo. O pólipo pode mudar de posição repentinamente, se o paciente tossir ou mudar de posição.

4 *Utilize a alça fechada fora da camisa para avaliar a mobilidade da base do pedículo* de pólipos maiores. A avaliação visual do tamanho do pedículo pode ser difícil devido ao efeito de distorção das lentes de ângulos abertos do endoscópio. Comparar o tamanho do pedículo com a camisa de plástico da alça, que tem 2 mm de largura, empurrando-o para avaliar o comprimento e mobilidade, é uma manobra muito importante, que poderá determinar se uma maior potência ou tempo são necessários para a transecção.

5 *Abrir a alça de polipectomia no canal de trabalho* ao laçar pequenos pólipos ou pólipos de tamanho médio. Isso evita a necessidade de manusear o suporte da alça, quando a alça emerge do endoscópio. Laçar a cabeça do pólipo da maneira correta requer prática. Em geral é melhor ter a alça totalmente aberta, e depois manobrar apenas os controles do instrumento ou haste, para que a alça de polipectomia seja colocada sobre a cabeça do pólipo, quase inteiramente por manipulação do endoscópio. Pode ajudar abrir a alça no cólon, passando-a além do pólipo, e depois recuar o colonoscópio lentamente até que a cabeça do pólipo entre no campo de visão e dentro da alça aberta. Como alternativa, a alça pode ser empurrada para trás sobre a cabeça de pólipos difíceis (Fig. 7.20), ou colocada em um lado ou outro da cabeça do pólipo e então movimentada para os lados com movimentos adequados do aparelho.

6 *Otimize a visualização da posição do pólipo* antes de prosseguir, especialmente se a polipectomia parece difícil, o que se torna mais evidente após tentar colocar a alça sobre a cabeça do pólipo. A mudança de posição do paciente pode melhorar a visualização do pedículo. Rode a haste do colonoscópio para abrir a alça na posição ideal, no canto inferior direito do campo de visão, para não perder a visão durante a polipectomia (Fig. 7.21).

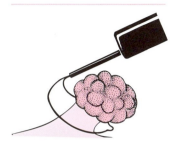

Fig. 7.20 Por vezes, a utilização da alça de polipectomia com movimento para trás também pode ser muito útil.

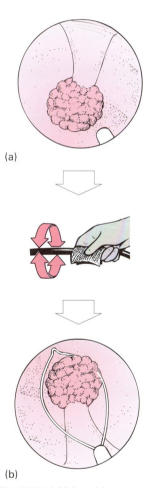

Fig. 7.21 (a) Mal posicionamento na colocação da alça de polipectomia; (b) rode o instrumento para obter melhor posição e visão durante o procedimento.

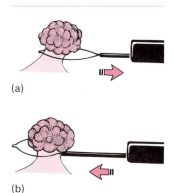

Fig. 7.22 (a) Para evitar que a alça se desprenda durante o fechamento, (b) empurre a alça contra o pedículo antes de fecha-la.

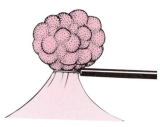

Fig. 7.23 Utilize a alça de polipectomia na porção mais estreita do pedículo.

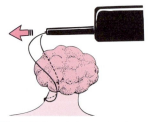

Fig. 7.24 Para soltar a alça de polipectomia do material laçado, empurre-a para frente sobre a cabeça do pólipo.

7 *Lace o pólipo e empurre a camisa da alça contra o pedículo* (técnica *push*), isso assegura que o fechamento da alça promoverá o aperto no mesmo ponto. Caso a camisa não seja empurrada contra o pedículo, o fechamento da alça pelo assiprótesee tende a remover ou puxar ainda mais o cabo para fora do pólipo (Fig. 7.22), a menos que o endoscopista avance simultaneamente a camisa (técnica *pull*). No caso de dúvida, (se a alça está colocada corretamente sobre a cabeça do pólipo), tente balançar a alça ou abrir e fechar repetidas vezes, ajudando a deslizá-la para baixo e ao redor do pedículo. A angulação vigorosa da ponta do colonoscópio na direção exata também pode ajudar, mesmo em caso de se perder a visão ideal.

8 *Feche a alça de polipectomia delicadamente*, até sentir que foi completamente fechada. O fechamento da alça é ideal quando próximo do topo do pedículo, sua porção mais estreita, deixando um pequeno segmento de tecido normal para ajudar a interpretação do patologista. (Fig. 7.23). A princípio, o fechamento da alça deve ser delicado; a alça pode ainda estar no local errado e caso o cabo corte o tecido do pólipo pode ser difícil liberá-la e reposicioná-la. Com pedículos mais longos, especialmente na hipótese de doença maligna, é possível e desejável laçar mais para baixo no pedículo, aumentando a chance de remoção de todo o tecido acometido.

9 *Se a alça estiver emperrada na posição errada*, ou se, aparentemente, o pólipo não pode ser transfixado com segurança, é fácil liberar a alça levantando-a sobre a cabeça do pólipo, empurrando vigorosamente todo o colonoscópio, se necessário (Fig. 7.24). Caso a alça esteja laçando totalmente um pólipo, pode-se inserir um segundo aparelho de diâmetro menor (gastroscópio ou colonoscópio pediátrico) ao lado do primeiro colonoscópio, e usar a pinça de biópsia para direcionar o cabo livre da alça. Lembre que sempre é possível (dependendo do tipo) desmontar a alça ou cortar sua porção que está fora do paciente, retirando o colonoscópio e deixando a alça *in situ*. A cabeça do pólipo se desprenderá ou talvez seja necessário outra tentativa com uma alça nova (caso necessário, outro endoscopista). Nunca se "comprometa" com uma polipectomia só porque a iniciou.

10 *Eletrocoagule usando corrente de coagulação de baixa potência* (15 W ou dial em modo 2,5–3, podendo ser usado em modo mais forte para pólipos maiores), com a alça *delicadamente* fechada no tecido do "pescoço" do pólipo, criando uma situação favorável para a eletrocoagulação. Aplique a corrente continuamente por 5 a 10 segundos, uma só vez, observando o aparecimento de edema ou branqueamento. Uma vez que o pedículo ou sua base logo abaixo da alça mostre coagulação evidente, aperte a manopla com mais força, mantendo a eletrocoagulação, para iniciar a transecção.

11 *Observe se a cabeça do pólipo caiu*, ou perderá tempo tentando encontrá-la. No caso de perda, procure qualquer acúmulo líquido que indique o lado do cólon, e provavelmente onde a cabeça do pólipo deve ter caído. Se não houver nenhuma formação líquida visível, irrigue com uma seringa de água e observe o fluxo da água. Se a água refluir sobre a lente, o pólipo se encontra distal a ponta do aparelho e o endoscópio precisa ser recuado permitindo-se encontrar o espécime.

12 *A retirada do espécime* pode ser realizada com uma alça ou algum dos dispositivos de retirada (p. ex.: um *basket* Dormia de metal (Fig. 7.25), multicabos, ou uma rede de náilon de Roth) (Fig. 7.26). Tente laçar o pedículo todo ou a maior porção de sua cabeça, para que o espécime não escape durante a retirada – problema frequente quando se utiliza dispositivos de retirada. A sucção do pólipo na ponta do endoscópio significa muitas vezes recuar e reinserir o aparelho devido à redução da visualização durante a retirada, o que compromete o exame do restante do cólon. Pode-se manter o pólipo na ponta do endoscópio através da sua sucção contínua, no entanto isto pode reduzir a visualização e o exame do restante do cólon durante a retirada. Indica-se, portanto, a reinserção do aparelho para observação do segmento não avaliado. Na presença de inúmeros pólipos é habitual em muitas situações laçar/transecionar alguns espécimes de tamanho médio, permitindo que sejam aspirados e com redução de tempo. A pressão de sucção e a possibilidade de aspirar bem o espécime pode ser incrementada removendo-se a válvula de sucção (a porção mais estreita do canal de sucção), ocluindo a abertura com o dedo e esperando – alguns segundos, se necessário – até que o pólipo seja sugado através dele. Pólipos menores ou conjuntos de até 6 a 7 mm podem ser aspirados através do canal para um sifão de sucção, com filtro (Fig. 7.27) ou, de menor

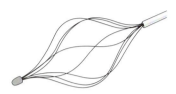

Fig. 7.25 *Basket* de metal com cabos múltiplos (memória).

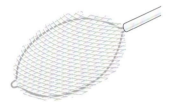

Fig. 7.26 Rede de náilon para retirada de pólipo.

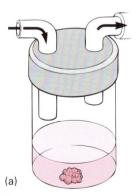
(a)

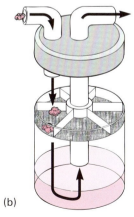
(b)

Fig. 7.27 (a) Sifão para depósito de muco. (b) Sifão de filtragem para sucção de pólipo.

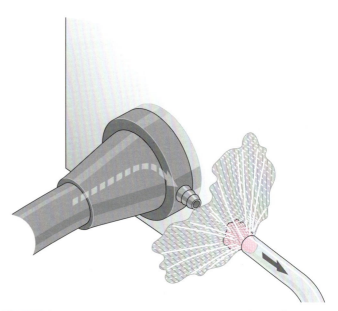

Fig. 7.28 Gaze sobre o conector de sucção para retirada de pólipo.

custo, usando-se uma gaze colocada sobre o conector de sucção no plugue de luz, no final do umbilical (Fig. 7.28).

Pólipos pequenos – alças, *"alça a frio"* ou *"hot biopsy"*

Pólipos muito pequenos podem ser igualmente difíceis de se retirar com alças de polipectomia como pólipos grandes, mesmo usando recipientes com filtro para sucção. Existe, portanto, a tendência de alguns endoscopistas de ignorar pólipos muito pequenos ou simplesmente descrevê-los como "hiperplásicos", erroneamente inferindo que pólipos pequenos não apresentam potencial maligno. Na biópsia, 70% dos pólipos pequenos são adenomas, e aproximadamente 20% dos que se localizam no cólon (em oposição ao reto) são hiperplásicos. Pólipos pequenos do cólon devem, portanto, ser removidos com alça de polipectomia ou destruídos no local. O melhor método aqui indicado é discutível.

Minialças (laço com 1 cm) são mais adequadas para laçar pequenos pólipos, abrindo previsivelmente, dentro do campo de visão requerido. No entanto, se o assiprótesee coordenar cuidadosamente a abertura-fechamento da alça, uma alça padrão (25 mm) ou maior pode ser utilizada.

A remoção de pólipos pequenos com alça de polipectomia com precisão pode ser tecnicamente muito trabalhoso. É necessário certa habilidade para laçar as lesões pequenas pela base e depois aspirar os espécimes para histologia.

A eletrocoagulação convencional com alça não apresenta problemas, porém a transeção eletrocirúrgica pode ocorrer muito rapidamente, antes que ocorra coagulação suficiente (visível). Portanto, é melhor que o endoscopista assuma o controle da manopla da alça, assegurando o fechamento desta.

"A alça a frio", sem eletrocoagulação, baseia-se no trauma físico aos vasos durante a transecção causando vasoconstrição local e aceleração da coagulação. Considerando que o pólipo foi laçado com alça de polipectomia com precisão, não existe necessidade de cuidados no fechamento da alça. O procedimento, então, é realizado com rapidez e facilidade, sendo o sangramento imediato raro (e facilmente controlado), e o risco de sangramento tardio pós-polipectomia (hemorragia secundária) quase eliminado.

A aspiração em um recipiente de sucção é uma forma conveniente de manejo de pólipos com 5 a 7 mm de diâmetro. A colocação de uma gaze na linha de sucção é um método bem mais econômico e apresenta a mesma eficácia para pólipos isolados, bastando que o endoscopista fique ciente de que o espécime chegou até a gaze pelo silêncio do bloqueio da linha de sucção. Espécimes maiores geralmente impactam a abertura do canal do aparelho, a menos que sejam fragmentados pela alça no processo de sucção.

"Hot biopsy"

Eletrocoagulação apenas com pinças podem ser uma forma rápida e eficiente de destruição de pólipos menores (1 a 4 mm), com a obtenção de material para a histologia (Fig. 7.29a). Entretanto, com o passar dos anos, sua utilização demonstrou a ocorrência de sangramentos secundários surpreendentemente grandes (1 a 2 unidades) após 1 a 12 dias, provavelmente por dano térmico ou necrose tecidual profunda em arteríolas locais. A *hot biopsy* tem a vantagem de permitir acima de 95% a interpretação da histologia. A histologia é muito importante no manejo correto dos pacientes, pois o número total de adenomas é o fator prognóstico mais importante para risco futuro de neoplasias, o que influenciará na frequência dos exames de controle. O diagnóstico visual é incrementado cada vez mais devido à alta resolução dos colonoscópios (aumento e *zoom*, cromoscopia com *spray* de corante, ou imagem de banda estreita).

As pinças de **hot biopsy** são diferentes das pinças convencionais para diagnóstico por apresentarem um isolamento plástico externo com camisa e conector elétrico para o cabo da unidade de eletrocirurgia, conectado à placa do paciente, justamente para a realização de polipectomia. Utiliza-se o mesmo modo de baixa potência "*coag*" (15 a 25 W ou equivalente), como na remoção de pólipos pequenos com alça de polipectomia. O espécime colhido (em geral apenas 10 a 20% do pólipo inteiro) é protegido da corrente, entre os dentes da pinça, portanto ele não sofre aquecimento (a menos que por condução térmica resultante da aplicação de corrente por tempo excessivo). Em contraste, uma vez que a técnica é realizada da maneira correta, dentro de 1 a 2 segundos existe um intenso aquecimento do te-

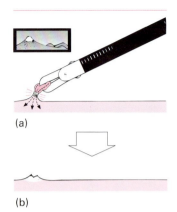

Fig. 7.29 Pinça para *hot biopsy* coletando um pólipo pequeno e tracionando para coagulação até formar o aspecto de "neve sobre o monte Fuji" (a), em seguida retire o espécime de biópsia, deixando a base do pólipo coagulada (b).

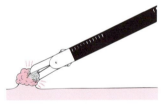

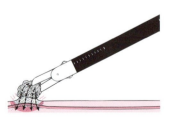

Fig. 7.30 Queimadura local na pinça significa que o pólipo é muito grande para a *hot biopsy*.

Fig. 7.31 Por condução de calor a partir do ponto de contato ocorre aquecimento (não visível) a distância, com risco de sangramento tardio ou perfuração em pólipos muito grandes para *hot biopsy*.

cido do pólipo e do aporte sanguíneo, resultando na formação de uma ulceração surpreendentemente grande – que cicatriza nas próximas duas semanas.

A *hot biopsy segura depende de localização do efeito térmico* com atenção cuidadosa aos detalhes da técnica:

1 *Selecione apenas um pólipo pequeno adequado* e prepare-se para abandonar a *hot biopsy*, mudando para (mini) alça se o pólipo selecionado for maior que o esperado.

2 *Segure apenas o ápice do pólipo pequeno* nos dentes da pinça de *hot biopsy* (Fig. 7.29b), cautelosamente, sem forçar os dentes para baixo, sobre a superfície do cólon, como na coleta de biópsia da mucosa.

3 *Puxe o pólipo formando uma tenda ou elevação como um "pseudopedículo"* (como pequeno monte), com a angulação do colonoscópio ou puxando discretamente a pinça. Essa elevação se forma devido ao estroma livre da submucosa que desliza sobre a parede do cólon subjacente (como a pele sobre o dorso da mão). A manobra é arriscada no cólon proximal, onde muitos endoscopistas acreditam que a utilização da *hot biopsy* é contraindicada (deve-se tomar muito cuidado).

4 *Assegure-se que o plástico preto do isolamento da pinça está visível,* para que os dentes de metal não entrem em contato com o colonoscópio.

5 *Aplique a corrente de coagulação por no máximo 2 a 3 segundos*, pois o pseudopedículo é a porção mais estreita, e a densidade de corrente local resulta em aquecimento praticamente imediato e eletrocoagulação. A extensão da coagulação é visível através do branqueamento, mas o ideal é que se estenda até praticamente metade da "montanha" – "efeito Monte Fuji" (Fig. 7.29). Progressão adicional é desnecessária, pois tecidos normais, quando aquecidos, podem se tornar necróticos.

6 *Retire a biópsia* sabendo que parte da cabeça não foi coagulada, nas que os tecido da base e os vasos sanguíneos foram destruídos e que se desprenderão.

Pólipos de 4 mm de diâmetro ou mais não são adequados para hot biopsy. A base pode ser maior que o contato com a pinça (resultando somente em pequena queimadura na superfície do pólipo) (Fig. 7.30) ou, o que é mais perigoso, a dispersão da corrente do ponto de contato da pinça de *hot biopsy* (Fig. 7.31) (aquecendo tecidos distantes, causando necrose não visível). A coagulação por tempos muito longos ou a tentativa de destruir pólipos muito grandes com a técnica de *hot biopsy* causam úlceras profundas com potencial de hemorragia tardia ou aquecimento em espessura total do cólon e perfuração (ambos os riscos mais prováveis no cólon proximal). Portanto, se um pólipo é muito grande para eletrocoagulação rápida e localizada, *pare*, colha a biópsia, e remova o restante do tecido através da técnica tradicional de polipectomia com alça.

Pólipos problemáticos

Pólipos sésseis

É difícil atingir "densidade de corrente" adequada de aquecimento em pólipos sésseis de base larga, quando se usa uma alça de polipectomia. Por isso a remoção de pólipos grandes e sésseis (Fig. 7.32a) ou pólipos de pedículo grande apresentam problemas para o endoscopista, e por isso sua remoção ocorre em partes, por ser a opção mais segura (ver também ESD e remoção "em bloco", abaixo). Para essas lesões o modo "autocorte" representa progresso em algumas unidades de eletrocirurgia, pois oferece alta potência necessária para iniciar a transeção, reduzindo-a rapidamente, a níveis mais seguros, logo em seguida. Felizmente, muitos pólipos denominados "sésseis" com 10 a 15 mm de diâmetro, são simplesmente "subpediculados" ou de "base larga", podendo ser retirados com alça de polipectomia e comprimidos como pseudopedículo. Como alternativa, pode-se utilizar injeção submucosa para elevar o tecido do pólipo antes de se usar a alça (ver abaixo).

Mova a alça fechada para frente e para trás como medida de segurança, tendo laçado parte ou todo o pólipo séssil; caso a mucosa se mova, porém não a parede intestinal, não há perigo. Se o cólon se move com a alça, a espessura total da parede pode ser perigosamente elevada como uma "tenda" (Fig. 7.32b), e a alça deve ser reposicionada, colhendo-se somente a menor porção. Se a base de um pólipo protuberante tem mais de 1,5 cm de diâmetro, sem pedículo, a abordagem correta e mais segura é colher vários fragmentos da cabeça (Fig. 7.33). Cada fragmento deve ser cortado sem risco de queimaduras na espessura total, e baixo risco de sangramento, já que os vasos da cabeça são muito menores do que os do pedículo. Entretanto, com a técnica de injeção submucosa descrita abaixo, é possível remover pólipos sésseis e planos, com até 1,5 a 2 cm de diâmetro, em um espécime único, e os maiores em pedaços.

Ressecção Endoscópica Mucosa (EMR) ou "polipectomia por injeção na lesão"

A injeção salina submucosa eleva pólipos sésseis permitindo a fácil remoção, técnica comum em proctologia e descrita originalmente para utilização em colonoscopia em 1973. A injeção se tornou rotina, inicialmente com a intenção de ressecar pólipos sésseis pequenos (Fig. 7.34). "Polipectomia por injeção" ou ressecção endoscópica mucosa (EMR) também pode ser de grande valor para remoção de pólipos maiores, apresentando dupla vantagem de criar um plano de transeção sem sangue (quando se usa adrenalina) e um "colchão de segurança" no estroma da submucosa, além de proteção da parede intestinal do dano térmico. A injeção também pode ser de soro fisiológico (0,9%) ou adrenalina 1: 10.000 em soro fisiológico a 0,9% (concentração

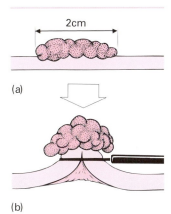

Fig. 7.32 (a) O uso de alça de polipectomia em pólipos sésseis laçando apenas uma porção pode apresentar riscos (b) pela formação de uma "tenda".

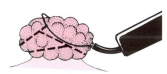

Fig. 7.33 A remoção parcial de apenas uma porção é mais segura (embora inadequada para o patologista).

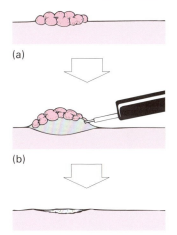

Fig. 7.34 (a)Pólipo pequeno séssil (b) elevado pela injeção submucosa de solução salina (c) utilizando alça de polipectomia para retirada de um fragmento.

de adrenalina de 1/200.000), absorvido de 2 a 3 minutos, portanto, a utilização da alça de polipectomia deve ser razoavelmente rápida. Para tornar o bolo de injeção mais duradouro, pode-se usar solução hipertônica (soro fisiológico 2N, dextrose 20%, ou ácido hialurônico, com ou sem adrenalina). Alguns especialistas adicionam gotas de azul de metileno à solução, fazendo com que o azul evidencie a extensão do bolo na submucosa, auxiliando a delimitação da borda de uma lesão séssil. Com seringa de 10 ml e agulha de escleroterapia (25G) aplica-se tangencialmente à superfície mucosa, adjacente ao pólipo, e a injeção é realizada através de uma ou duas abordagens:

- *A técnica* **push** (opção preferida) requer que o assiprótesee inicie a injeção à medida que a ponta da agulha é introduzida, penetrando aproximadamente 1 a 2 mm sob a superfície da mucosa.
- *A técnica* **pull** primeiro se introduz a agulha na superfície mucosa ou no tecido do pólipo, fazendo a injeção lenta na retirada da agulha.

A injeção relativamente lenta, com baixa pressão, com o tempo, permite notar a formação de uma elevação. O "plano de separação" na submucosa é muito superficial para uma injeção adequada e a tendência é injetar profundamente, embora não exista risco se a agulha ou a solução passarem para o peritônio (ou para a cavidade peritoneal). A injeção de 1 a 3 ml é suficiente para elevar a submucosa abaixo do pequeno pólipo e para a realização da polipectomia com alça, mas 20 a 30 ml são necessários para pólipos maiores, e até 100 ml para lesões gigantes e semicircunferenciais.

Aplique a primeira injeção na porção proximal de um pólipo grande e séssil para que a elevação de tecido não atrapalhe a visualização. Faça cada injeção sequencial na borda da bolha anterior (Fig. 7.35) ou injete diretamente na superfície do pólipo (se souber que o pólipo é fino o suficiente para que a agulha possa atingir a região abaixo da submucosa).

Se a injeção não conseguir elevar um pólipo séssil ("sinal da não elevação") a hipótese é doença maligna, a lesão se encontra fixada por invasão das camadas profundas. Se não ocorrer elevação, não corra risco tentando a remoção total, aguarde a histologia e considere a avaliação com ultrassom endoscópico ou outros exames de imagem, pois pode haver indicação de cirurgia. Lembre-se de tatuar o local com tinta da Índia para ajudar a localização futura.

Pólipos grandes e sésseis

Em geral, mesmo pólipos muito grandes e sésseis podem ser removidos por via endoscópica, embora seja necessário habilidade especial; a indicação vai depender da opinião dos especialistas e do julgamento clínico do médico assiprótesee. Sugere-se que pólipos sésseis, que ocupam mais de 50% da circunferência do cólon, ou envolvendo as pregas haustrais, são muito grandes para remo-

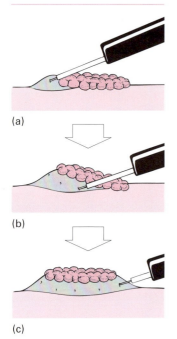

Fig. 7.35 (a) Primeiro injete proximal ao pólipo grande e séssil (b) depois ao redor, na periferia (c) elevando-o completamente antes de retirar com a alça de polipectomia.

ção endoscópica com segurança, mas essa opinião tende a mudar à medida que a habilidade técnica e os acessórios evoluem. A abordagem endoscópica é óbvia em um paciente que apresenta alto risco cirúrgico mas que pode ser preparado para se submeter a endoscopias de repetição. Se a colonoscopia for tecnicamente difícil, talvez seja melhor considerar a laparoscopia.

Na primeira sessão de endoscopia tente completar a remoção (mesmo que seja por partes), pois a cicatrização tornará as tentativas de injeção submucosa e a remoções posteriores mais difíceis e pouco prováveis. A injeção é uma ajuda significativa para remoção da maior parte das lesões, mas aqui o principal é ter habilidade endoscópica, paciência e tempo suficiente para realização do procedimento. A remoção parcial, ou em partes, de um pólipo muito grande pode levar mais de uma hora. Restos da base podem ser facilmente destruídos com APC com segurança (Fig. 7.36). Antes de encerrar a colonoscopia deve-se tatuar o local e adjacências com tinta da Índia, isso é necessário para o acompanhamento.

É possível utilizar um colonoscópio pediátrico em retroversão para injetar ou laçar a parte proximal de um pólipo, caso ele seja de difícil visualização ou difícil de atingir. Outras manobras são úteis apenas às vezes. A polipectomia padrão com alça pode sofrer deslizamento em áreas úmidas e elevadas, que foram injetadas anteriormente, podendo-se utilizar uma "alça dentada", com maior aderência, e preensão do tecido. A alça rígida monofilamentar também

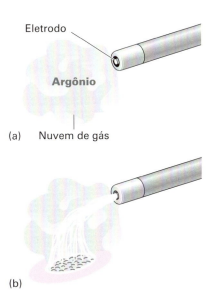

Fig. 7.36 (a) Coagulação plasmática com Argônio (APC) com cateter com eletrodos internos emitindo nuvem de gás de argônio. (b) A ativação da unidade de eletrocirurgia ioniza o gás, conduzindo corrente ao tecido (e placa do paciente).

pode ser eficiente para cortar o pólipo (sangramento não representa risco significativo em pólipos sésseis). *Needle Knife* tem sido utilizada por alguns endoscopistas para realizar corte prévio ao redor da área injetada e elevada, na margem do pólipo, permitindo que a alça tenha melhor aderência. Quando se usa uma alça com pontas, é possível fixar a ponta da alça na superfície da mucosa em um ponto, promovendo sua abertura e tornando o controle da alça mais fácil. A ponta da alça padrão pode ser ancorada da mesma forma através da eletrocoagulação (breve) da ponta, fixando-a na mucosa. Abordagens mais complexas para polipectomia foram tentadas (embora em geral não utilizadas) como o emprego de um aparelho com dois canais, com um pinça passada através da alça aberta. A pinça é usada para levantar o pólipo, a alça é então empurrada para baixo sobre o pólipo elevado, fechando-se e realizando a polipectomia.

Dor durante polipectomia séssil, excetuando-se o excesso de insuflação, é sinal de aquecimento da espessura total da parede intestinal, ativando receptores peritoneais para dor. Felizmente a dor é sentida antes de maiores riscos – outra razão para evitar sedação pesada ou anestesia. Caso ocorra dor, deflação e aspiração do ar *não o interrompa* (é fácil se entusiasmar com o botão de ar enquanto se mantém boa visualização durante polipectomias problemáticas), o procedimento deve ser abandonado, e novo exame, programado pelo menos 3 semanas depois, para que haja tempo suficiente para cicatrização e a área possa ser avaliada de maneira adequada.

Pólipos grandes e dissecação endoscópica submucosa (ESD)

Considere a remoção de pólipos grandes sésseis com endoscopia flexível no reto. Pólipos sésseis com até 12 cm a margem anal são considerados extraperitoniais, (abaixo da reflexão peritoneal), portanto relativamente seguros quanto ao risco de perfuração. Podem ser removidos por técnicas de proctologia, que geralmente produzem um único espécie grande, ótimo para histologia, ao invés de diversos fragmentos retirados em partes com alça de polipectomia por via endoscópica, embora a visualização cirúrgica seja ruim. A técnica de cirurgia transanal ou microcirurgia transanal (TEMS) sob anestesia permite dilatação anal e abordagem com duas mãos, para injeção, excisão com tesoura, ou remoção de espessura total no caso de suspeita de doença maligna, embora a técnica seja complicada e não amplamente divulgada. A técnica de dissecação endoscópica mucosa (ESD), em desenvolvimento, é uma alternativa bastante atraente de abordagem em lesões grandes e sésseis, particularmente no reto e para mãos habilidosas. A técnica foi adaptada da abordagem japonesa no tratamento endoscópico do câncer gástrico precoce que pode ser removido *en bloc* usando a combinação de injeção submucosa e dissecação "a mão livre" com grande variedade de lâminas de eletrocirurgia. A técnica é vagarosa e demanda muito do operador, portanto, deve ser realizada apenas por especialistas com grande experiência.

Como já citado, o insucesso na tentativa inicial da remoção endoscópica de pólipos retais forma tecido cicatricial, que compromete tentativas subsequentes de excisão submucosa, portanto, a decisão do endoscopista de encaminhar (seja par EMR, ESD, ou cirurgia transanal) se baseia apenas na avaliação visual, sem biópsia ou tentativa de remoção com alça.

A injeção submucosa para EMR ou ESD no reto deve ser feita com solução de adrenalina a 1:200 000 (comparado a 1:10.000 para o restante do cólon, pois há risco de comunicação com a circulação sistêmica e grave arritmia cardíaca).

Pólipos retais menores próximos do canal anal podem ser laçados com alça em retroversão, após anestesia local. Os 3 a 5 cm distais da ampola retal são, por outro lado, difíceis de visualizar corretamente e também ricos em nervos sensoriais, significando que uma queimadura local causará a mesma dor como se fosse na pele. Se o pólipo for muito pequeno e rápido para ser retirado com alça, o "*cold snaring*" é a melhor opção.

Evite laçar hemorroidas internas (ou varizes localizadas) *com a alça de polipectomia* no reto distal, o que pode resultar em sangramento grave.

Pólipos grandes pediculados

O tamanho "grande" dos pólipos às vezes é uma ilusão criada devido ao tamanho relativo da visualização e o real diâmetro do lúmen do cólon. Assim, cólon proximal e pólipos cecais tendem a ser *maiores* do que parecem à primeira vista. No lúmen estreito da doença diverticular, pólipos que parecem grandes se mostram significativamente *menores* na polipectomia com alça.

Ao laçar um pedículo grande, é necessário eletrocoagulação adicional para minimizar a chance de sangramento do plexo relativamente grande de vasos do pedículo, devendo-se tomar cuidado redobrado (e tempo), otimizando o procedimento antes de iniciá-lo:

1 *Verifique a pronta disponibilidade de uma cânula para injeção de adrenalina* no caso de sangramento, e também um clipe e náilon EndoLoop®).

2 *Palpe e mova o pedículo*; de um lado ao outro com a alça de polipectomia fechada para avaliar seu diâmetro, comprimento e mobilidade.

3 *Obtenha a melhor visualização possível*; se necessário rode o endoscópio ou mude o paciente de posição (Figs. 7.21 e 7.37).

4 *Coloque a alça no melhor ponto sobre a porção mais estreita do pedículo* assegurando densidade máxima de corrente.

5 Considere "*laçar primeiro*" *a parte de baixo do pedículo* para ampliar a zona de eletrocoagulação. Comprima a alça delicadamente

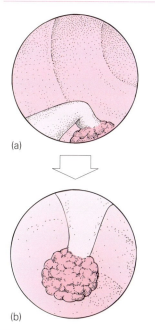

Fig. 7.37 (a) Quando há má visualização de um pólipo, (b) mude o paciente de posição contando com a ajuda da gravidade.

para promover aquecimento preliminar do pedículo, para não haver transecção e para que a alça possa ser liberada com facilidade e recolocada mais alto no pedículo, para polipectomia convencional.

6 *Eletrocoagule o pedículo* por mais tempo que o habitual, até que se visualize edema e branqueamento, indicando que é seguro começar a transecção.

7 *Considere usar um modo de potência mais alto que o habitual*, especialmente se no processo de transeção o cerne é dissecado, mas a alça não consegue realizar o corte final. Resista à urgência de "puxar a alça". As artérias mais espessas são as últimas a sofrer dano, portanto, é mais seguro aumentar a potência da corrente ainda mais e permitir que o calor ajude a realizar o corte.

Na polipectomia com alça de grandes pólipos pediculados, complicações, especialmente sangramento, devem ser antecipadas (e em geral evitadas). Pólipos grandes, inevitavelmente, apresentam numerosos vasos de paredes maiores e mais espessas. Empregando a técnica de polipectomia *slow cook*, os métodos de prevenção descritos abaixo e os acessórios para controle de situações de risco (ou prevenção), não tivemos nenhum caso de hemorragia após polipectomia durante muitos anos. Sangramentos tardios, entretanto, continuam a acontecer de maneira imprevisível, no máximo em 24 a 48 horas, mas até 12 a 14 dias mais tarde, algumas vezes.

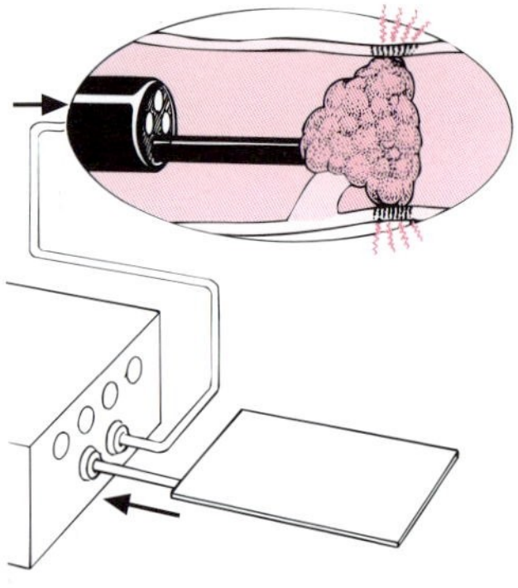

Queimaduras adjacentes não representam problemas. Durante a polipectomia com alça de pólipos grandes pediculados, a cabeça se move de um lado a outro, tocando inevitavelmente a parede intestinal em diversos pontos. O "escape" de corrente flui para outros pontos de contato, resultando em mau aquecimento do pedículo (Fig. 7.38) e possibilidade de queimaduras adjacentes – geralmente fora do campo de visão. O risco de queimaduras é teórico, e pode ser evitado movendo-se a cabeça do pólipo laçado durante a coagulação, o que assegura que nenhum outro ponto receba o calor. Como alternativa, certifique-se de que a área de contato entre a cabeça e a parede do lado oposto seja grande, portanto, a resistência será baixa e o aquecimento local, insignificante.

Durante uma polipectomia difícil, tente manter a visão do pedículo na alça, especialmente se apenas parte do pólipo pode ser vista, assegure a visualização da coagulação *abaixo* da alça antes da transeção. (Caso a corrente flua para cima do pedículo em um ponto de contato na cabeça, a eletrocoagulação pode ocorrer primeiro *acima* da alça (Fig. 7.39) resultando em sangramento de vasos não coagulados corretamente na porção inferior do pedículo.)

No caso de dúvida sobre a eletrocoagulação do pedículo, quando a cabeça do pólipo foi danificada e o restante do pedículo mostra branqueamento de eletrocoagulação pouco significativo, ou vasos visíveis no centro, talvez seja indicado realizar *post-snare* mais abaixo, comprimindo o pedículo delicadamente e eletrocoagulando mais um pouco (sem transecção) antes de reabrir e remover a alça.

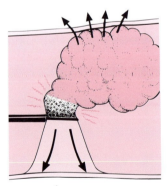

Fig. 7.38 O "escape" de corrente pode resultar em queimaduras adjacentes.

Fig. 7.39 Área de contato grande reduz o risco de queimadura adjacente, e também reduz o fluxo de corrente de coagulação térmica na base do pedículo.

Capítulo 7 – Colonoscopia Terapêutica   195

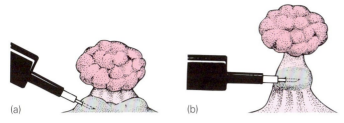

Fig. 7.40 (a) Em pólipos grandes com pedículos, injete adrenalina antes de utilizar a alça de polipectomia para evitar sangramentos. (b) Para pólipos com pedículos longos há risco de sangramento, assim, injete adrenalina e esclerosantes.

Injeção do pedículo com adrenalina antes da polipectomia com alça pode reduzir o sangramento imediato (Fig. 7.40a). Adrenalina (1 a 10 ml na diluição de 1:10 000 em soro fisiológico 0,9 a 1,8% (1N ou 2N)) injetada em um ou dois pontos na base do pólipo causa clareamento visível por vasoconstrição, em aproximadamente um minuto. O endoscopista consegue ver o clareamento e o edema do pedículo, e finalmente uma coloração violácea, isquêmica, da cabeça. A transeção na porção superior do pedículo e acima da área injetada pode ser realizada com segurança.

Náilon EndoLoops® ou clipes de metal são particularmente importantes para pólipos com grandes pedículos ou pacientes que fazem uso de anticoagulantes e aspirina, como forma de estrangulamento do restante do pedículo. O método mais correto para pedículos grandes é o EndoLoop® de náilon para autorretenção (Fig. 7.41). Em geral a alça é colocada sobre o restante do pedículo, *após* a polipectomia, pois sua alça é frouxa e difícil de manobrar sobre a cabeça do pólipo de 2 cm ou mais. Para pedículos menores, um ou mais clipes de metal podem ser colocados, com facilidade, antes ou após a polipectomia. Os clipes são particularmente úteis no controle do sangramento local pós-polipectomia de lesões sésseis, quando não há pedículo onde fechar a alça.

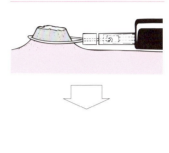

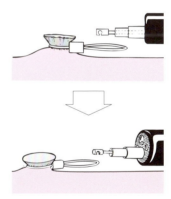

Fig. 7.41 (a) Alça de náilon para autorretenção colocada sobre pedículos grandes (b) e seu *cuff* autorretentor apertado, (c) liberando a alça, o pedículo é estrangulado.

Retirada de espécimes de polipectomia

A extração de pólipos grandes (3 cm ou mais) através do esfíncter anal pode ser difícil. O pólipo será fragmentado se for necessário usar tração excessiva para retirada com alça de polipectomia ou pinças. Um *basket* Dormia multifilamentado ou uma rede de Roth para retirada de pólipos podem evitar a fragmentação, sendo, portanto, indicados para a maioria dos espécimes de pólipos. Quando localizados no ânus, solicite ao paciente que ajude fazendo força "como se estivesse eliminando gases", pois em reflexo há relaxamento dos esfíncteres. Ao mesmo tempo, aplique tração delicada para retirar o pólipo (cubra a região perineal evitando a eliminação brusca de gases). Se a retirada não for possível na posição lateral esquerda, solicite ao paciente para agachar no chão ou sentar numa cadeira de banho, que é mais fisiológico e (com manutenção da tração no dispositivo de retirada), resultará, invariavelmente, em rápida expulsão do pólipo. Como alternativa pode-se utilizar um anoscópio e pinças de coleta de tecido ou pinças com gaze ou esponja, puxando o pólipo e fazendo a instrumentação simultaneamente.

Retirada de pólipos múltiplos

Noventa por cento dos pacientes portadores de adenomas apresentam um ou dois pólipos, mas é raro encontrar mais do que cinco. Alguns pólipos múltiplos (hiperplásicos, Peutz-Jeghers, juvenis, linfoides, lipomatosos ou inflamatórios) não são considerados neoplasias, devendo-se aguardar os resultados de biópsias ou mesmo polipectomias representativas antes de submeter o paciente a um grande número de polipectomias, que provavelmente são mais arriscadas do que as próprias lesões.

Caso um paciente apresente seis ou mais adenomas, felizmente ocorrência rara, é fundamental examinar todo o cólon antes de utilizar a alça de polipectomia, para garantir a ausência de múltiplos pólipos muito menores (com possibilidade de diagnóstico de polipose adenomatosa familiar ou PAF). A busca por nódulos minúsculos refletidos pelo "reflexo da luz" na superfície mucosa transparente, mostrará pólipos com menos de 1 mm de diâmetro, invisíveis à visão direta, porém óbvios quando evidenciados com *spray* de corante. *Melanosis cóli* também mostra muito bem pólipos minúsculos não pigmentados ou folículos linfoides. Colha sempre biópsias representativas para confirmação diagnóstica.

Spray de corante ("cromoscopia") aumenta os detalhes refinados da visão, praticamente ao nível microscópico. O princípio de aplicar *spray* de corante sobre a superfície (0,1 a 0,4% de solução de índigo carmim), permite evidenciar lesões muito pequenas com menos de 0,5 mm de tamanho, como ilhotas pálidas sobre fundo azul. O corante pode ser aplicado utilizando um cateter para *spray* de corante, geralmente durante a retirada do colonoscópio. Um método mais fácil é usar 5 ml de corante numa seringa com 20 a 30 ml de ar, inserida na válvula de biópsia do aparelho. Isso permite que um curto segmento do cólon seja colorido em poucos segundos, sem necessidade de usar um cateter. Pode ser adicionada solução de dimetriconal antibolhas para evitar a formação de pequenas bolhas, que poderiam ser confundidas com pequenos pólipos. A histologia de qualquer pólipo é obrigatória para se ter certeza e confirmação diagnósticas, pois folículos linfoides podem lembrar adenomas aos olhos desavisados (embora, em geral, apresentem pequenas depressão ou umbilicação central).

A retirada de múltiplos pólipos para histologia é uma questão de compromisso na tentativa de evitar a necessidade de reinserção do colonoscópio repetidas vezes. Na prática, a remoção pode ser facilitada através do uso de acessórios como a rede de Roth, para remoção de pólipos, a qual pode, com cuidado e habilidade, retirar três a cinco pólipos de tamanho moderado por vez, enquanto que com a alça de polipectomia somente um ou dois podem ser removidos. Pólipos menores podem ser destruídos por *hot biopsy* ou com a alça de polipectomia e depois aspirados por sucção para um sifão com filtro para pólipos ou para uma gaze na linha de sucção (Fig. 7.27). Raramente é necessário utilizar técnica de "retirada por lavagem" após remoção com alça, para grande número de pólipos não neoplásicos (síndrome de Peutz-Jeghers, polipose juvenil ou polipose inflamatória). Na primeira apresentação desses pacientes, talvez 60 a 100 pólipos precisem ser removidos, embora sua histologia seja de interesse secundário, uma vez que há pouca ou nenhuma chance de doença maligna. Os pólipos múltiplos removidos com alça de polipectomia são inicialmente retirados para o cólon descendente ou sigmoide, o colonoscópio é então passado para a flexura esplênica e 500 ml de água são injetados com uma seringa através do canal do aparelho. O cólon proximal é insuflado com ar até que o paciente sinta uma distensão e, logo antes do colonoscópio ser removido do ânus, injeta-se enema fosfatado ou enema descartável através do endoscópio. Isso assegura evacuação e eliminação da maioria dos pólipos ou fragmentos de pólipos para um recipiente, em poucos minutos.

Pólipos inflamatórios de 1 cm ou maiores devem ser removidos, pois podem ocorrer adenomas esporádicos em pacientes portadores de colite. A maioria dos pólipos pós-inflamatórios, por vezes denominados pseudopólipos, são de pequeno tamanho e aspecto brilhante, saliências vermiformes de tecido não neoplásico saudável após processo de cicatrização ou colite grave anterior de qualquer tipo. Podem ser ignorados ou, na dúvida, colhem-se algumas biópsias para confirmar sua natureza inocente. Pólipos pós-inflamatórios grandes têm tendência de sangrar e podem ser difíceis de distinguir de adenomas, pois podem ser compostos de tecido de granulação ou tecido desorganizado, semelhantes a pólipos hamartomatosos (juvenil). Os pólipos maiores podem sangrar surpreendentemente após polipectomia com alça, em parte devido à tendência de serem "fatiados como queijo" em sua base delicada, de maneira muito rápida se comparados com pedículos mais musculares de outros pólipos, ou também porque são bem vascularizados. Pólipos sésseis ou de base larga, e especialmente placas elevadas sobre colite ulcerativa ou doença de Crohn de longa duração devem ser tratados como suspeitos, pois podem representar as denominadas "DALM" (displasia associada a lesões ou massas), parte mais visível de uma displasia de alto grau. Para lesões duvidosas, colha biópsias de mucosa ao redor da base, antes da remoção com alça de polipectomia, para descartar essa hipótese.

Pólipos malignos

Suspeita-se de doença maligna quando o pólipo é irregular ou apresenta ulceração, é firme a palpação ou possui um pedículo espessado.

A firmeza à palpação com a bainha da alça é provavelmente a melhor forma de diferenciação. No caso de lesão maligna, é importante assegurar que a transeção foi realizada bem baixo no pedículo (permitindo avaliação correta do patologista), e que toda invasão no pedículo foi removida, sem risco de perfuração. O patologista deve informar, examinando diversos cortes, se o pólipo foi completamente removido, mas a opinião do endoscopista, se a remoção foi completa também é importante e deve ser anotada. Caso necessário repetir o exame precocemente, preferencialmente em duas semanas, enquanto ainda existe ulceração em processo de cicatrização, facilmente visível, indicando o local da polipectomia (e permitindo biópsia e tatuagem). Devido à possibilidade de lesão maligna, cada pólipo deve ser retirado e identificado separada anatomicamente, no livro de biópsias disponível em cada uma das salas de endoscopia. Não é certo dizer que um pólipo foi removido a "70 cm do ânus", pois isso pode representar tanto ceco como o meio do sigmoide.

A tatuagem deve marcar o local de todo pólipo suspeito ou parcialmente removido, para acompanhamento e eventual cirurgia. Deve-se injetar tinta da Índia, estéril, diluída, (comercialmente disponível em seringas denominadas "SPOT") intramucosa (Fig. 7.42), sendo 1 ml suficiente, adjacente ao local da polipectomia para acompanhamento endoscópico, e no caso de cirurgia ou laparoscopia, fazer duas tatuagens em lados opostos do cólon assegurando fácil visualização. O problema de espalhar tinta e "escurecer" a visão endoscópica pode ser evitado injetando-se primeiro uma pequena bolha de soro fisiológico (ou bolhas) na submucosa, e a seguir trocar de seringa para que 1 a 2 ml de tinta da Índia penetrem na bolha. As partículas de carbono da tinta da Índia permanecem na submucosa por vários anos (provavelmente por toda a vida), sendo facilmente visualizadas pelo endoscopista como manchas azul acinzentadas. Caso não se tenha à mão tinta da Índia pré-esterilizada, pode-se utilizar uma seringa com filtro antibacteriano.

A remoção adequada de pólipos malignos é um problema recorrente, especialmente se o relatório do histopatologista descreve doença maligna e surpreende o endoscopista. Embora as características não específicas de tamanho grande, induração e superfície irregular surgiram a hipótese, o aspecto macroscópico de um pólipo maligno pode ser pouco perceptível. O endoscopista está à frente de um grande dilema, mas, felizmente, no caso de pólipos pediculados é possível resolvê-lo de forma conservadora, ao invés da cirurgia. Se o câncer for histologicamente "bem" ou "moderadamente bem" diferenciado, com margem de 1 mm ou mais entre o limite de invasão e a linha de transeção, e considerando que a remoção endoscópica também parece ter sido completa, *não* se recomenda cirurgia. A probabilidade de ser o resíduo de um tumor local ou envolvimento de linfonodo ressecado nessas circunstâncias, é extremamente pequeno (ignorando a possibilidade ainda

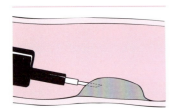

Fig. 7.42 1 ml de tinta da Índia para tatuar permanentemente a localização de um pólipo.

mais remota, mas sempre presente, de metástases a distância não ressecadas), enquanto a mortalidade de 1% da cirurgia em pacientes idosos é praticamente certa e imediata.

A cirurgia para retirada de pólipo maligno está indicada quando:
- *o pólipo é séssil*;
- *a invasão se estende histologicamente além de 1 mm da linha de resseção*;
- *o carcinoma é pouco diferenciado (anaplásico)*, e portanto apresenta maior probabilidade de metástases.

Nessas circunstâncias a probabilidade de envolvimento de linfonodos é significativa e a maioria prefere cirurgia, *exceto* se o paciente apresenta risco cirúrgico. A decisão clínica é importante, devendo-se levar em consideração riscos e sobrevida a longo prazo. A revisão de lâminas de histologia é fundamental e deve-se considerar uma segunda opinião de outro histopatologista, especialista. A opinião do paciente ou da família do paciente também deve ser levada em consideração na tomada de decisão. No caso de dúvida, pode ser difícil não operar um paciente jovem, principalmente por razões de "segurança". Para pacientes idosos, a decisão não é tão óbvia; poucos pacientes operados apresentavam envolvimento local de linfonodos ressecáveis, ou resíduo de tumor, mesmo quando a histologia é "desfavorável", mas alguns pacientes que não apresentavam resíduo de câncer morreram como resultado da cirurgia (desnecessária). A cirurgia, em qualquer dos casos, não garante a ausência de câncer residual; existem relatos de morte por micro--metástases independente dos achados normais na cirurgia, tanto por cirurgiões como histopatologistas.

Complicações

O sangramento é a complicação mais frequente da polipectomia, geralmente "tardio", 1 a 14 dias após a polipectomia, embora possa ocorrer ocasional e "imediatamente" após a transecção. O sangramento (imediato ou tardio) complica menos de 1% das polipectomias. Hemorragia de pedículos de pólipos grandes é rara, pois os endoscopistas se dedicam à técnica de eletrocoagulação *slow cook* do pedículo, e a utilização de injeção de adrenalina e estrangulamento com alças de náilon ou clipe.

O **sangramento imediato** geralmente é um escoamento lento, embora também possa ser um pequeno jato arteriolar de maiores proporções, como observado à endoscopia. Sempre que possível deve-se tentar interromper o sangramento arteriolar de imediato, pois qualquer atraso nessa manobra pode prejudicar a visualização do ponto de sangramento pela formação de coágulos ou perda da visão. Se o sangue começar a obscurecer a visão do ponto de sangramento pode--se infundir grandes volumes de água para previnir a formação de coágulos. Uma vez formado, o coágulo não pode ser aspirado, mas com o reposicionamento do aparelho pode-se visualizar o cólon distal - o local da polipectomia, tornando possível a realização da endoscopia terapêutica. É possível utilizar novamente a alça para remoção rápida do pedículo restante, injetando adrenalina (até 5 a 10 ml de solução a 1: 10 000) na submucosa, dentro ou adjacente ao pedículo remanescente ou usando eletrocoagulação APC. Se o pedículo for novamente laçado e removido, em geral é suficiente fazer o estrangulamento simples (mantendo a alça fechada por 10 a 15 min.) sem eletrocoagulação. Caso ocorra sangramento ao liberar a alça de polipectomia, aplique eletrocoagulação, APC ou endoclipes, que conseguem interromper o sangramento. Como alternativa, comprima novamente o pedículo, aplique tamponamento, e utilize a injeção através de um segundo aparelho (colonoscópio pediátrico ou gastroscópio) passado ao lado do primeiro. Na improvável persistência de sangramento arterial, independente dos esforços, a melhor solução é realizar a cateterização arterial e embolização ou infusão de vasopressina (relato de sucesso com vasopressina ou somatostatina por infusão intravenosa isoladamente). A equipe de cirurgia deve estar de prontidão e o fornecimento de hemoderivados deve ser assegurado.

Pode ocorrer hemorragia (tardia) secundária até 12 a 14 dias mais tarde, particularmente após polipectomia com alça para pólipos maiores, ou *hot biopsy* de pólipos muito grandes (acima de 5 mm). Sangramentos tardios são mais frequentes e persiprótesees em pacientes que utilizam agentes antiplaquetários, eles devem interromper seu uso 7 a 10 dias antes de se submeterem à polipectomia múltipla ou de pólipos grandes. Hemorragia persiprótesee ou secundária no cólon esquerdo pode ser identificada por evacuações frequentes de coágulos frescos, enquanto no cólon direito o sangramento é mais difícil de ser identificado devido à demora do sangue alterado ser expelido.

Todos os pacientes que se submetem à polipectomia devem ser informados sobre a possibilidade de sangramento tardio, em parte visando transmitir maior confiança e tranquilidade no caso de sangramentos menores. Os pacientes devem sempre ter em mão o telefone da unidade de endoscopia ou hospital para possível internação, devido à perda sanguínea persiprótesee ou substancial. Hemorragias tardias normalmente param de forma espontânea, embora por vezes seja necessário transfusão (e talvez repetir a colonoscopia), sem esquecer a possibilidade de controle através de angiografia.

A síndrome pós-polipectomia que cursa com febre, dor e peritonismo, representa "perfuração fechada" com dano térmico da espessura total na parede intestinal. Acontece como complicação ocasional de polipectomia difícil, especialmente após remoção de um pólipo grande e séssil em porções do cólon proximal. Existe dor abdominal localizada e febre persiprótesee por 12-14 horas após polipectomia, sem gases livres na radiografia ou sinais de peritonite generalizada. A reação inflamatória do peritônio resulta de aderências de estruturas locais (tipicamente cobertas pelo omento ou intestino fino), portanto é um evento autolimitado. O manejo conservador com repouso no leito e antibióticos sistêmicos é indicado, devendo-se solicitar interconsulta com a cirurgia, caso os sintomas e sinais não melhorem rapidamente.

Perfuração, literalmente, felizmente é raro. Geralmente o manejo é conservador, mas depende da área da base do pólipo. Um pólipo pequeno removido com alça de polipectomia ou *hot biopsy* em intestino bem preparado obviamente é de "baixo risco", enquanto sinais de perfuração após remoção de lesões grandes ou sésseis em cólon mau preparado indicam obrigatoriamente cirurgia. O cirurgião deve ser sempre alertado; na dúvida, é mais seguro operar – laparoscopia, suturando ou clipando a área afetada, é a melhor opção.

Segurança

Toda polipectomia pode apresentar riscos, portanto o cumprimento de todas as medidas de segurança se torna obrigatório. Considerando que se utiliza o aparelho correto, deve-se manejá-lo com cautela. Se a polipectomia não evolui como planejado, cheque o modo de eletrocoagulação, as conexões e a placa do paciente, antes de qualquer outra manobra.

O principal fator de segurança é o cumprimento à risca da rotina, repetida regularmente a cada polipectomia, pois o erro humano é mais provável que os problemas de equipamento e materiais. Uma abordagem militar tem muita importância: todas as solicitações do endoscopista, repetidas em voz alta pelo assiprótesee, faz com que cada um saiba o que o outro está fazendo. O assiprótesee e o endoscopista devem observar um ao outro para ver se tudo corre bem durante o procedimento, verificando antes o equipamento (incluindo marcação da manopla do alça no ponto de fechamento).

O bom preparo intestinal é fundamental permitindo boa visão e campo seco para o trabalho no procedimento. Se o preparo intestinal for ruim, como durante a sigmoidoscopia flexível, use dióxido de carbono ao invés de ar, prevenindo a possibilidade de combinações explosivas de oxigênio (do ar inflado) com metano (pela fermentação bacteriana do metabolismo de resíduos proteicos) ou hidrogênio (pelo metabolismo bacteriano de carboidratos). Como alternativa, tome muito cuidado ao insuflar, depois aspire repetidamente para diluir os gases presentes. Em intestino bem preparado não há risco de explosão e o ar pode ser utilizado com segurança.

Medicamentos utilizados pelo paciente podem ser importantes. Para minimizar o risco de hemorragia tardia, clopidogrel ou outros medicamentos que alteram a adesão plaquetária devem ser descontinuados 10 dias antes (para permitir a formação de uma nova geração de plaquetas "viscosas") até 7 a 14 dias depois do procedimento. Embora os dados objetivos sejam limitados, as opiniões atuais são de que o risco do procedimento durante o uso de aspirina ou anti-inflamatórios não hormonais não é maior que o risco geral. Muitos endoscopistas realizam a polipectomia mesmo ao descobrir inesperadamente que o paciente está fazendo uso de medicamentos antiplaquetários, se o mesmo, internado em um hospital ou em uma unidade de endoscopia, estiver sob cuidados médicos, de fácil e rápido acesso, sem problemas de transferência, viagens, ou outras contraindicações. A técnica meticulosamente cuidadosa e as informações precisas sobre a possibilidade de sangramento tardio devem ser empregadas. **Somente endoscopistas bem experientes devem conduzir polipectomia em pacientes que utilizam anticoagulantes.** O paciente deve ser advertido sobre a possibilidade de repetir imediatamente a endoscopia no caso de sangramento tardio, pois a interrupção espontânea é pouco provável. Precauções cuidadosas devem ser tomadas, incluindo a injeção de soro fisiológico antes da polipectomia, e alças de segurança ou clipes colocados em sequência. Em geral, com aprovação do médico responsável, os anticoagulantes devem ser interrompidos por um período de 10 a 12 dias, necessários para cobrir o procedimento e a probabilidade de sangramento imediato ou tardio após polipectomia. Alguns preferem internação do paciente em hospital e mudança para heparina para o período imediato após polipectomia, mas o principal risco de sangramento (tardio) aparece mais tarde, geralmente após alta hospitalar.

Outros procedimentos terapêuticos

Dilatação com balão

A dilatação de pequenas constrições e anastomoses com balões é fácil com balões tipo TTS "através do endoscópio", especialmente os que possuem um fio-guia interno. Atualmente os balões tipo TTS se dobram o suficiente para passar através do pequeno diâmetro do aparelho (embora o padrão de canal de 3,7 mm permita melhor sensação e controle). O balão é lubrificado com *spray* de silicone antes da inserção. A haste do aparelho e a ponta são retificadas ao máximo, minimizando a força de inserção e evitando enrugamento. Para que isso seja possível, talvez seja necessário recuar um pouco o colonoscópio e passar novamente a constrição, uma vez que o balão se encontra na posição. O fio-guia torna a inserção através de angulações e áreas fixas em constrições substancialmente mais fácil, embora seja necessário grande habilidade para manobrar o balão e colocá-lo em posição.

Balões de no mínimo 18 mm de diâmetro dão os melhores resultados em longo prazo e os balões com 5 cm de comprimento são mais fáceis de fixar nas constrições, permanecendo no local ao invés de deslizar para dentro ou fora durante a distensão. Os balões devem ser distendidos com líquido, utilizando água ou material de contraste diluído, pois o ar é demasiadamente compressivo. Utiliza-se uma pistola de ar comprimido e manômetro, pois é impossível atingir e manter as pressões de distensão recomendadas – em geral em torno de 5 bar ou 80 psi (libras por polegada ao quadrado) – durante os 2 minutos necessários para dilatar com eficiência, especialmente a medida que o balão plástico é lentamente distendido. A pistola também permite o controle da pressão necessária para expansão "radial controlada de balões", o que permite que o endoscopista tenha uma ideia razoavelmente precisa do diâmetro de dilatação atingido.

A dilatação pode ser arriscada e depende do julgo clínico. O índice geral de perfurações em dilatações de constrições varia entre 4% e 10%, portanto deve-se obter o consentimento de antemão, com o paciente ciente de que existe pequeno risco de ter que se submeter a cirurgia. Constrições cicatriciais, ulceradas ou anguladas são mais propensas a cisão durante a dilatação (dilatar inicialmente 12 a 15 mm e repetir com diâmetro maior em outra ocasião). Constrições de anastomoses pós-cirúrgicas são mais fáceis e seguras para se dilatar, especialmente se "diretas". *Próteses* metálicos (ver abaixo) podem ser indicados no manejo de estenoses fibrosas ou mais persiprótesees. Por outro lado, as bandas fibrosas em rede, que ocorrem geralmente em constrições de anastomoses, são suscetíveis a incisão com "needle-knife", antes da dilatação com balão de grande diâmetro, com excelentes resultados.

Colocação de sonda

A deflação e colocação de sonda são manobras importantes no íleo ou pseudo-obstrução (síndrome de Ogilvie), onde a deflação endoscópica evita a necessidade de cirurgia. A menos que seja deixado um dreno, a inserção ideal é no cólon proximal e a deflação colônica simples tende a ser de curta duração quanto a seu efeito. Existem diversos métodos.

Um dispositivo usado para drenagem do cólon utilizado "através de inserção do colonoscópio", ou componentes do *prótese* de uma colangio-pancreatografia retrograda (CPRE), podem ser usados, cortando orifícios na sonda de introdução antes de inseri-la sobre o fio-guia, deixando a sonda no local ideal e retirando o fio-guia. Pode se necessária irrigação frequente da sonda devido ao diâmetro reduzido.

O método piggy-back consiste em conduzir uma sonda de drenagem maior ao longo do colonoscópio, com uma alça anexada à ponta final da sonda e presa pela pinça (Fig. 7.43). Uma outra opção evita usar a pinça e permite melhor sucção durante o procedimento (o cólon pode não estar preparado e sujo): uma fina alça de malha de algodão na ponta da sonda é presa a uma alça monofilamentar de náilon mais forte, passada através do canal de sucção; uma vez no cólon proximal uma puxada brusca na alça de náilon quebra a malha de algodão liberando a sonda. A sonda de drenagem é conectada à bomba de sucção ou bolsa de drenagem. A tendência da sonda de deflação ser ejetada pelo movimento colônico pode ser evitada enrijecendo-a com o fio-guia (Savary-Guilliard ou cabo de aço semelhante), lubrificado com silicone, para a sua inserção.

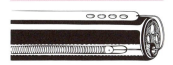

Fig. 7.43 A sonda de deflação pode ser introduzida ao longo do colonoscópio.

Volvo e intussuscepção

O colonoscópio pode ser utilizado para deflação de **volvo sigmoide**, agindo de maneira eficiente com uma sonda para alívio de gases, para deflação da alça, que pode ter sua rotação passivamente corrigida. A sonda de deflação pode ser inserida (como descrito) através do canal de instrumentação. A delicada passagem da sonda ou da ponta do endoscópio para dentro do segmento torcido geralmente é suficiente para a deflação e reversão espontânea da torção portanto é desnecessário manipulação endoscópica. Caso o segmento exiba coloração azul enegrecida e gangrenosa, devido à isquemia, é indicado cirurgia, devido ao risco de perfuração.

Intussuscepção é de fácil diagnóstico, embora geralmente impossível de ser reduzida através da colonoscopia, pois é impossível progredir o aparelho pelo cólon curvado até a região ileocecal (onde esse raro evento acontece com maior frequência). A identificação e remoção de fatores que podem agir como causa, como pólipos grandes ou lipomas, ajuda a prevenir a recorrência.

Angiodisplasia e hemangiomas

No tratamento da angiodisplasia é melhor errar por aplicar pouco calor até o mínimo. Branqueamento de pequenas proporções e edema evoluem produzindo ulceração perceptível no local dentro de 24 horas. É fácil repetir o exame algumas semanas depois para verificação de resultados, mas é difícil justificar a perfuração devido ao excesso de agressão durante o primeiro procedimento. Como as angiodisplasias ocorrem principalmente na parede fina do cólon proximal, deve-se tomar muito cuidado com as modalidades utilizadas – preferentemente APC pela facilidade e relativa segurança. Caso inviável, outras formas de eletrocoagulação (mono ou bipolar), *heater probe*, ou laser, podem ser aplicados com cautela. A utilização criteriosa de pinça de biópsia é particularmente eficiente em lesões pequenas, que podem ser presas e distendidas pela mucosa formando uma pequena tenda, e posteriormente aquecidas. Após coagulação os dentes da pinça podem ser reabertos, sem ser necessária a biópsia. Em angiodisplasias grandes que apresentam um "vaso de alimentação" central é preferível criar um anel de pontos locais de aquecimento ao redor da periferia, seguido de uma ou mais aplicações próximo do centro, ao invés de aplicar excesso de calor em apenas uma área, com risco de sangramento ou perfuração (Fig. 7.44).

Angiodisplasias maiores devem ser manejadas por último, e as menores, tratadas em primeiro lugar, pois podem eventualmente sangrar, comprometendo a visão das outras, que podem ser perdidas. O objetivo da coagulação é danificar a porção superior da lesão vascular (que se estende também para a submucosa), coagulando os vasos mais próximos da superfície, que são mais sujeitos a trauma, embora também sejam capazes de promover nova proliferação de mucosa normal sobre o topo dos vasos remanescentes.

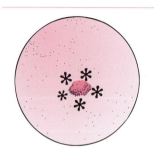

Fig. 7.44 Coagulação pontual de uma angiodisplasia antes de aquecer o centro.

Caso estejam presentes diversas angiodisplasias pode ser difícil ter certeza de qual é responsável pela origem do sangramento. A ulceração da superfície é um sinal raro, porém óbvio de sangramento recente; uma lesão pequena, vermelho brilhante, bem perfundida por baixo, é mais suspeita que uma lesão maior, embora superficial, aracnoide, única e rósea. O trauma da mucosa ou manchas de sangue são de fácil confusão com angiodisplasias; na dúvida irrigue a superfície ou traumatize a "lesão" observando se ocorre sangramento. É melhor realizar este teste do que exceder-se no diagnóstico, trazendo risco a complicações desnecessárias.

Hemangiomas apresentam, invariavelmente, vasos bastante tortuosos e serpiginosos. Existe grande variação no padrão vascular dos cólons, e grande tendência ou excesso de diagnósticos de alterações vasculares. A terapêutica endoscópica não é eficiente para hemangiomas generalizados, portanto o exame é usado simplesmente para excluir outras lesões e documentar o aspecto da lesão. Apenas os raros "hemangiomas cavernosos" (síndrome do *blue rubber bleb nevus*) em crianças são passíveis de tratamento endoscópico, com APC ou escleroterapia (ocorrem no trato gastrintestinal, na pele e outras localizações).

Destruição de tumores e conduta paliativa

É possível destruir porções de tecido tumoral obstrutivo e inoperável por vaporização, usando a combinação alça de polipectomia, APC, ou fotocoagulação a *laser*. Injeções múltiplas de etanol a 100% com agulha de escleroterapia também podem ser utilizadas, repetindo o procedimento diariamente ou a cada dois dias até se atingir a remoção desejada. No reto utiliza-se alça de resectoscópio urológico, usado para prostatectomia por via transuretral, com solução de glicina ou ar.

A inserção de próteses de metal autoexpansíveis subsistiu, em grande parte, como manobras heroicas. As próteses são utilizadas da mesma forma que próteses esofágicas, em parte porque o crescimento do tumor para dentro é lento e facilmente manejado. Mas a migração da prótese representa um problema, pois as próteses colônicas não são revestidas e sua construção com Nitinol "memória metálica" é deliberadamente feita para que se torne imóvel (não removível). Em geral a inserção de próteses colônicas combina procedimentos de endoscopia e fluoroscopia. O endoscopista insere o colonoscópio proximal ao tumor, passando o fio-guia, com a localização precisa das margens superior e inferior através de clipes de metal ou marcadores radiológicos na pele. Por vezes é necessário realizar dilatação formal, embora, geralmente, exista dilatação lenta e espontânea (e mais segura) da prótese nas 24 horas seguintes. Se o endoscópio não consegue passar a área de constrição, pode-se inserir um "cabo hidrofílico em J" por visão direta, injetando contraste através de seu cateter, controlando o restante do procedimento para fluoroscopia. O endoscopista checa o local adequado e a expansão da extremidade distal da prótese.

Leitura adicional

Geral

Waye JD, Rex DK, Williams CB. Colonoscopy. Oxford: Blackwell Publishing, 2003, 700 pp. Extensively referenced multi-author textbook covering all aspects—a new edition is in progress.

Técnicas de polipectomia

Canard JM, Vedrenne B. Clinical application of argon plasma coagulation in gastrointestinal endoscopy: has the time come to replace the laser? *Endoscopy* 2001; **33**: 353–57.

Ellis KK, Fennerty MB. Marking and identifying colon lesions. Tattoos, clips, and radiology in imaging the colon. *Gastrointest Endosc Clin North Am* 1997; **7**: 401–11.

Heldwein W, Dollhopf M, Rösch T et al. Munich Gastroenterology Group. The Munich Polypectomy Study (MUPS): prospective analysis of complications and risk factors in 4000 colonic snare polypectomies. *Endoscopy* 2005; **37**: 1116–22.

Tappero G, Gaia E, DeGiuli P et al. Cold snare excision of small colorectal polyps. *Gastrointest Endosc* 1992; **38**: 310–13.

Wadas DD, Sanowski RA. Complications of the hot-biopsy forceps technique. *Gastrointest Endosc* 1987; **33**: 32–37.

Waye JD. Endoscopic mucosal resection of colon polyps. *Gastrointest Endosc Clin North Am* 2001; **11**: 537–48.

Aspectos endoscópicos de pólipos e câncer

Cappell MS, Abdullah M. Management of gastrointestinal bleeding induced by gastrointestinal endoscopy. *Gastroenterol Clin North Am* 2000; **29**: 125–27.

Clements RH, Jordan LM, Webb WA. Critical decisions in the management of endoscopic perforations of the colon. *Am Surg* 2000; **66**: 91–93.

Haggitt RC, Glotzbach RE, Soffer EE, Wruble LD. Prognostic factors in colorectal carcinomas arising in adenomas: implications for lesions removed by endoscopic polypectomy. *Gastroenterology* 1985: **89**: 328–36.

Hofstad B, Vatn M. Growth rate of colon polyps and cancer. [Review]. *Gastrointest Endosc Clin North Am* 1997; **7**: 345–63.

Rex DK. Rationale for colonoscopy screening and estimated effectiveness in clinical practice. *Gastrointest Endosc Clin North Am* 2002; **12**: 65–75.

Rex DK. Maximizing detection of adenomas and cancers during colonoscopy. *Am J Gastroenterol* 2006; 101: 2866–77.

Rex DK, Lehman GA, Hawes RH, Ulbright TM, Smith JJ. Screening colonoscopy in asymptomatic average-risk persons with negative fecal occult blood tests. *Gastroenterology* 1991; 100: 64–67.

Rex DK, Bond JH, Feld AD. Medical-legal risks of incident cancers after clearing colonoscopy. *Am J Gastroenterol* 2001; 96: 952–57.

Ueno H, Mochizuki H, Hashiguchi Y *et al.* Risk factors for an adverse outcome in early invasive colorectal carcinoma. *Gastroenterology* 2004; 127: 385–94.

8 Fontes de Referência e *Links*

Web sites

Existe grande quantidade de material disponível na internet, principalmente publicada pelas sociedades de endoscopia no mundo todo, inclusive as principais diretrizes dedicadas à utilização prática. A lista completa de sociedades por países encontra-se disponível na Omed, (Organisation Mondial de Endoscopy) em **www.omed.org**, e links para diretrizes publicadas, em **www.gastrohelp.com**.

As principais sociedades (ocidentais) como fonte de informação são:

American College of Gastroenterology (ACG): www.acg.gi.org
American Gastroenterological Association (AGA): www.gastro.com
American Society for Gastrointestinal Endoscopy (ASGE): www.asge.org
British Society of Gastroenterology (BSG): www.bsg.org.uk
European Society for Digestive Endoscopy (ESDE): www.esge.com
Society for American Endoscoping Surgeons (SAGES): www.sages.org

Livros de endoscopia

Classen M, Lightdale CJ, Tytgat GNJ. *Gastroenterological Endoscopy.* Stuttgart, New York: Thieme, 2002, 777 pp. *A comprehensive multi-author review.*

DiMarino AJ, Benjamin SB. *Gastrointestinal Disease: an Endoscopic Approach.* Boston: Blackwell Science, 1997, 1161 pp. *A comprehensive two volume textbook focusing on the clinical practice of gastrointestinal endoscopy.*

Modlin IM. *A Brief History of Endoscopy.* Milano: Multimed, 2000. *Not so brief—a fascinating and detailed historical review, including the history of endoscopic societies.*

Schiller KFR, Cockel R, Hunt RH, Warren BF. *Atlas of Gastrointestinal Endoscopy and Related Pathology* (2nd edn). Oxford: Blackwell Science, 2002. *Detailed text and multiple images, incorporating pathology.*

Shepherd M, Mason J, Swan CJ. *Practical Endoscopy.* Chapman Hall Medical, 1997. *An excellent introduction aimed primarily at nurses and endoscopy assistants.*

Sivak M (ed.) *Gastroenterologic Endoscopy* (2nd edn). Philadelphia: WB Saunders, 2000. *The biggest textbook to date (120 contributing authors, 1611 pages).*

Sivak MV, latterly Lightdale CJ (series ed.) *Gastrointestinal Endoscopy Clinics of North America.* Philadelphia: WB Saunders.

Waye JD, Rex DK, Williams CB. *Colonoscopy. Principles and Practice.* Oxford: Blackwell Publishing, 2003.

Principais jornais e publicações de endoscopia/com ênfase clínica

American Journal of Gastroenterology. Official Journal of the American College of Gastroenterology.

Digestive Endoscopy. Official Journal of the Japan Gastroenterological Endoscopy Society.

Endoscopy. Official journal of the European Society of Gastrointestinal Endoscopy, and 20 affiliated national societies.

Gastrointestinal Endoscopy. The official journal of the American Society for Gastrointestinal Endoscopy.

Gut. Official journal of the British Society of Gastroenterology.

Surgical Endoscopy. Official journal of the Society of American Gastrointestinal Endoscopic Surgeons and European Association for Endoscopic surgery.

Índice

Nota: números de páginas em *itálico* se referem a figuras, números, em **negrito** a tabelas.

A

abordagem espiral N 137-8, *138*
aborto 94
acalasia 52, 65-6
  dilatação *65*, 65-6, 69
  toxina botulínica 66
acessórios *11*, 11-12, 114
ácido paracético 18
  adenomas 169-70, 186
  múltiplos 196
  planos 189
  vilosos 170
adenomas vilosos 170
adrenalina *ver* epinefrina
agentes analgésicos **32**, 32-3, 108-9
agentes antiplaquetários 26, 96, 200, 201-2
agulhas de injeção 11, 177
AIDS 95
aleitamento materno 34
alta 34-5
alça N 136, *137*
alças alfa 132-3, *133, 139,* 139-40
  invertida 133, *133*, 142, 145
  retificação 141, *141*
alças da haste *ver* alças, haste
  alças de polipectomia *176*, 176-7
  abertura 183
  biópsia gástrica 70
  coletado em recipiente 184, *184*
  densidade de corrente 180-2, *180-2*
  espessura do cabo 177
  fechamento 180-1, *181, 182,* 184, *184*
  leve pressão 177, *177*
  marcação do *grip* 176, *176*
  pólipos grandes sésseis 191-2
alças espirais 139-40, *140*
  atípica 142
  retificação *141*, 141-2
alças farpadas 191
alças gama 152, *152*, 154-5, *155*
alças sigmoides 132, *132*, 134-43
  alfa *ver* alças alfa
  atípicas 142
  digas sugestivas 135
  espiral N 137-8, *138*
  espiral *ver* alças espirais
  N 136, *137*
alças, perfurações
  causadas pela haste 91
  controle de torque 128
  externa, remoção *142,* 142-3
  manejo de imagens 115, *115*
  ver também alças alfa; alças gama; alças sigmóides; alças espirais
American Society of Anesthesiologist (ASA) score 26, **27**
amoxacilina, **27**, 110, 111
ampicilina **27**
analgesia 105-9
analgésicos narcóticos **32**, 33, 108-9
analgésicos opiáceos **32**, 33, 108-9
anastomoses ileorretais 104
anastomoses, intestino 202-3
anel de Schatzki 52, 72
anemia, sem causa aparente 171-2
anestesia 33
  colonoscopia 95, 107, 109
  pacientes pediátricos 60, 173
anestesia faríngea 33-4
anestesia local 82, 119, 193
angiodisplasia 172, *204,* 204-5

angiomas, sangramento 79-80
angulação (ponta)
  controle de torque e 127, *127*
  lateral forçada 128, *128*
  prática pré-procedimento *39*, 39-40
  retroversão no reto 123, *123*
  ver também retroflexão
angulação em grampo de cabelo 132, *133*, 137
anoscopia 119, *122*
ansiolíticos 32-3
antagonistas opiáceos **32**, 33, 109
anti-inflamatórios não esteroides (NSAIDs) 26, 53, 201
anticoagulantes 26, 95, 202
antiespasmódicos 109-10, 159
ânus 118
  inserção do endoscópio 120-1, *121*
  retirada de pólipos através de 195-6
arritmias cardíacas 25
artérias ilíacas 120
ascíte 94, 110
aspiração
  ar e líquido *ver* sucção/aspiração
  pulmonar 24
aspiração pulmonar 24
aspirina 26
atrofia gástrica 53
avaliação, paciente 22-3
aztreonam **27**
azul de metileno 55, 190
azul de toluidina 55

B

bacteremia 25, 110
baias para recuperação/quartos 3
balonamento 168
balões, dilatação 61-2, *62*, 65
banding, varicoso 76, *76*
basket Dormia 185, *185*, 195
baterias, botões 73
benzodiazepínicos **32**, 32-3, 107-8
  antagonistas **32**, 33, 109
bezoars, gástricos 72
bisacodil 97, 100, 101, 102

biópsia
  lesões colônicas 170-1
  manuseio de espécimes 56-7, *57*
  quente 187-8, *188*
  trato gastrintestinal superior 56-7, 70
bolhas 129
bolsas ileoanais 104, 172
bolsas, ileoanais 104, 172
Buscopan® *ver* hioscina butilbrometo butilbrometo de hioscina (Buscopan®) 34, 46, 109-10

C

camada de muco, colônico 119
canais do endoscópio 9-10, *10*
  bloqueio 14-15, 114
  verificação pré-procedimento 113-14
canal anal 118
canal ar/água 10, *10*
  bloqueio 14-15
  limpeza 17, 18
  verificação pré-procedimento 113-14
canal de biópsia/sucção *ver* canal sucção/biópsia
canal de sucção/biópsia 9-10, *10, 11*
  bloqueio 14-15, 114
  limpeza 17, 18
canal de água *ver* canal ar/água
câncer
  colorretal *ver* câncer colorretal
  esofagiano *ver* câncer esofagiano
  gástrico 54, 59
câncer colorretal 170-1
  destruição e conduta paliativa 205-6
  polipectomia 197-9
câncer esofagiano
  diagnóstico 51
  paliação 66-9
câncer gástrico 54, 59
carrinhos 12
cartilagem cricoaritenoide 40, *40*
CCD *ver* dispositivo de dupla carga
ceco 158

atingindo 159, *159*
invertido 118, *118*
móvel 118, *118*
cefazolina **27**
cefotaxima **27**
células caliciformes 119
citologia
  agulha 58
  escova 57-8
clindamicina **27**
clipes hemostáticos
  dispositivos de colocação 177-8
  úlceras sangrantes 79, *79*
  ver também clipping
clipping
  dispositivos 177-8
  pólipos com pedículos grandes 195, *195*
  úlceras sangrantes 79, *79*
clopidrogel 98, 201
coagulação com plasma de argônio (APC) 13, *13*
  angiodisplasia 204
  câncer esofagiano 67
  cânulas 178
  resíduos de pólipos grandes 191, *191*
  sangramento pós-polipectomia 200
coberturas, endoscópio 12
cocaína, em preservativos 73
colangiopancreatografia endoscópica retrógrada (CPRE) 11, 41
cold snaring 187
coleta de espécimes de biópsia 58, *58*
colite 94, 121-2
  biópsias 171
  pólipos pós-inflamatórios 197
  preparo intestinal 103
colite colagenosa 171
colite isquêmica 94
colite ulcerativa 94, 171, 197
colografia, tomografia computadorizada (TC) 88-9
  colonoscopia 90-2
colonoscopia a uma mão, um operador 123, 125-8, *125-8*, 165

colonoscopia com dois operadores 124
colonoscopia em meio aquoso 144
colonoscopia pré-operatória 173-4
colonoscopia terapêutica 176-206
  complicações 92
  equipamento 176-82
colonoscopia total 89, 93, 106, 159
colonoscopia um operador
  com duas mãos 124-5
colonoscopia, 87-174
  anatomia 116-20
  consentimento informado 93-94
  contraindicações 94-5
  controle de qualidade 165
  dois operadores 124
  equipamento 111-15
  estomas 172
  indicações **89**, 89-90
  inserção 120-3
  limitações 90
  localização *166*, 116-8
  manejo e instalações 95-6
  medicamentos 105-11
  pediátrico 103, 112-13, 172-3
  pré-operatório 173-4
  preparo do paciente 95-105
  quarto 111
  risco infeccioso 94-5
  riscos e complicações 90-2
  segurança 92-3
  terapêutica *ver* colonoscopia terapêutica
  um operador com apenas uma mão 123,125-8, *125-8*, 165
  um operador com duas mãos 124-5
  ver também sigmoidoscopia, flexível
  "virtual" 88-9
colonoscópios 11, 111-113
  acessórios 114
  distância de inserção *166, 166*
  história 87
  pediátrico 112-13, 172-3
  ressonância magnética 115, *115*
  rigidez variável 112, *112*
  verificação e problemas 113-14, 120

colostomia 104-5, 172
complicações
  avaliação de risco 25-6
  colonoscopia 90-2
  definida 23
  endoscopia do trato superior 23-6
  índices 24
  manejo 35, 92
  níveis de gravidade 23-4
  ritmo 24
consentimento 26-31, 93-4
consentimento informado 26-31, 93-4
constipação 102, 104, 134
constrições esofagianas 61-5
  alimento impactado 72
  após tratamento de varizes 77
  maligna 66-7
  manejo pós-dilatação 65
  métodos de dilatação 61-4
  refratário 64
  risco de perfuração 69
controle com o dedo *38*, 126-7, *126-7*
controle de infecção *15*, 15-16
controle de qualidade
  colonoscopia 165
  desinfecção do endoscópio 19-20
controle de torque 122, 123, 127-8, *127-8*
  cólon sigmoide 130
  cólon transverso 153-4
  flexura esplênica 147-8, *148*
  ver também saca-rolha
controles de angulação 7, 9, *38*, 126-7, *127*
  sensação de acavalamento 135
corante fluorescente 55
corante, intravital 55
cordas vocais 40, *40*
corpos estranhos 70-3
  dispositivos para retirada 73, *73*
  técnicas de retirada 71-3, *72*
corrente autocorte 179, 189
corrente de coagulação 13, 179, *179*, 184
  ver também eletrocoagulação

corrente de corte 179, *179*
corrente mista 179, *179*
correção da rotação
  alça invertida da flexura esplênica 150-2, *151*
  alças gama 155
  alças sigmoides *141*, 141-2
crianças *ver* pacientes pediátricos
cromoscopia *ver* spray de corante
cólon
  anatomia embriológica 116-18, *116-18*
  ascendente 158, 159
  aspecto normal 168-9
  aspecto normal 169-72
  constrições 97, 202-3
  deflação/colocação de sonda 203, *203*
  descendente *ver* cólon descendente
  estruturas externas 120
  exame 164-5, *165*
  flexura esplênica *ver* flexura esplênica
  flexura hepática 155-7
  lesões submucosas 169
  microanatomia mucosa 119
  musculatura 119-20, *120*
  móvel *117*, **117-18**
  perfuração 90, 91
  sigmoide *ver* cólon sigmoide
  transverso *ver* cólon transverso
cólon ascendente 158, 159
cólon sigmoide
  anatomia endoscópica 131-3, *132*
  elasticidade *128*, 128-9
  empurrar através de 135-6, *136*, 139
  lúmen, dicas visuais 129-30, *129-30*
cólon transverso 152-5
  anatomia endoscópica 152-3, *152-3*
  configuração triangular *146*, *152*, *152-3*
  identificação 166-7
  passagem através de *153-4*, 153-5
  pressão manual sobre 155
  tombamento 152, 153

D

Demerol *ver* meperidina cólon descendente
   anatomia endoscópica 131-3
   identificação 166-7
   móvel 145
   passagem através de 144-5, *145*
   ver também junção cólon sigmoide-descendente
densidade de corrente *180*, 180-2
desfibriladores implantáveis 95, 179
desinfecção 16-20
   alto nível 16
   baixo nível 16
   controle de qualidade 19-20
   manual 18
desinfetantes 18
desorientação *ver* ficar perdido
diarreia 171
diatermia *ver* eletrocirurgia
Diazepam **32**, 33, 107-8
difenidramina **32**
diferenças sexuais, anatomia do cólon 134, 152
dilatação
   acalasia 65, 65-6
   constrições esofagianas 61-4, *62*, *63*, *64*
   constrições intestinais e anastomoses 202-3
   estenoses gástricas e duodenais 70
dilatação com balão
   acalasia 65, 65-6
   constrições esofagianas 62
   constrições intestinais e anastomoses 202-3
   estenoses gástricas e duodenais 70
dilatação com balão através do endoscópio (TTS) 62, *62*, 202
dilatação com sonda, constrições esofagianas 63, 63-4, *64*
disfagia 61, 66, 67
dispersão de corrente *194*, *194*
displasia associada a lesão ou massa (DALM) 197
dispositivo ShapeLock® 150
dispositivo de dupla carga (CCD) 7
   cor 7, *8*
   monocromático (sistema sequencial) 7, *9*
dispositivo de enrijecimento, colonoscópio 149-50, *150*
dispositivo tridente para preensão 73, *73*
dispositivos de colocação de alça de náilon 177-8
dispositivos de lavagem 11-12, 14-15
dispositivos para lavagem com líquido 11-12, 14-15
dissecação endoscópica submucosa (ESD) 192-3
distensões 12
distúrbios da coagulação 26
divertículo de Zenker 52
divertículos
   colônicos, perfurações por estouro 91
   esofagianos 52
divertículos, agudos 94
diálise peritoneal 94, 110
dióxido de carbono (CO_2) 10, 110, 114-15
   válvula de insuflação *115*, *115*
dióxido de cloreto 18
documentação 4-5, 12
documentação de imagens 12
doença cardíaca 25-6
doença celíaca 55
doença de Crohn 55, 94, 171, 197
doença de Hirschsprung 104
doença de Ménétrier 53
doença diverticular 110
   anatomia colônica 120
   passagem através *143*, 143-4, *144*
   preparo intestinal 97
doença inflamatória intestinal 103, 171
doença maligna, *ver* câncer
doença pulmonar 25-6
dor
   alça sigmoide 135, *136*
   colonoscopia 92-3, 106
   endoscopia superior 49

polipectomia 192, 193
retal 119
dor por gases 135
droperidol **32**
duodeno
   lesões 54-5
   pesquisa diagnóstica 46-7, *47*

E
efeito Monte Fuji 188, *188*
efeito da bengala 134, *134*, 147
eletrocirurgia
   contraindicações 95
   métodos de preparo intestinal e 100
   princípios 178-82, *178-82*
eletrocoagulação 13
   angiodisplasia *204*, 204-5
   corrente *ver* corrente de coagulação
   densidade de corrente 180-2, *180-2*
   modos de potência 180, *181*, 184
   pedículos espessos 182, *182*
   pólipos de pedículos grandes 194, *194*
   pólipos pequenos 187
   tumores colônicos 205
   úlceras sangrantes 78-9, *79*
   ver também coagulação com plasma de argônio
embriologia, cólon 116-18, *116-18*
emulsões contendo silicone (simeticona) 34, 44, 50, 129
EMR *ver* ressecção endoscópica mucosa
endocardite 25, 26, **27**, 62, 94-5
EndoLoops® 195
endoscopia diagnóstica do trato superior 37-60
   em crianças 59-60
   inserção do endoscópio *39*, 39-42, *40*, *42*
   manuseio do endoscópio 38, *38*
   pacientes operados 58-9
   pesquisa sobre rotina diagnóstica 42-8, *43-8*
   posição do paciente *37*, 37-8

problemas durante 49-50
reconhecimento de lesões 50-5
remoção do endoscópio 48
retirada de espécimes 55-8, *57*, *58*
técnicas com corante para evidenciar 55
endoscopia diagnóstica do trato superior *ver* endoscopia diagnóstica do trato superior
educação do paciente e consentimento 26-31, *28-30*
endoscópios 11
indicações 22-3
medicamentos/sedação 32-4
monitoramento 31
preparo do paciente 31
recuperação e alta 34-5
riscos e complicações 23-6
terapêutica 61-84
endoscopia percutânea gastrostomia (PEG) 81-4
   problemas e riscos 83-4
   técnica de introdução direta 83
   técnica *pull* 82, *82*
   técnica *push* 83
endoscopia percutânea jejunostomia (PEJ) 84
endoscopia terapêutica superior 61-84
endoscopia transanal microcirurgia (TEMS) 192-3
endoscópios 7-11, *8*
   acessórios *11*, 11-12
   bloqueio do canal 14-15
   canal de instrumentação e válvulas 9-10, *10*
   controle de infecção *15*, 15-16
   cuidado e manutenção *14*, 14-15
   da ponta 48
   enxágue, secagem e armazenamento 19
   inserção 39-42
   inserção com auxílio do dedo 41-2, *42*
   inserção com sondas no local 41
   inserção por visão direta *39*, 39-40, *40*
   inserção às cegas 41

limpeza e desinfecção 16-20, 48
manuseio 38, *38*
ponta *ver* retirada
ver também colonoscópios
endoscópios de visão frontal 10, *10*
endoscópios de visão lateral 10-11, *11*
enema baritado *167*
contraste duplo (DCBE) 88, 89-90
enemas 96-7
Enema baritado de duplo contraste (DCBE) 88, 89-90
enemas fosfatados 96-7
enfermagem, endoscopia 1, 31
enxerto aórtico 94-5
epiglotite 40, *40*
epinefrina (adrenalina)
injeção retal 118
pré-injeção do pedículo do pólipo 195, *195*
ressecção endoscópica mucosa 180-90, *193*
sangramento pós-polipectomia 200
úlceras sangrantes 78-9
episódios hipotensivos 91
equipamento 7-20
auxiliar 12
colonoscopia 111-15
colonoscopia terapêutica 176-82
limpeza e desinfecção 16-20
ver também colonoscópios, endoscópios
equipe 1
áreas 3
proteção *15*, 15-16
eritromicina 75
erosões gástricas 53
esclerosantes 77
escleroterapia, injeções *76*, 76-7
escovas de citologia 11, *11*, 57
esfíncteres anais 118
justo ou tônicos 121-2
esofagite 50, *51*
espécimes
coleta, endoscopia de trato superior 55-8

manipulação e fixação 56-7, *57*
polipectomia, remoção 185-6, *185-6*
estenose gástrica 70
estenoses duodenais 70
esterilização 16
estomas 104, 172
estômago
corpos estranhos *72*, 72-3
lesões 53-4
perder-se 49, *49*
pesquisa diagnóstica *44*, 44-5, *45*
retroflexão em (manobra J) 47-8, *48*
sondas de descompressão *80*, 80-1, *81*
ver também entrada começando com estômago
esôfago
corpos estranhos 72
distúrbios de motilidade 52
divertículos 52
lesões 50-2
pesquisa diagnóstica *43*, 43-4
redes ou anéis 52
técnica de biópsia 56
esôfago de Barret 43, 50-1, *51*
eventos adversos *ver* complicações
eventos não planejados 23-6

F
falha na lavagem com água 114
fatiar como queijo 176, *177*, 182-3
fentanil **32**, 33, 34
fibra óptica, história 87
fios-guia
colocação de sonda gástrica *80*, 80-1
dilatação esofagiana 63, *63*
próteses esofagianas 68
fístula, gastrostomia percutânea endoscópica 83
fixação mesentérica 133, *133*
flexura esplênica 145-52
anatomia endoscópica 145-6, *145-6*
dispositivo para enrijecimento (overtube) 149-50, *150*

invertida 145, 150-2, *151*
mudança de posição 148, 149
móvel 146, *146,* 154
passagem ao redor 146-8, *146-8*
vs flexura hepática 157
flexura hepática 155-7
mudança de posição 157
passagem *156,* 156-7
vs flexura esplênica 157
flumazenil **32**, 33, 109
formação de tenda 189, *189*
fornecimento de água, estéril 18
fosfato de sódio 100-1

G
gastrectomia, parcial 58-9
gastroenterostomia 59
gastroscópio pediátrico 113, 172
gastroscópios *ver* endoscópios
gastrostomia
  deslocamento de sonda 84
  percutânea endoscópica *ver*
    percutânea endoscópica
    gastrostomia
gaze 126, *126,* 186, *186*
gentamicina **27**, 110, 111
gestação 26, 34, 94
GoLytely® 99
glaucoma 110
glucagon 34, 46, 71, 109-10
glutaraldeído 18
grip com o dedo 38, *38*, 126-7, *126-7*

H
Helicobacter pylori 53, 57
hemangiomas 172, 205
hematemese *ver* trato
  gastrintestinal superior
  sangramento, agudo
hemorragia *ver* sangramento
hemorroidas 118, 122, 171-2
  snaring negligente 193
hemostasia, complicações de 80
hepatite 15, 95
hiato diafragmático 43
hipóxia 24, 91
histerectomia 131

hot biopsy 187-8, *188*
hérnia de hiato 43-4

I
íleo 97, 203
  entrando 160-3
  terminal 163-4
ileostomia 104, 172
iluminação 7
imagem de banda curta (NBI) 170
imagens de ressonância magnética
  111, 115, *115*
impactação por alimentos 71-2
indentação com dedo 168
índigo carmim 55, 163
infarto do miocárdio 94
infecções
  durante endoscopia 25, 94-5
  gastrostomia percutânea
    endoscópica 83-4
  profilaxia 91-2
  ver também profilaxia antibiótica
ingestão de líquidos 98
inibidores de bomba de prótons 65
injeção de corticoide, constrições
  esofagianas 64
injeção de escleroterapia 76, 76-7
injeção para polipectomia *ver*
  ressecção endoscópica mucosa
injeções de etanol *ver* injeção de
  álcool
injeções de álcool 66-7, 78, 205
inserção com auxílio do dedo 41-2, *42*
inserção por visão direta 39, 39-40, *40*
instrução ao paciente 26-31, *28-30*, 93-4
insuflação
  colonoscopia 110, 122, 129
  endoscopia superior 44, 46, 47, 49
  entrada no íleo 161
  sistema 10, *10*
  ver também insuflação com ar,
    dióxido de carbono
  verificação pré-procedimento
    113-14
insuflação com ar 10, 110

colonoscopia pré-operatória 173
endoscopia do trato superior 44,
    46, 47, 49
íleo terminal 161, 164
ver também dióxido de carbono;
    insuflação
intestino disfuncional 104-5
intestino fino
    exame pré-operatório 173-4
    ver também duodeno; íleo
intestino, disfuncional 104-5
intuscepção 204

J
jejunostomia percutânea
    endoscópica (PEJ) 84
junção esofagogástrica 43, *43*
junção sigmoide-cólon
    descendente 132-3, *133*
        cólons longos 139-40
        cólons curtos ou sensíveis a dor
            136-8, 136-9

L
lactação 34
Lágrimas de Mallory-Weiss 52, 79
lasers 13, *13*
    ablação de câncer esofagiano 67
lavagem 74-5
laxativos 101, 102-3
laxativos 101, 102-3
lesões Dieulafoy 76, 79
lesões submucosas
    amostras, trato gastrintestinal
        superior 58
    cólon 169
lesões vasculares, sangramento 79-
    80
ligamento frênico-cólico 145-6,
    145-6, 154, *154*
limpeza 16, 48
    manual 18
    mecânica 17
linha Z 43, *43*
linite plástica 54
livros, endoscopia 208-9
localização, colonoscópica *166*,
    166-8
luz ambiente 2

M
manitol 99-100
manobra J 47-8, *48*
manobra alfa 140, *141*
manual, procedimento 4, *4*
marcapassos cardíacos 95, 115, 179
medicamentos,
    colonoscopia 97-8, 105-11, 201-2
    endoscopia do trato superior
        32-4
megacólon 104
melanose coli 170, 196
melena *ver* sangramento agudo do
    trato gastrintestinal superior
meperidina (petidina) **32**, 33, 34,
    60, 108
mesocólon
    descendente persistente 118, *118*,
        133, *133*
    fusão incompleta *117*, 117-18
    sigmoide 133
    transverso 152, *152*
metoclopramida 75
microanatomia mucosa, cólon 119
midazolam **32**, 32-3, 107-8
minialças 186
monitoramento 31
monitores de vídeo 2, 7, *8*
morruato de sódio 77
movimento paradoxal 135, 153
movimentos de controle 127, 130,
    130
    ver também manobra de torque
Moviprep® 99
mucosa gástrica 53
mudança de posição 131, 165
    cólon descendente 145
    cólon sigmóide 139
    flexura esplênica 148, 149
    flexura hepática 157
mulheres, anatomia do cólon 134,
    152

N
naloxone **32**, 33, 109
níveis líquidos
    cólon descendente 145, *145*
    como dicas de localização 167, *167*

Nulytely® 99
nutrição enteral 80-4
   gastrostomia 81-4
   jejunostomia 84
   sondas para alimentação *80*, 80-1, *81*

O

óxido nitroso/inalação de oxigênio 107, *107*
obstrução intestinal 97
ofloxacina **27**
oleato de etanolamina 77
orifício do apêndice 158, *158*
overtubes 12
   enrijecimento, colonoscopia 149-50, *150*
   remoção de corpo estranho 71, *71*
   sangramento acudo do trato gastrintestinal superior 75, *75*
oxifenisatina 97
oximetria de pulso 108

P

pacientes 22-35
   avaliação 22-3
   desconforto 49
   informações e consentimento 26-31, *28-30*, 93-4
   manejo de eventos adversos 35
   medicamentos e sedação 32-4
   monitoramento 31
   mudança de posição *ver* mudança de posição
   posicionamento do paciente para endoscopia do trato superior *37*, 37-8
   preparo físico 31, 95-105
   recuperação e alta 34-5
   riscos de *ver* complicações
pacientes idosos
   anatomia colônica 120
   preparo intestinal 101, 102
pacientes imunocomprometidos 25, **27**, 94-5
pacientes operados, endoscopia diagnóstica 58-9
pacientes pediátricos
   colonoscopia 103, 112-13, 172-3
   endoscopia do trato superior 59-60
   profilaxia antibiótica 111
paliação
   câncer esofagiano 66-9
   tumores colônicos 205-6
palpação 168
pentazocine 108-9
perdendo-se 49, *49*, 131, *131*
perfuração 25
   após polipectomia 201
   colonoscopia 90, 91, 92, 203
   esofagiana 69
   gastrostomia endoscópica percutânea 83
perfuração esofagiana 69
perfurações por pressão do ar 91
peritonismo 94, 200-1
peritonite 94
petidina (meperidina) **32**, 33, 34, 60, 108
Picolax® 100
piloro, pesquisa diagnóstica 45, 45-6, *46*
piloroplastia 59
pinça de biópsia 11, *11*
   ajudando na entrada do íleo 162, *162*
pinça de *hot biopsy* 177, 187-8
pixels 7, *8*
polidocanol 77
polietilenoglicol (PEG) – solução eletrolítica 99, 101-2
polipectomia 182-202
   complicações 199-201
   equipamento 176-82
   estômago e duodeno 70
   história, 87
   injeção *ver* ressecção mucosa endoscópica
   internação hospitalar 96
   múltiplos 196-7
   princípios de eletrocirurgia 178-82, *178-82*
pólipos malignos 197-9, *198*
pólipos problemáticos 189-95

remoção de espécime 185-6, *185-6*, 195-6
reto 118, 119
sangramento após 93-4, 194, 199-200
segurança 201-2
técnica *pull* 184, 190
técnica *push* 184, *184,* 190
técnicas 182-95
polipectomia com alça *ver* polipectomia
polipectomia em partes 189, *189,* 191
pólipos
  colônicos 169-70
  duodenais 70
  gravidade local 185
  gástricos 70
  hiperplásticos 170, 186
  inflamatórios 197
  malignos 170, 197-9
  pediculados *182,* 182-6, *183-4*
  pedículos grandes *193,* 193-5, *195*
  pequenos 169-70, 186-8
  retirada 177
  retirada, múltiplos 196-7
  sésseis 170, *189-90,* 189-93
pólipos duodenais 70
pólipos gástricos 70
polipose adenomatosa familial (EAP) 196
polipose juvenil 196, 197
ponta (endoscópio)
  angulação *ver* angulação
  controle 7, 9
  elevador para deflexão ou ponte 9-10, *11*
  perfuração colônica 91
  visão direta para frente 10,*10*
  visão lateral 10-11, *11*
pontos cegos 90, 119, 120, 164-5, *165*
porta ar/água *10, 122*
porta sucção/instrumentação *10, 122*
posição lateral esquerda 37, *37*
  ver também mudança de posição
precauções universais 15

prega cecal profunda 158
pregas gástricas 53
pregas haustrais 120, *120*
  cólon sigmoide 130, *130*
  cólon transverso 153, *153*
  preparações orais 98-101
  rotina 101-3
preparo intestinal 95, 96-105
  colonoscopia pré-operatória 173
  completo 97
  em situações especiais 103-5
  limitado 96-7
  pediátricas 103, 173
  preparações orais 98-101
  rotina de preparo oral 101-3
  segurança na polipectomia 201
preparo, paciente 31, 95-105
preservativos, contendo drogas ilícitas 73
pressão abdominal *ver* pressão manual
pressão manual
  alças sigmoides 132, *132,* 135, 138
  cólon transverso 153, 155, *155*
  flexura esplênica 147, *147*
  não específica 155
probe aquecida 78, *78*
probe bipolar 78
probe multipolar 78, *78*
problemas no local de acesso venoso (EV) 25
proctoscópio, rígido 119, 122, *122,* 171-2
profilaxia antibiótica 26, **27**
  colonoscopia 91-2, 110-11
  endoscopia do trato superior 62
propofol 33, 109
protetor bucal 12, *12*
pré-manobra 130, *130*
pré-remoção com alça de polipectomia 193
príons de proteína 19
próteses
  colônicas 203, 205-6
  esofagianas *ver* próteses esofagianas

próteses esofagianas 67-9
  constrições benignas 64
  inserção 68
  manejo pós-inserção 68-9
  metal autoexpansível ou plástico (SEMS, SEPS) 67-8, *68*
pseudo-obstrução, intestinal 97, 203
publicações 209

Q
queimaduras, adjacentes 194, *194*

R
recepção 3
recipientes para sucção 12, *12*
recolocação de válvula cardíaca 94-5
recuperação 34-5
recursos educacionais 5
red-out 40, 122, 161
rede de Roth 185, *185*, 195, 197
refluxo gastroesofágico 61, 69
região ileocecal 158-64
regiões periprocedimento 3
regra de 50 cm 146, 147
relatório de procedimento 4-5
relatórios da enfermagem 4
relatórios, procedimentos 4-5
remoção de pólipo *185*, 185-6, 187
ressecção endoscópica mucosa (EMR)
  lesões gástricas 70, *70*
  pólipos colônicos 189-90, *189-90*
  pólipos retais 193
restrição dietética 97-8
resíduos alimentares 50
reto 119
  inserção do colonoscópio *122*, 122-3
  pólipos sésseis grandes 192-3
  retroversão em 123, *123*
  tumores malignos *ver* câncer colorretal
  úlceras 171
retoscópio, rígido 119
retroflexão
  entrada no íleo 162, *162*
  no estômago 47-8, *48*

retroversão, no reto 123, *123*
risco de explosão 100
riscos 23-6
roupa protetora 15-16, *16*

S
saca-rolha
  colonoscópio 122, 123, 127, *138*, 138-9
  endoscopia do trato superior 44-5, *45*, 46-7, *47*
  ver também controle de torque
sais de magnésio 100, 102-3
sala de espera 3
salas de procedimento 2, 2-3
sangramento 24-5
  agudo do trato gastrintestinal superior *ver* sangramento do trato gastrintestinal superior, agudo
  colônica 105
  colonoscopia pré-operatória 173
  local de biópsia 57
  oculta 171-2
  pós-polipectomia 93-4, 194, 199-200
  retal de causa desconhecida 122, 171-2
sangramento colônico, preparo intestinal 105
sangramento de trato gastrintestinal superior, agudo 74-80
  complicações da hemostasia 80
  identificação da fonte 75
  lavagem 74-5
  lesões vasculares 79-80
  momento da endoscopia 74
  úlceras 77-9
  varizes 75-7
sangramento retal, sem causa esclarecida 122, 171-2
secagem 16-20
sedação 26, **32**, 32-4
  colonoscopia 95, 105-9
  consciente 32, 106
  intravenosa 107-9
  pacientes pediátricos 60

profunda 32, 106
resposta à dor 92-3
segurança 92-3, 201-2
senna 101, 102
sensibilidade abdominal 94
septicemia 92, 94
sigmoidoscopia, flexível
　alças *ver* alças sigmoides
　curvaturas 133-4, *134*
　equipamento 112
　história 87
　indicações 89-90
　localização 166-8
　manobra precisa 128-31, *128-31*
sinal de não *lifting* 190
sinal do Mercedes Benz 158, *158*
sinal do arco e flecha 160
sinal do pé de galinha 158, *158*
sistemas sem papel 5
slide by às cegas 131
slow cook 181-2, 194
solução de Lugol 55
solução eletrolítica PEG 99, 101-2
soluções de eletrólitos balanceadas 98-9
soluções eletrolíticas, balanceadas 98-9
sonda Savary-Guilliard 63, *63*
sonda nasogástrica 41
sondas 61-2, 63, *63*
sondas de alimentação 80, 80-1, *81*
　método ao longo do endoscópio 81, *81*
　método através do canal 80, 80-1
　ver também gastrostomia percutânea endoscópica
sondas de deflação, colônica 203, *203*
sondas de descompressão, gástricas 80, 80-1, *81*
sondas endotraqueais 41
soro fisiológico, normal
　injeção submucosa 189-90, *189-90*
　preparo intestinal 99
spray com corante (cromoscopia) 55, 163, 168-9
　cânulas 177
　pólipos múltiplos 19

Sterox 18
sucção/aspiração 10
　ar e líquido colônico 129
　ar na flexura hepática 156, *156*, 157
　espécimes de polipectomia 185-6, *186*, 187
　falha 114
　fluido retal ou resíduo 123
suplementação, oxigênio 31, 108
suplementos com ferro 98
suporte nutricional 84
síndrome Peutz Jeghers 173-4, 196, 197
síndrome *blue rubber bleb nevus* 205
síndrome de Ogilvie 203
síndrome de Zollinger-Ellison 55
síndrome de intestino irritável 107, 110, 115
síndrome pós-polipectomia 200-1

T
tatuagem 198, *198*
tecido cicatricial 191, 192-3
técnica com corante para evidenciar 55
técnica de inserção às cegas 41
técnica *wash-out*, pólipos múltiplos 197
teicoplanin **27**, 110-11
teleangiectasias, sangramento 79-80
teniae coli 119-20, *120*
　cólon sigmoide 130, *130*
　cólon transverso 153, *153*
　orifício do apêndice 158, *158*
teste de dispersão 17
tetradecilsulfato de sódio (STD) 77
tinta da Índia 198, *198*
toalha de rosto 126
tomografia computadorizada (TC) colografia 88-9
toxina botulínica 66
transiluminação 159, *159*, 167
tratamento com injeções, úlceras sangrantes 78
triancinolona 64
truque do apêndice 160
tuberculose 15, 95

tubo de conexão com guia de luz 7, 8
tumores carcinoides 58
tumores duodenais 70
tumores gástricos 70

U
úlceras
  colorretal 171
  sangramento 75, 77-9, 78, 79
  stigmata 78
  ver também úlceras duodenais, úlceras gástricas
úlceras duodenais 54-5
  sangramento 77-9, 78, 79
úlceras gástricas 53, 59
  sangramento 77-9, 78, 79
umbilical 7, 8
unidade endoscópica 1-5
  documentação 4-5
  equipe 1
  instalações 1-3, 2
  manejo e comportamento 3-4
  recursos de educação 5
unidades de eletrocirurgia 12-13
úvula 40, *40*

V
Valium® *ver* diazepam
válvula ar/água *10*, 115
válvula ileocecal 158-9
  achando 160, *160, 161*, 167
  entrando 160-3, *163*
vancomicina **27**
varizes 75-7
  cuidados após tratamento 77
  esofagiano 52
  gástrico 76, 77
  injeção de escleroterapia 76, 76-7
  técnica de ligadura elástica 76, 76
varizes esofagianas 52
  tratamento 75-7, 76
varizes gástricas 76, 77
vasos sanguíneos, mucosos 168, 169
  ver também complicações
Versed® *ver* midazolam
videoproctoscopia 119, 122, 172
videoscópios 12
vinho tinto 98
visualizações da mucosa, inadequadas 49-50
volvo 204
volvo sigmoide 204
websites 208